K. MAURER ▪ N. LANG ▪ J. ECKERT

Praxis der evozierten Potentiale
2. Auflage

D1731672

Konrad Maurer
Nicolas Lang   Joachim Eckert

Praxis der
evozierten Potentiale

SEP – AEP – MEP – VEP

Zweite, überarbeitete Auflage,
mit 126 farbigen Abbildungen und 60 Tabellen

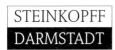

Prof. Dr. med. Konrad Maurer
Johann-Wolfgang-Goethe-Universität Frankfurt am Main
Direktor der Klinik für Psychiatrie und Psychotherapie
Heinrich-Hoffmann-Str. 10, 60528 Frankfurt/M.

Dr. med. Nicolas Lang
Georg-August Universität Göttingen
Abteilung Klinische Neurophysiologie
Robert-Koch-Str. 40, 37075 Göttingen

Dr. med. Joachim Eckert
Bahnhofstraße 36
66111 Saarbrücken

Die 1. Auflage erschien 1999 im Enke Verlag, Stuttgart

ISBN 3-7985-1500-X Steinkopff Verlag, Darmstadt

Bibliografische Information Der Deutschen Bibliothek
Die Deutsche Bibliothek verzeichnet diese Publikation in der Deutschen Nationalbibliografie; detaillierte bibliografische Daten sind im Internet über <http://dnb.ddb.de> abrufbar.

Steinkopff Verlag Darmstadt
ist ein Unternehmen von Springer Science+Business Media

www.steinkopff.springer.de

© Steinkopff Verlag Darmstadt 2005
  Printed in Germany

Redaktion: Sabine Ibkendanz   Herstellung: Klemens Schwind
Umschlaggestaltung: Erich Kirchner, Heidelberg
Satz: K + V Fotosatz GmbH, Beerfelden
SPIN 11376712   85/7231-5 4 3 2 1 – Gedruckt auf säurefreiem Papier

Vorwort

Seit ihrer Einführung in die Diagnostik von Neurologie und Psychiatrie in den 70er Jahren haben die evozierten Potentiale in Klinik und Praxis zunehmend an Bedeutung gewonnen. Zur Diagnostik von Schädigungen des zentralen und peripheren Nervensystems sind sie unentbehrlich geworden. Die evozierten Potentiale sind in der Gebührenordnung für Ärzte (GOÄ) unter der Nummer 828 (Messung visuell, akustisch oder somatosensorisch evozierter Hirnpotentiale (VEP, AEP, SSP) fest etabliert und sie spielen beim Planen einer wirtschaftlichen Betriebsführung in Klinik und Praxis eine bedeutende Rolle.

Der Nervenarzt kann mittels evozierter Potentiale eine differenzierte Diagnostik betreiben und – wenn notwendig – auf ihrer Basis weitere, wesentlich aufwendigere Nachfolgeuntersuchungen veranlassen. Es können Sinnesfunktionen wie Hören, Sehen, Fühlen und – seit den 90er Jahren – auch die Motorik objektiv getestet werden. Die Komplexität zentralnervöser Strukturen und ihre Schädigungen lassen sich praxisnah erfassen und es können therapeutisch relevante Rückschlüsse aus den Befunden gezogen werden. Nach wie vor liegen die Vorteile der evozierten Potentiale im Vergleich zu den strukturellen und funktionellen bildgebenden Verfahren in ihrer Nichtinvasivität begründet und in der Möglichkeit, praktisch beliebig viele Verlaufskontrollen zu veranlassen. Was das zeitliche Auflösungsvermögen anbelangt, sind die evozierten Potentiale mit dem Erfassen von zentralnervösen Abläufen im Millisekundenbereich ebenso wie das EEG unübertroffen.

In zunehmendem Maße etablieren sich Anwendungsmöglichkeiten der evozierten Potentiale auch in Bereichen außerhalb von Neurologie und Psychiatrie, wie z.B. in der Neurochirurgie, Audiologie und Ophthalmologie. Im weitgespannten Bereich der kognitiven Neurowissenschaften und der Neuropsychologie eröffnen sich insbesondere in Verbindung mit der funktionellen Kernspintomographie (fMRT) vielfältige Einsatzmöglichkeiten für die evozierten Potentiale.

Da sich bereits zahlreiche Bücher zum Thema auf dem Markt befinden, stellt sich die Frage, was die Autoren bewegte, dieses für Klinik und Praxis wichtige Thema nochmals in Buchform anzugehen. Der Hauptgrund war, das erfolgreiche Konzept der 1. Auflage, die 1999 im Enke Verlag erschien, aufzugreifen und einen kompakten, für den Kliniker gut lesbaren Text mit didaktisch einprägsamen Abbildungen und nützlichen Normwerte-Tabellen in komplett überarbeiteter und aktualisierter Form vorzulegen. Die Literaturzitate sind erneut nicht in den Text eingefügt worden, um den Lesefluss nicht zu hemmen. Stattdessen finden sich Literaturhinweise am Schluss der jeweiligen Kapitel. Alle relevanten Normwerte sind übersichtlich im Anhang zusammengefasst.

Das Buch beschreibt die vier Hauptmodalitäten der evozierten Potentiale: SEP, AEP, MEP und VEP. Methodische Neuerungen wie Triple- und Pentastimulation auf dem Gebiet der MEP sind in die aktuelle Auflage mit aufgenommen worden. Da der allgemeine methodische Ablauf der evozierten Potentiale als weitgehend bekannt vorausgesetzt werden kann und auch von den Geräteherstellern anwenderfreundlich vorgegeben ist, wird der methodische Aspekt in verkürzter Form dargestellt. Umso mehr Raum wird dagegen der Befundinterpretation im Rahmen unterschiedlichster neurologischer, psychiatrischer, ophthalmologischer und audiologischer Krankheitsbilder gegeben. Kurvenbeispiele veranschaulichen die jeweiligen Befunde. Unterkapitel tragen dem Einsatz der evozierten Potentiale im intraoperativen Monitoring Rechnung. Im Falle der AEP und SEP sind die aktualisierten Kriterien zur Hirntoddiagnostik aufgenommen worden.

Das Buch wäre nicht entstanden, wenn nicht eine Vielzahl von Mitarbeiterinnen und Mitarbeitern dazu beigetragen hätten. Im SEP- und VEP-Bereich gilt besonderer Dank Herrn Professor Dr. W. Emser, Neurologische Abteilung der Caritas-Kliniken in Dillingen an der Saar, der uns wertvolle Abbildungen zur Verfügung stellte. Frau Schultheis hat den Text geschrieben und mit unermüdlichem Fleiß das Manuskript und die Korrekturen betreut. Last but not least möchten wir auch unseren Ehefrauen und Kindern danken, dass sie Nachsicht und Geduld ausgeübt haben und den Verlust von Ehemännern und Vätern gut überstanden haben.

Der Steinkopff Verlag in Darmstadt hat ganz besonders zum Gelingen des Buches beigetragen; unser spezieller Dank gilt Herrn Dr. Thiekötter, Frau Ibkendanz und Frau Dr. Gasser. Herrn Klemens Schwind vom Steinkopff Verlag verdanken wir die vorzügliche graphische Gestaltung.

Frankfurt am Main, im März 2005   KONRAD MAURER
                                               NICOLAS LANG

Inhaltsverzeichnis

Methodische Vorbemerkung

Die evozierten Potentiale (EP) haben sich in den letzten 25 bis 30 Jahren zu einem verlässlichen diagnostischen Instrumentarium in Neurologie, HNO-Heilkunde, Ophthalmologie, Psychiatrie und Pädiatrie entwickelt. Bei der intraoperativen und intensivmedizinischen Überwachung lebensbedrohlich erkrankter Patienten leisten sie wertvolle Hilfe. Im klinischen Alltag werden mittels evozierter Potentiale die motorischen (magnetoelektrisch evozierte Potentiale, MEP), die sensiblen (somatosensorisch evozierte Potentiale, SEP), die auditorischen (akustisch evozierte Potentiale, AEP) und die optischen (visuell evozierte Potentiale, VEP) Bahnen untersucht.

Biophysiologisch stellt ein evoziertes Potential das neuroelektrische Korrelat einer hirnelektrischen Aktivitätsänderung dar, die durch einen externen Reiz hervorgerufen wird. Diese hirnelektrische Aktivitätsänderung hat ihr verborgenes Abbild im Oberflächen-EEG, das registriert und speziell technisch aufbereitet wird. Nach der technischen Weiterverarbeitung erhält man das evozierte Potential als alleiniges Extrakt der reizinduzierten Aktivitätsänderung des Oberflächen-EEG. Ohne eine solche Aufbereitung wären die reizinduzierten Hirnaktivitätsänderungen im Oberflächen-EEG nicht sichtbar, da sie mit sehr kleinen Amplituden zur Darstellung kommen, so dass sie normalerweise von der „zufälligen" höheramplitudigeren oberflächlichen EEG-Aktivität überlagert werden. Die Auftrennung der im Oberflächen-EEG versteckten evozierten Potentiale gelingt durch eine geschickte Signalverarbeitung, die man „averaging" (= Durchschnittsbildung) nennt.

Da die elektrische Antwort des Gehirns auf einen identischen Reiz hin immer im gleichen Zeitintervall nach dem Reiz auftritt, kann das wiederholte Aufaddieren von EEG-Epochen, die sofort nach vielfach wiederholter Reizapplikation registriert werden, die reizgekoppelte EEG-Aktivität aufsummieren, während sich die zufälligen positiven und negativen Spannungsauslenkungen der allgemeinen reizunabhängigen Oberflächen-EEG-Aktivität allmählich „zu null" ausgleichen. Nach einer ausreichend großen Anzahl von Summationsschritten (d. h. von EEG-Zeitabschnitten), die am Ende des averaging noch durch die Zahl der Mittelungsschritte dividiert werden, wird im Idealfall nur noch das evozierte Potential zur Darstellung kommen. Voraussetzung für dieses technische Procedere sind Computer, die die nach jedem Reiz auftretenden EEG-Epochen speichern und zu den vorangehenden EEG-Epochen hinzuaddieren („Averager"). Bevor jedoch der Averager seine Arbeit leisten kann, werden die EEG-Eingangssignale durch hochwertige Verstärker so weit vergrößert, dass überhaupt ableitbare Messamplituden entstehen. Außerdem werden die Eingangssignale derart gefiltert, dass später nur die typischerweise interessierenden Signalanteile dem Mittelungsprozess zugeführt werden. Die Filterung leistet einen erheblichen Beitrag zur rauscharmen (störungsverminderten) Darstellung der evozierten Potentiale.

Während in den ersten Jahren der aufkommenden klinischen Anwendung der neurophysiologischen Diagnostik mittels evozierter Potentiale Reizgeber, Averager und darstellender Oszillograph getrennte Geräteeinheiten waren, die sorgfältig aufeinander abgestimmt werden mussten, um zufriedenstellende Messresultate zu erhalten, werden heute meist kommerziell erhältliche Komplettsysteme eingesetzt. In der Regel genügen diese Systeme den Ansprüchen einer adäquaten klinischen Diagnostik. Bedauerlicherweise wird aber manchmal beim Verkauf und Kauf der Geräte den technischen Voraussetzungen, die eine EP-Einheit mitbringen muss, um aussagekräftige Messungen zu liefern, nicht genügend Beachtung geschenkt.

Die multilokuläre SEP-Diagnostik, die in Klinik und Praxis heute Standard ist, erfordert das Vorhandensein von wenigstens zwei (besser vier) Eingangskanälen mit der Möglichkeit des zeitparallelen „Averaging". Die an jedem Kanal eingehenden analogen Signale müssen so digital umgewandelt werden können (A/D-Wandler), dass eine dem Eingangssignal adäquate Spannungsänderung, die bei den EP im Mikrovoltbereich liegt, registriert werden kann. Die EP-Registriereinheit misst jede Spannungsänderung am Eingangskanal nacheinander über festgelegte Zeitintervalle. Unter der „sampling rate" wird die Zeitintervallmessrate pro Sekunde verstanden. Bei einer „sampling rate" von 500 misst die Einheit 500-mal in der Sekunde die Spannungsänderung des Eingangssignals. Je kürzer die für das EP analysierte Zeit und je geringer die Dauer einer typischen Wellenformation ist, um so höher muss die „sampling rate" sein, mit der das bioelektrische Eingangssignal vermessen wird.

Umgekehrt kann die „sampling rate" höher sein, wenn für das EP eine lange Analysezeit verwendet wird und die zu registrierende Wellenformation eine lange Dauer hat. Je höher die „sampling rate" liegt, um so größer muss die Speicherkapazität der Registriereinheit sein, da desto mehr Daten anfallen, je höher die „sampling rate" ist. Um eine gute Darstellung der frühen akustisch evozierten Potentiale (FAEP) zu gewährleisten, ist eine „sampling rate" von 10 ms erforderlich.

Eine nützliche Einrichtung für die EP-Registrierung ist ein automatischer „Artefaktunterdrücker", der amplitudenüberhöhte Störsignale (meist Muskelaktivität oder EKG) vom Averaging-Prozess ausschließt. Wünschenswert ist eine manuelle Verstellbarkeit der Artefaktunterdrückerschwellen, ab der die artefaktverdächtigen Eingangssignale verworfen werden.

Die erhaltenen Signale werden üblicherweise mit einem systemintegrierten „Cursor" ausgemessen. Dabei sollte die Registriereinheit automatisch „Interpeaklatenzen" und EP-Amplituden aus den manuell vermessenen Gipfelzeiten berechnen. Die Registriereinheit muss in der Lage sein, mehrere EP-Kurven zu speichern und sie muss auch eine Superposition oder eine Subtraktion verschiedener Kurven voneinander gewährleisten. Genauso muss sie ein nachträgliches „Averaging" von einzelnen bereits registrierten EP-Kurven („grand-averaging") oder ein nachträgliches Filtern, Glätten oder Aufrauen der EP-Kurven ermöglichen.

Es ist zu beachten, dass nachträglich die Zeitbasis und die Verstärkung der Kurven gewährleistet ist. Wünschenswert ist die „Zoom-Darstellung" von Kurvenausschnitten, um einzelne Details genau zu vermessen. Insbesondere für die AEP ist ein „paralleles averaging" notwendig, um die EP unterschiedlicher Polarität (Druck vs Sog) getrennt darzustellen. Der Ausdruck der EP-Kurven sollte bereits vom Hersteller so konzipiert sein, dass eine exakte Patientenidentifikation gemeinsam mit den gewählten Aufnahmeparametern und den ausgemessenen Messergebnissen von Gipfelzeiten und Amplituden automatisch auf dem Ausdruck erscheint. Die Messeinheit sollte die Eingabe von festen Aufnahmemenüs für die einzelnen EP-Modalitäten ermöglichen, damit der Untersucher mit einem Tastendruck sofort alle notwendigen Aufnahmeparameter für eine bestimmte EP-Modalität aufrufen kann. Für die Archivierung der Daten dürfte in der Praxis i. Allg. das Aufbewahren des Papierausdrucks ausreichen, für die EP-Forschung ist jedoch die Speicherung auf digitale Speichermedien unabdingbar, um die Daten auch noch später zu bearbeiten.

1 Somatosensorisch evozierte Potentiale (SEP)

1.1 Einleitung

Somatosensorisch evozierte Potentiale erlauben eine objektive und quantifizierbare Funktionsprüfung des somatosensiblen Systems. Nachweisbar sind örtliche, vollständige oder partielle Leitungsblockaden und Leitungsverzögerungen peripherer und zentraler neuronaler Strukturen.

Im Gegensatz zu klinischen Untersuchungen ermöglichen die SEP die Diagnostik auch inapparenter, also klinisch stummer Funktionsstörungen von afferenten sensiblen Strukturen, die an der Potentialüberleitung beteiligt sind. Die Art der Potentialveränderungen, die sich bei primär demyelinisierenden Prozessen und bei vorwiegend axonalen Degenerationen ergeben, lässt mit Einschränkungen auch eine pathogenetische Einordnung zu beiden Krankheitsgruppen zu. Durch eine plurisegmentale Stimulation oder eine multilokuläre Ableitung ist eine topodiagnostische Zuordnung des Läsionssitzes möglich. Erst durch die Einführung der SEP wurde eine zufriedenstellende Beurteilung proximaler peripherer Nervenschäden möglich (z.B. Plexusschäden). Diese Nervenabschnitte waren der klassischen Neurographie bisher nicht oder nur unzureichend zugänglich.

Da die spinalen und die frühen kortikalen Potentiale sehr stabil gegenüber Medikamenteinflüssen und Veränderungen der Bewusstseinslage sind, haben die SEP eine große Bedeutung zur intensivmedizinischen und intraoperativen Überwachung von Risikopatienten und in der prognostischen Einschätzung von spinalen und zerebralen Traumen erlangt. In der pädiatrischen Neurologie spielen die SEP bei der prognostischen Beurteilung von Risikokindern eine bedeutsame Rolle.

1.2 Anatomie

Mittels SEP wird das lemniskale (spezifische) sensible System untersucht, das auf allen Ebenen (spinal und zerebral) somatotopisch gegliedert ist (Abb. 1.1). Bei der Stimulation werden vornehmlich dicke, myelinisierte Spinalganglienzellafferenzen der Gruppe I und II (Haut-, Muskel- und Gelenkrezeptoren) erregt. Die peripheren Fortsätze der Spinalganglienzellen gelan-

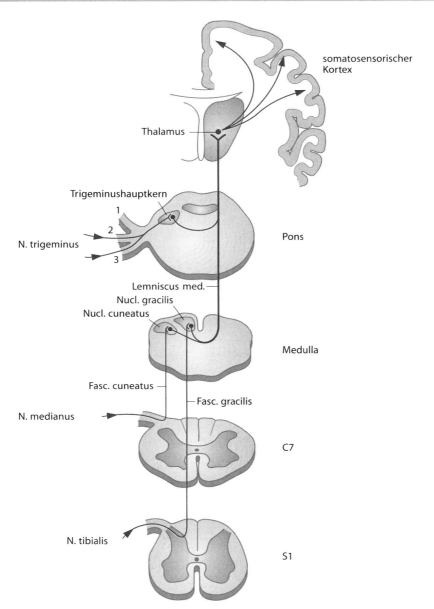

Abb. 1.1. Spezifisches (lemniskales) somatosensibles System. Schematische Übersicht über die Bahnen und Kerngebiete sowie über die somatosensiblen Rindenareale mit ihrer topischen Gliederung. (Modifiziert nach Stöhr 1996)

gen als erstes sensibles Neuron über die Hinterhörner ins Rückenmark und ziehen ipsilateral zur Stimulationsseite als Rückenmarkshinterstränge bis zu den Hinterstrangkernen (Nucleus gracilis und Nucleus cuneatus) in der Medulla oblongata. Nach dortiger synaptischer Umschaltung ziehen sie im Lemniskus medialis zur Gegenseite und von dort bis zum ventrobasalen Thalamuskern. Dort beginnt das dritte Neuron, dessen Axone im Tractus thalamacorticalis v. a. die primäre sensible Rinde im Gyrus postzentralis erreichen. Im lemniskalen System werden die spinalen und frühen kortikalen SEP-Gipfel generiert. Die kortikale Weiterverarbeitung der sensiblen Information geschieht dann in den frontalen und parietalen Assoziationsfeldern, die bestimmten Körperregionen nicht mehr zugeordnet sind. Maximale Amplituden der Kortexantworten nach somatosensorischer Reizung zeigen die SEP über der kortikalen Projektionsregion des Reizpunktes. Die registrierten Potentiale sind dabei Ausdruck postsynaptischer Potentialveränderungen der aktivierten Nervenzellen im somatosensiblen Kortex. Die späten Rindenantwortanteile sind Ausdruck später, über extralemniskale Wege einlaufende Erregungen oder Ausdruck sukzessiver Impulsweiterleitung zu anderen Hirnregionen mit entsprechender lokaler Erregung.

Die nociceptiven A_δ- und C-Fasern, die mit speziellen Stimulationsverfahren (z. B. CO_2-Laser-Reizung) erregbar sind und deren Fortsätze über die Seitenstränge des Rückenmarks verlaufen, generieren ebenfalls späte kortikale Potentiale. Die SEP nach Schmerz- und Temperaturreizen haben bislang jedoch ebenso wenig wie die SEP nach taktiler und mechanischer Stimulation (z. B. durch einen Luftstoß) eine breitere Verwendung in der klinischen Routinediagnostik gefunden. Wir beschränken uns deshalb in diesem Buch auf die Beschreibung von SEP nach elektrischer Nervenstamm- und Dermatomstimulation.

1.3 Pathophysiologie

Zum Verständnis von SEP-Befunden bei Krankheiten sind die charakteristischen Veränderungen bei Entmarkungskrankheiten und bei axonalen Erkrankungen hilfreich.

1.3.1 Entmarkungskrankheiten

Bereits ein einziger demyelinisierender Plaque kann die Impulsweiterleitung in der Größenordnung von bis zu 20 ms verzögern. Dies ist mit einer Abnahme der Impulsleitgeschwindigkeit verbunden. Da innerhalb eines Nerven nicht alle Axone gleichermaßen von dem demyelinisierenden Prozess betroffen sind, wird die einlaufende Erregung in den verschiedenen Nervenfasern unterschiedlich stark verlangsamt. Dadurch entsteht eine zeitliche Dispersion der Impulswelle mit einer Aufsplitterung des SEP. Die temporäre Dispersion kann so ausgeprägt sein, dass an der nachfolgenden Synapse keine überschwellige Erregung mehr entsteht und somit die postsynaptische Weiterleitung blockiert wird. Vollständige Leitungsblockaden können auch am Ort der demyelinisierenden Läsion mit dem Effekt einer Amplitudenabnahme der nach der Läsionsstelle abgeleiteten evozierten Potentiale entstehen.

1.3.2 Axonerkrankungen

In der Regel wird bei axonaler Degeneration die Impulsleitungsgeschwindigkeit nicht oder nur geringfügig reduziert. Eine Abnahme der Überleitungsgeschwindigkeit entsteht dabei durch einen bevorzugten Untergang schnellleitender Axone. Im Vordergrund der SEP-Veränderungen stehen Amplitudenminderungen durch den Ausfall von Axongruppen. Durch die reduzierte Synchronizität der an einer Synapse einlaufenden Impulswelle können auch bei axonalen Schäden Potentialaufsplitterungen entstehen. Umgekehrt können synaptische Verstärkermechanismen bis zu einem gewissen Grad den Faserausfall ausgleichen, so dass eine große Anzahl von Axonen untergehen muss, bis der Nachweis einer axonalen Schädigung mittels SEP gelingt.

Entmarkungserkrankungen:	(deutliche) Leitungsverzögerung, Potentialverlust durch Leitungsblock, Potentialaufsplitterung, Amplitudenabnahme.
Axonerkrankungen:	Amplitudenabnahme, Potentialaufsplitterung, fehlende oder geringe Leitungsverzögerung.

1.4　Methodik

1.4.1 Allgemeine Voraussetzungen

Um eine gute Entspannung zu erreichen, sollte der Proband vor der Untersuchung über den Ablauf der Ableitung detailliert aufgeklärt und zur etwaigen Blasenentleerung aufgefordert werden. Die Ableitung erfolgt in einem ruhigen, möglichst elektrisch abgeschirmten Raum, dessen Temperatur über 22 °C liegen sollte, um ein Kältezittern der Muskulatur zu vermeiden. Unruhige Patienten können leicht medikamentös sediert werden (Lorazepam 0,5–2 mg, 1–2 h vor Untersuchung, oder Diazepam 2–5 mg). Bei Gabe von Sedativa muss allerdings immer der Aspekt der anschließenden

Fahrtüchtigkeit berücksichtigt werden. Schmerzpatienten sollten vor der Ableitung analgesiert werden (Paracetamol 1000 mg etwa eine Stunde vor der Ableitung).

Zur Ableitung wird der Patient rücklings auf einer Untersuchungsliege gelagert. Werden nur kortikale Wellen ausgewertet, ist die Hauttemperatur am Stimulationsort des peripheren Nerven mit einer Rotlichtlampe auf mindestens 34 °C zu erwärmen, da die periphere Nervenleitgeschwindigkeit stark temperaturabhängig ist. Bei simultanem Abgriff spinaler und kortikaler Potentiale erübrigt sich dies, da die spinale Überleitungszeit weitgehend temperaturunabhängig ist; als Bezugspunkt der kortikalen Gipfel gelten dann die spinalen Gipfel. Während der Ableitung bleiben die Augen geschlossen, der Mund ist leicht geöffnet, so dass Muskelartefakte der Kaumuskulatur die kortikalen SEP nicht beeinträchtigen.

1.4.2 Elektrische Nervenstammstimulation

Zur Senkung des Hautwiderstandes kann die Haut am Reizort mit einer Schmirgelpaste enthornt und entfettet werden. Die Reizelektrode wird exakt längsparallel über dem Nervenstamm mit proximaler Lage der Kathode aufgesetzt (Abb. 1.2). Bei sensibler Finger- oder Zehenreizung werden Ringelektroden empfohlen. Entsteht bei Reizung mit Oberflächenelektroden ein zu großer Reizartefakt, können auch über den Nervenstamm eingestochene sensible Reizelektroden verwendet werden. Die Erdelektrode sollte, falls es die Ableitbedingungen zulassen, zwischen Stimulations- und Ableitelektrode fixiert werden, um den Reizartefakt zu minimieren.

Bei sensiblen Nerven wählt man als Reizstärke den dreifachen sensiblen Schwellenwert. Die sensible Schwelle wird als die Reizstärke definiert, bei der der Stromimpuls erstmals wahrgenommen wird. Bei rein motorischen und gemischt motorisch/sensiblen Nerven liegt die Reizstärke bei 3–4 mA über der motorischen Schwelle, d.h. in der Regel zwischen 5–15 mA. Die

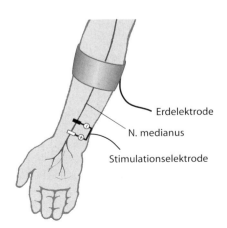

Erdelektrode

N. medianus

Stimulationselektrode

Abb. 1.2. Prinzip der elektrischen Nervenstammreizung

motorische Schwelle ist die Stimulationsstärke, bei der die erste Muskelkontraktion der von dem Nerven versorgten Muskulatur sichtbar wird. Wichtig ist, dass während der gesamten Ableitung eine kräftige Zuckung der von dem Nerven versorgten Muskulatur wahrzunehmen ist. Bei bewusstlosen Patienten im intensivmedizinischen Bereich ist zur Reizung die zweifache motorische Schwelle zu wählen.

Zur Stimulation verwendet man 0,1–0,2 ms dauernde Rechteckimpulse. Bei peripheren Neuropathien kann eine Verlängerung der Impulsdauer auf 500 μs hilfreich sein. Für die peripheren, spinalen und frühen kortikalen Potentiale beträgt die gemeinsame Reizfolgefrequenz 3–5 Hz. Normalerweise werden die Nerven jeder Seite einzeln stimuliert und die SEP-Wellen beider Seiten miteinander verglichen. Bei der intraoperativen Überwachung während Wirbelsäulen- oder Rückenmarksoperationen kann eine bilaterale simultane Reizung indiziert sein, um intraoperativ ausreichend hohe spinale Potentialamplituden zu erhalten. Auf jeder Seite werden 512 artefaktfreie Durchläufe aufsummiert, wobei jedes Potential auf seine Reproduzierbarkeit überprüft werden muss. Nur reproduzierbare Wellen eignen sich zur Auswertung.

1.4.3 Verstärker- und Filtereinstellung

Die Bildschirmverstärkung sollte individuell angepasst werden, die Spannungsgröße pro Bildschirmeinheit liegt dabei zwischen 2,5–10 μV/Einheit.

Folgende Filtereinstellungen werden empfohlen:

Tabelle 1.1. Filtereinstellungen

Filtereinstellung	Hochpassfilter (untere Grenzfrequenz)	Tiefpassfilter (obere Grenzfrequenz)
▌ Spinale SEP – Komponenten	30–50 Hz	3000 Hz
▌ Kortikale SEP – Komponenten	2–5 Hz	3000 Hz

1.4.4 Ableitorte

Sowohl bei der kortikalen als auch spinalen Potentialregistrierung werden meist Oberflächenelektroden benutzt. Die kortikalen Ableitpositionen (differente Elektrode) werden entsprechend dem internationalen 10-20-System für EEG-Ableitungen ausgemessen. Die Skalp-Positionen liegen dabei 2 cm hinter den entsprechenden Markierungen des 10-20-Systems und somit weitgehend über dem Gyrus postcentralis, wo die primären kortikalen SEP-Anteile entstehen (Abb. 1.3). Bei Armnervenstimulation wird jeweils über der kontralateralen Hemisphäre abgeleitet. Da die Fußrepräsentation am Interhemisphärenspalt liegt, genügt bei Beinnervenstimulation eine einzige

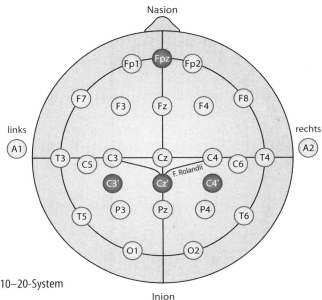

Abb. 1.3. Internationales 10–20-System der Elektrodenplatzierung

Tabelle 1.2. Ableitorte der spinalen und kortikalen SEP

	Kortikale Ableitung	Spinale Ableitung	Analysezeit
N. medianus	C3′ bzw. C4′	HWK2 und HWK7	100 ms
N. tibialis	Cz′	LWK1 (evtl. HWK2)	100–200 ms
N. trigeminus	C5 bzw. C6	–	50 ms

Ableitposition für beide Seiten. Die Referenzelektrode (indifferente Elektrode) kann routinemäßig bei Fpz (Stirnelektrode) angebracht werden. Sitzt die Bezugselektrode bei Fpz, kommen die kortikalen SEP-Anteile relativ artefaktfrei zur Darstellung. Wird eine extrazephale Referenz benutzt, lassen sich bei einem kortikalen Potentialabgriff auch subkortikale, spinale und periphere SEP-Gipfel abgreifen („Fernfeldaktivität"). Diese Registrierungen sind jedoch störanfällig und finden weniger in der Klinik als in der Forschung ihre Verwendung.

Bei spinaler Potentialdarstellung können die zervikalen Ableitorte ebenfalls gegen die Referenz bei Fpz gemessen werden; zur Registrierung lumbaler Wellen wird die Bezugselektrode am Beckenkamm angebracht. Auch zur Darstellung des Erb-Potentials kann eine frontomediane Referenz verwendet werden.

Um das Ausmaß etwaiger peripherer Leitungsverzögerungen abschätzen zu können, sollte bei peripherer Nervenstammstimulation zur Differenzie-

Tabelle 1.3. SEP-Stimulationsorte

Nerv	Reizort
▌ N. medianus	– Handgelenksbeugeseite; zwischen den Sehnen des M. palmaris longus und des M. flexor carpi radialis – Rein sensible Medianusstimulation: Ringelektroden im Bereich der Finger I–III
▌ N. ulnaris	Handgelenksbeugeseite; radial der Sehne des M. flexor carpi ulnaris
▌ N. musculocutaneus	Ellenbogengelenkbeugeseite; lateral der Bizepssehne
▌ N. tibialis	Sprunggelenk; unterhalb des Malleolus medialis
▌ N. peronaeus communis	Am Fibulaköpfchen
▌ N. peronaeus superficialis	Sprunggelenksstreckseite; in Höhe des Retinaculum extensorum
▌ N. suralis	Sprunggelenk; unterhalb des Malleolus lateralis
▌ N. trigeminus	Alternierende Reizung von Ober- und Unterlippe

rung zwischen peripheren und zentralen Leitungsverzögerungen immer eine spinale Bezugsableitung mitregistriert werden.

1.4.5 Stimulationsorte

1.4.5.1 Nervenstammstimulation

Prinzipiell lassen sich Skalp-SEP nach Stimulation eines jeden peripheren Nervenstammes gewinnen, wobei sich die Auswahl des zu stimulierenden Nerven immer nach individuellen klinischen Gesichtspunkten zu richten hat. Es werden deshalb nachfolgend nur die am häufigsten verwendeten Reizorte angeführt. Generell werden wegen der guten Darstellbarkeit der Wellen und der damit verbundenen klinischen Aussagen die SEP am häufigsten vom N. medianus und vom N. tibialis abgeleitet.

1.4.5.2 Dermatomreizung

Bei der Dermatomreizung werden die kutanen Afferenzen zur Funktionsprüfung mit herangezogen.

Zur Stimulation spinaler Dermatomsegmente stimuliert man seitenvergleichend im klinisch auffälligen Dermatom mit flachen Oberflächenelektroden entsprechend der anatomischen Dermatomverteilung (Abb. 1.4). Bei den Dermatom-SEP kommt den absoluten Latenzen der Reizseite oft eine weniger große Bedeutung zu. Die Potentialdarstellung auf der gesunden Gegenseite ist häufig von größerer Aussagekraft, so dass das SEP der klinisch unauffälligen Seite als Befundkontrolle dient. Als Besonderheit ist anzumerken, dass bei Stimulation der Dermatome auf der Dorsalseite des

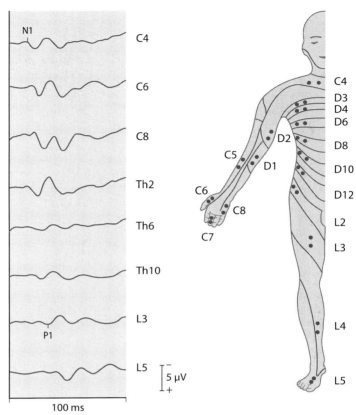

Abb. 1.4. Dermatomstimulationsorte und repräsentative Dermatom-SEP. (Modifiziert nach Jörg 1977)

Tabelle 1.4. SEP-Hautnervenstimulationsorte

Dermatom	Reizort
C 5	N. cutaneus antebrachii lateralis (2 cm distal der Ellenbeuge lateral)
C 6	Ringelektrode am Daumen oder Ramus superficialis nervi radialis am Processus styloideus radii
C 7	Ringelektrode am Endglied des Mittelfingers (Vermeidung einer Mitstimulation des N. radialis)
C 8	Ringelektrode am Kleinfinger
L 4	N. saphenus an der Vorderkante der Tibia
L 5	N. peronaeus superficialis am Retinaculum extensorum
S 1	N. suralis oder N. tibialis (beim N. tibialis Mitreizung von S 2)
S 2	N. pudendus

Ober- und Unterarms die frühen Komponenten P15 und N20 nicht zur Darstellung kommen. Ein wesentlicher Nachteil der Dermatom-SEP besteht darin, dass die Potentiale bei verspannten Patienten oft schwer zu beurteilen sind und die Amplituden recht klein sind. In diesem Fall kann man sich bei entsprechenden Segmenten mit der Stimulation von Hautnerven oder von gemischten Nerven behelfen, die weitgehend monoradikulär innerviert werden (Tabelle 1.4).

1.5 │ Normalbefunde und Auswertung

Gemäß internationaler Vereinbarungen sind die Ableitelektroden am Registriergerät so zu verschalten, dass eine Kurvenauslenkung nach oben Negativität und eine nach unten Positivität unter der differenten Ableitelektrode bedeutet.

> **▌** In die SEP-Beurteilung gehen folgende Kriterien ein:
> ▌ SEP-Verlust,
> ▌ Absolutlatenzen der Potentialgipfel und deren Seitendifferenzen,
> ▌ Zwischengipfelzeiten und deren Seitendifferenzen,
> ▌ Gipfelamplituden mit Seitendifferenzen,
> ▌ Potentialkonfiguration und Potentialausprägung.

In der Regel werden die Latenzen mit dem systemintegrierten „Cursor" unter visueller Kontrolle ausgemessen. Als Grenzbereiche der Normalbefunde gelten die in den nachstehenden Tabellen angegebenen Normwerte.

Die Amplituden werden meist als Potentialdifferenz zweier benachbarter Gipfel und somit als relative Amplituden vermessen („Peak-to-peak-Methode"). Nachteilig ist bei diesem Vorgehen, dass Potentialamplituden vermessen werden, die unterschiedlichen Generatorstrukturen entstammen. Seltener wird die Amplitude als absolute positive oder negative Auslenkung im Verhältnis zu einer virtuellen Grundlinie bestimmt („Base-to-peak-Methode"). Da jedoch eine schwankungsfreie Basislinie bei vielen SEP schwer festzulegen ist, fließen bei dieser Methode häufig subjektive Interpretationsmomente ein. Wegen der hohen intra- und interindividuellen Schwankungsbreite der Amplituden ist deren diagnostische Aussagekraft eingeschränkt, so dass die Amplituden am besten im Vergleich zur klinisch nicht affizierten Seite beurteilt werden sollten. Eine Amplitudendifferenz von >50% im Seitenvergleich ist als pathologisch zu werten.

1.5.1 SEP-beeinflussende Faktoren

1.5.1.1 Körpergröße

Die Körpergröße und v. a. die Länge der Gliedmaßen (bzw. der peripheren Strecke) haben einen wichtigen Einfluss auf die Latenz der spinalen und kortikalen SEP (Abb. 1.5). Dies trifft vor allem für die peripheren, spinalen und frühen kortikalen Gipfel sowohl nach Armnerven- als auch nach Beinnervenreizung zu. Einflüsse der Körpergröße auf die spinokortikale Überleitungszeit nach Reizung des N. tibialis oder des N. peronaeus spielen hingegen nur eine geringe Rolle. Um den peripheren Größenfaktor in der Befundinterpretation zentraler SEP-Latenzen zu eliminieren, sollten die kortikalen Latenzen immer im Verhältnis zu spinalen Ableitepositionen interpretiert werden (Berechnung der spinokortikalen Überleitungszeit). Nur bei sehr großen (>1,85 m) oder kleinen (<1,60 m) Patienten ist bei grenzwertigen Messwerten eine Größenkorrektur der spinokortikalen Überleitungszeit nach Beinnervenstimulation notwendig; nach Armnervenstimulation erübrigt sich dieses Vorgehen.

1.5.1.2 Alter

Auch das Alter hat Auswirkungen auf die SEP-Latenzen und -Amplituden, wobei beim Medianus-SEP über eine positive Korrelation der kortikalen Latenzen mit steigendem Lebensalter berichtet wurde. Auch die spinokortikale Überleitungszeit (N13–N20) steigt vom 4. bis zum 90. Lebensjahr stetig an. Nach Medianus-Stimulation wurde eine Amplitudenabnahme des Nackenpotentials mit zunehmendem Alter festgestellt, während die postzentral generierten „Peaks" (N20, P30 und N33) im höheren Alter eher eine Amplitudenzunahme erfahren.

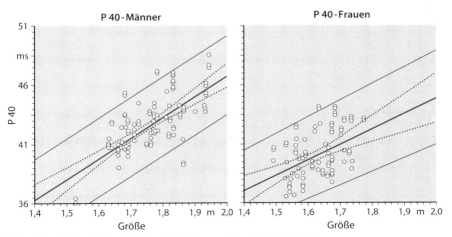

Abb. 1.5. Größenabhängigkeit der P 40-Latenzzeit beim Tibialis-SEP

Beim Tibialis-SEP korrelieren das lumbale N22-Potential, der kortikale P40-Gipfel und die spinokortikale Überleitungszeit N22–P40 signifikant positiv mit dem Alter. Eigene Befunde belegen, dass sich die Altersabhängigkeit besonders auf die kortikalen Gipfel P60 und N75 auswirken. So steigt bei weiblichen Probanden die N75-Latenz vom 20. bis zum 60. Lebensjahr jährlich um 0,22 ms, während der Anstieg für den P40-Gipfel bei denselben Probanden im Mittel nur 0,04 ms pro Jahr beträgt. Im Gegensatz zu den Befunden beim Medianus-SEP erfahren die frühen kortikalen SEP-Gipfel mit steigendem Alter eher eine Amplitudendepression, erst die Latenzen, die später als 100 ms auftreten, nehmen im höheren Alter wieder an Amplitude zu.

Werden SEP bei Säuglingen oder Kindern abgeleitet, ist zu berücksichtigen, dass die Markscheiden noch nicht ausgereift sind und die Leitgeschwindigkeit dementsprechend langsamer ist. Hierzu kommt noch, dass sich die Größenverhältnisse des Kindes deutlich von denen des Erwachsenen unterscheiden. Das zunehmende Größenwachstum mit Folge einer Latenzzunahme der SEP-Gipfel und die Markscheidenreifung mit einer Beschleunigung der Überleitungsgeschwindigkeit wirkt sich auf die Latenzen der SEP gegensätzlich aus.

Die Latenz der primären kortikalen Antworten nach Medianusfingerstimulation liegt beim gesunden Neugeborenen bei 30 ms. Im Alter von sechs Monaten bis etwa zum achten Lebensjahr ist der Beginn der primären kortikalen Negativität nach Medianusreizung um 5,5–6 ms kürzer als beim Erwachsenen. Erwachsenenwerte werden erst im Alter von ca. 14 Jahren erreicht.

1.5.1.3 Geschlecht

Bei Reizung des N. medianus weisen Frauen sowohl bei spinalen als auch bei kortikalen SEP-Gipfeln signifikant kürzere Latenzen als Männer auf. Die Befunde für die kortikalen Tibialis-SEP-Latenzen sind kontrovers; während Kakigi et al. 1987 und Chu et al. 1986 keine Geschlechtsabhängigkeit fanden, belegen eigene Untersuchungen bei den postzentral und früh parietal generierten Gipfeln niedrigere Werte bei Frauen. Bei Frauen ist die P40-Latenz um 0,87 ms und die P60-Latenz um 1,38 ms kürzer als bei Männern.

> ⓘ Während die Körpergröße bei der Befundinterpretation der SEP immer zu berücksichtigen ist, ist eine Gewichtung von Alter und Geschlecht nur bei grenzwertigen Resultaten vorzunehmen.

1.5.1.4 Temperatur

Da die periphere Nervenleitgeschwindigkeit stark temperaturabhängig ist, sollte (zur Vermeidung einer kältebedingten Leitgeschwindigkeitsverminderung), eine seitengleiche Erwärmung der Extremitäten auf 34 °C Hauttemperatur vorgenommen werden. Extreme Erhöhungen der Körperkerntemperatur (42 °C) können zu einem Verlust der kortikalen Reizantworten führen, was v. a. bei der Amplitudeninterpretation von Intensivpatienten mit hohem Fieber wichtig ist.

1.5.1.5 Pharmakologische Einflüsse

Der Einfluss von Pharmaka auf die SEP und dabei im Wesentlichen auf die spinalen und primär kortikalen Antworten wird immer noch kontrovers diskutiert. Da es keine allgemeingültigen Regeln gibt, sollte bei der Befundinterpretation ein Medikamenteinfluss immer dann diskutiert werden, wenn sonst nicht erklärbare Diskrepanzen zwischen dem SEP-Resultat und klinischer Untersuchung bestehen. In diesem Fall sind, wenn aus klinischer Sicht indiziert, Kontrolluntersuchungen in einer Medikationspause zu empfehlen.

1.5.2 Ableitung von SEP nach Armnervenstimulation

Grundsätzlich können SEP nach Nervenstamm- oder Dermatomstimulation aller sensibler oder gemischter Nerven der oberen Extremitäten abgeleitet werden. Am häufigsten wird allerdings wegen der guten Reproduzierbarkeit der N. medianus untersucht. Die Latenzen der übrigen Armnerven sind im Vergleich zum N. medianus bei distaler Stimulation in der Regel um 1–2 ms länger und die Amplituden etwas niedriger. Die Normwerte für das Medianus- und Ulnaris-SEP sind den nachstehenden Tabellen zu entnehmen (Tabellen 1.5–1.26).

Während für die Routineableitung eine Zweikanalregistrierung mit spinalem und kortikalem Potentialabgriff genügt, ist bei speziellen Fragestellungen (z. B. kombinierte periphere und zentrale Läsion; Wurzelerkrankungen) eine Vierkanalregistrierung mit Ableitungen über dem Erb-Punkt, dem Dornfortsatz von HWK7 und HWK2 sowie dem sensiblen Kortex nötig. Ist hingegen eine simultane Vierkanalregistrierung technisch nicht möglich, behilft man sich, indem zuerst über Erb und HWK7 und danach über HWK2 und Kortex abgeleitet wird. In Abb. 1.6 ist ein typisches Vierkanal-Medianus-SEP dargestellt.

1.5.2.1 Erb-Potential

Nach Handgelenksstimulation des N. medianus kann am Erb-Punkt 2 cm oberhalb der Schlüsselbeinmitte ein triphasisches Potential mit initial positiver Auslenkung abgegriffen werden (Abb. 1.6 und Abb. 1.7). Das Potential entsteht im Plexus brachialis und ist meist gut darstellbar. Die Latenzen werden am hohen negativen Hauptgipfel gemessen, wobei als oberer Latenzgrenzwert 12,4 ms und als Mittelwert $10,2\pm0,88$ ms gilt; die Latenz ist dabei stark von der Armlänge abhängig. Die Amplitude wird als Differenz

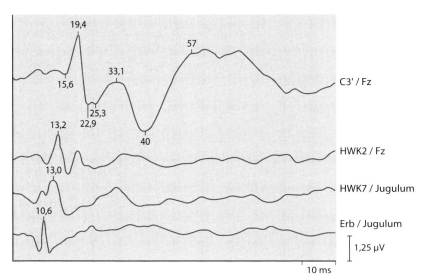

Abb. 1.6. Vierkanal-Medianus-SEP eines gesunden 40jährigen Mannes nach Stimulation des rechten N. medianus am Handgelenk. Angabe der gemessenen Latenzen. Gipfelbezeichnungen siehe Abb. 1.7

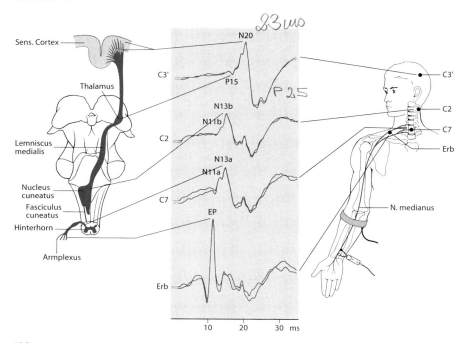

Abb. 1.7. Ableit- und Ursprungsorte der peripheren und zentralen Medianus-SEP-Gipfel. (Modifiziert nach Stöhr 1996)

der Kurvenscheitelpunkte des positiven Vorgipfels und des negativen Hauptpeaks vermessen. Während der SEP-Ableitung ist zur Vermeidung methodischer Fehler auf eine körperparallele Lagerung der Arme zu achten, da sonst eine leichte Latenzverzögerung und Amplitudendepressionen des Plexuspotentials auftreten können.

Folgende diagnostische Hinweise bietet das Erb-Potential:

▌ Aus der Distanz zwischen Stimulations- und Ableitort (in Millimetern) und der Latenz (in Millisekunden) der positiven Vorkomponente kann die periphere Nervenleitgeschwindigkeit errechnet werden.

▌ Die Höhe der Erb-Potentialamplitude ist ein Maß für die Zahl erregter Axone; eine Amplitudenminderung lässt den Rückschluss auf eine gestörte axonale Funktion zu. Hierbei ist weniger die absolute Amplitude als Maßzahl zu nehmen, vielmehr sollte die Amplitude im Rechts-Links-Vergleich beurteilt werden, wobei ein Seitenunterschied von >50% als sicher pathologisch zu werten ist.

▌ Eine elegante Möglichkeit wurzelnahe Läsionen dahingehend einzuordnen, ob sie diesseits oder jenseits des Spinalganglions lokalisiert sind, ergibt sich aus der gemeinsamen Beurteilung des Erb-Potentials und des SEP-Gipfels bei HWK7. Ist der Amplitudenquotient Erb-Amplitude/ Zervikalamplitude N13a <1,1, so ist eine Schädigung proximal [distal] des Spinalganglions anzunehmen (infraganglionärer Schädigungstyp). Ergibt sich ein Quotient von >8,8, so liegt die Läsionsstelle distal [proximal] des Spinalganglions (supraganglionärer Schädigungstyp).

1.5.2.2 Zervikale SEP-Gipfel

Werden zeitgleich SEP über den Dornfortsätzen von HWK7 und HWK2 registriert, so treten weitgehend identische Potentialformen mit annähernd gleichen Latenzen auf (Abb. 1.6 und Abb. 1.7). Die Amplituden der spinalen Gipfel werden dabei von der Grundlinie oder zum positiven Nachgipfel gemessen.

Trotz ähnlicher Konfiguration sind die Potentialgeneratoren an beiden Ableitorten verschieden. Zur besseren Unterscheidung werden deshalb die über HWK7 abgeleiteten Gipfel durch ein nachgestelltes „a" und die bei HWK2 sichtbaren Peaks durch ein nachgestelltes „b" gekennzeichnet. Über HWK7 sind die Gipfel N11a und N13a sichtbar. Der Generator von N11a liegt in der Hinterwurzeleintrittszone, N13a geht aus der Summe postsynaptischer Potentiale von einer Hinterhornneuronengruppierung hervor. Der bei HWK2 ableitbare Potentialausschlag N11b repräsentiert die aszendierende Impulswelle im Hinterstrang, N13b resultiert aus postsynaptischen Potentialen des Nucleus cuneatus. Am bedeutsamsten von den spinalen SEP-Anteilen sind die Gipfel N13a und N13b, die am zuverlässigsten ableitbar sind. Die Potentiale N11a und N11b, die nur eine negative Auslenkung im aszendierenden Schenkel zu N13a bzw. N13b darstellen, sind oft schwer abzugrenzen.

Läsionen, die zwischen den spinalen Eintrittssegmenten der Erregung und der Medulla oblongata liegen, führen im Falle einer demyelinisierenden Erkrankung im Idealfall zu einer Verlängerung der Interpeaklatenz N13a–N13b (Normwert: 0,17±0,16 ms). Axonale Erkrankungen mit gleicher Lokalisation bedingen eine Erniedrigung des medullären Gipfels N13b. Der Amplitudenquotient N13b/N13a (Norm: 0,72–1,7) liegt dann unter 0,72.

1.5.2.3 Thalamische und kortikale Gipfel

Bei Ableitung über dem primär sensiblen Handareal bei C3′ bzw. C4′ gegen eine frontomediane Referenzelektrode lässt sich ein W- oder V-förmiger kortikaler Potentialkomplex darstellen (Abb. 1.6 und Abb. 1.7). Die markanteste Auslenkung stellt dabei ein negativer Gipfel bei etwa 20 ms dar. Der dieser Negativität nachfolgende positive Ausschlag bei 25 ms kann in zwei positive Subwellen von je 22 ms und 28 ms unterteilt sein. Die nachfolgenden Potentialanteile werden entsprechend ihres zeitlichen Auftretens N33, P45 und N55 benannt. Als Ursprungsort von N20 und P25 wird das sensible Handareal im Gyrus postzentralis angenommen; N33, P45 und N55 entstehen über sequentielle Aktivierung von Generatoren im Assoziationskortex.

Vor dem Peak N20 sind bei optimalen Ableitbedingungen drei positive Schwankungen zu sehen, die oft jedoch im ansteigenden Schenkel zu N20 untergehen. Von diesen Potentialanteilen wird P15 im Thalamus, P16 im unteren und P18 im oberen Anteil der thalamokortikalen Bahn generiert. Die Amplituden von P15, P16 und P18 werden von der Grundlinie aus gemessen, die nachfolgenden kortikalen Gipfel vermessen.

Neben den Absolutlatenzen der kortikalen Gipfel spielt die spinokortikale Überleitungszeit oder zentrale Leitungszeit N13a–N20 in der Diagnostik demyelinisierender Erkrankungen eine große Rolle. Liegt diese außerhalb des Normbereiches von 6,1±0,7 ms, so ist bei unauffälliger Latenz von N13a von einer Leitungsverzögerung der afferenten zervikokortikalen Bahn auszugehen.

Ein vorwiegend axonaler Schaden der spinokortikalen Afferenzen, der rostral des Generators von N13a liegt, führt zu einer Verkleinerung des primären kortikalen Gipfels N20 und des Amplitudenquotienten N20/N13a unter einen Wert von 0,65.

Tabelle 1.5. Normwerte der Latenzen des Medianus-SEP; Mittelwerte±einfache Standardabweichung der Medianus-SEP nach Handgelenksstimulation (ms)

	Erb-Potential	N13a (HWK 7)	N13b (HWK 2)	N20	P25	N33	P45	N55
Dal-Bianco (1985)	8,7±0,7	13,1±0,9	13,3±1,0	19,0±1,1	24,3±2,2	32,6±3,9	41,2±3,4	55,0±7,8
Stöhr (1996)	10,2±0,88	13,5±0,92	13,7±0,88	19,3±1,2	23,1±1,8	–	–	–
Tackmann (1993)	–	13,9±1,0	–	19,7±1,5	24,6±2,7	–	–	–

Tabelle 1.6. Obere Grenzwerte der Rechts-Links-Seitendifferenzen (Mittelwerte +2,5fache Standardabweichung) nach Medianusstimulation (ms)

	Erb-Potential	N13a (HWK 7)	N13b (HWK 2)	N20	P25	N33	P45	N55
Dal-Bianco (1985)	0,9	2,0	1,1	1,2	4,7	6,7	7,1	19,3
Stöhr (1996)	0,74	0,7	0,74	1,1	3,3	–	–	–
Tackmann (1993)	–	1,4	–	1,15	5,6	–	–	–

1.5.3 SEP nach Beinnervenstimulation

Der am häufigsten zur SEP-Ableitung gereizte Nerv an den unteren Extremitäten ist der N. tibialis, da die Tibialis-SEP die beste Ausprägung zeigen (Abb. 1.8). Nachfolgend wird deshalb stellvertretend für die SEP nach Beinnervenstimulation das Tibialis-SEP besprochen. Normalerweise genügt wie nach Medianusreizung auch beim Tibialis-SEP eine Zweikanalregistrierung (lumbalspinaler Abgriff über LWK 1 und Ableitung über dem primär sensiblen kortikalen Fußfeld bei Cz'). Bei speziellen lokalisatorischen Fragestellungen allerdings werden zusätzliche SEP-Registrierungen in der Kniekehle, der Glutealfalte, über LWK 5 und HWK2 empfohlen, wobei eine multilokuläre simultane Registrierung der SEP die Berechnung der Nervenleitgeschwindigkeit ermöglicht.

Tabelle 1.7. Interpeaklatenzen (Mittelwert±einfache Standardabweichung) sowie maximale Seitendifferenz der Interpeaklatenzen (Mittelwert+2,5fache Standardabweichung) nach Medianusstimulation. Alle Werte sind in Millisekunden angegeben.

	Erb-Potential N13a	Erb-Potential N13a max. Seitendifferenz	N13a–N13b	N13a–N13b max. Seitendifferenz	N13a–N20	N13a–N20 max. Seitendifferenz
Dal-Bianco (1985)	4,4±0,4 (5,4[a])	0,89	–	–	5,9±0,6 (7,4[a])	1,29
Stöhr (1996)	3,4±0,6 (4,9[a])	0,61	0,2±0,2 (0,6[a])	0,58	5,8±0,6 (7,25[a])	1,02
Tackmann (1993)	4,8±0,4 (5,8[a])	1,4	–	–	5,7±0,7 (7,45[a])	1,75

[a] Obere Grenzwerte der Zwischengipfel.

Tabelle 1.8. Medianus-SEP-Amplituden (Mittelwert±1fache Standardabweichung) (µV)

	Erb-Potential	N13a	N13b	N20
Stöhr (1996)	3,71±2,3	1,63±0,73	1,61±0,69	2,26±0,99
Jörg (1993)	3,90±2,4	2,6±1,3	2,8±1,4	2,0±1,1

Tabelle 1.9. Streubreite der Amplitudenquotienten nach Medianusstimulation

	Erb-Potential/N13a	N13b/N13a	N20/N13a
Stöhr (1990)	1,1–8,8	0,72–1,7	0,65–8,9

Tabelle 1.10. Latenz- und Amplitudennormwerte nach Stimulation des N. ulnaris (Mittelwerte±einfache Standardabweichung) (ms bzw. µV)

	Erb-Potential	N13a	N13b	N20
▌ Latenz	11,2±1,3	14,4±1,5	14,6±1,5	20,6±1,9
▌ Amplitude	2,2±1,3	1,6±0,8	1,6±0,8	1,5±0,9

Tabelle 1.11. Mittelwerte±einfache Standardabweichung der kortikalen Medianus-SEP-Gipfel nach Handgelenkstimulation bei Kindern und Jugendlichen (ms) (Alter 6–17 Jahre)

	N20	P25	N33	P45	N55
Mattigk (1991)	18,0±1,1	23,4±1,9	30,6±2,6	38,0±3,3	52,0±4,6

Tabelle 1.12. Obere Grenzwerte der Rechts-Links-Seitendifferenzen kortikaler Medianus-SEP-Gipfel nach Handgelenkstimulation bei Kindern und Jugendlichen (ms) (Alter 6–17 Jahre)

	N20	P25	N33	P45	N55
Mattigk (1991)	0,5	0,6	2,2	3,3	3,9

Tabelle 1.13. Peak-to-peak-Amplituden der kortikalen Medianus-SEP-Gipfel nach Handgelenkstimulation (Mittelwert±einfache Standardabweichung) bei Kindern und Jugendlichen (μV) (Alter 6–17 Jahre)

	N20/P25	P25/N33	N33/P45	P45/N55
Mattigk (1991)	6,2±2,8	3,5±3,0	3,2±2,2	5,4±3,3

1.5.3.1 Spinale SEP-Gipfel

▌ **Potential über LWK 5.** Bei 70% einer Normalpopulation lässt sich über dem Dornfortsatz von LWK 5 gegen eine Bezugselektrode am Beckenkamm nach 18–22 ms ein niedrigamplitudiges Potential ableiten, das aus einer initialen positiven Vorwelle und zwei nachfolgenden negativen Komponenten im Abstand von 3 bis 4 ms besteht (R- und A-Antworten) (Abb. 1.8 und 1.9).

Der erste, diagnostisch bedeutsame negative Potentialanteil „N18" bzw. die R-Antwort (ältere Bezeichnung) repräsentiert die über die Cauda equina aszendierende Impulswelle. Die R-Antwort wird zur Latenzmessung herangezogen, wobei die Latenzzeit stark von der Beinlänge abhängt. Als oberer Grenzwert von N18 werden 21,4 ms bei einer maximalen Seitendifferenz von 1,5 ms angegeben. Der zweite negative Potentialgipfel „A-Antwort" spiegelt am ehesten die reflektorische Aktivität von Vorderhornneuronen wider. Seine Entstehung soll dem H-Reflex ähnlich sein. Wie dieser, verschwindet die A-Antwort bei hohen Reizstärken. Eine diagnostische Aussagekraft wird der A-Antwort bisher nicht zugesprochen.

Die größte Trennschärfe hat das LWK-5-Potential, also die R- und A-Antwort dann, wenn es einseitig gut ausgeprägt ist und auf der kontralateralen Seite fehlt. Ein beidseitiges Fehlen erlaubt eine diagnostische Aussage nur bei einem entsprechenden klinischen Befund, da das Potential auch bei Gesunden nicht immer nachweisbar ist. Ist man an einer Auswertung des Cauda-Potentials aus klinischer Indikation sehr interessiert, kann die Verwendung von Nadelelektroden weiterhelfen, um niedrigamplitudige und muskelartefaktüberlagerte Potentiale, die sich der Oberflächenregistrierung entziehen, darzustellen.

▌ **Potential über LWK 1.** Bei einer Normalpopulation ist bis zum 60. Lebensjahr über dem Dornfortsatz von LWK 1 häufig ein hohes negativ gerichte-

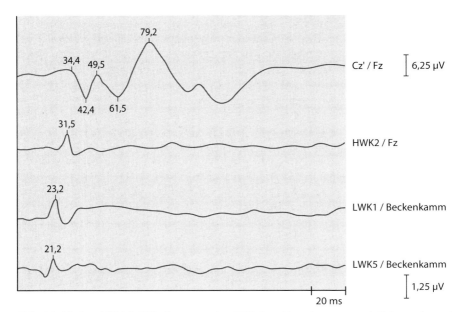

Abb. 1.8. Vierkanal-Tibialis-SEP einer gesunden 40jährigen Versuchsperson nach Reizung des rechten N. tibialis am Sprunggelenk. Angabe der gemessenen Gipfelzeiten. Beachte die unterschiedliche Verstärkung der SEP über Skalp und Wirbelsäule. Gipfelbezeichnungen siehe Abb. 1.9

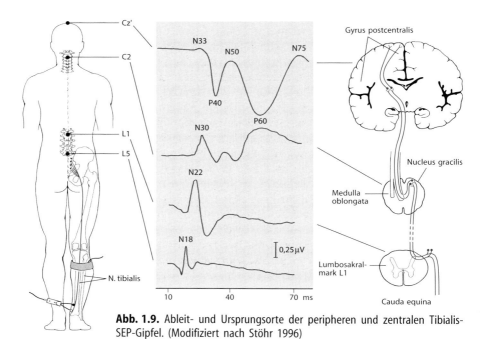

Abb. 1.9. Ableit- und Ursprungsorte der peripheren und zentralen Tibialis-SEP-Gipfel. (Modifiziert nach Stöhr 1996)

tes Potential „N22" darstellbar, das mit einer initialen positiven Vorwelle beginnt. N22, die in älteren Schriften auch als „S-Antwort" bezeichnet wird, entsteht durch die postsynaptische Aktivität von Hirnhinterhornneuronen im Lumbosakralmark (Abb. 1.8 und 1.9). Bei verspannten Patienten hilft eine Sedierung die paralumbale Muskulatur zu entspannen und die Potentialausprägung zu verbessern.

Zur Latenzbestimmung wird die negative Hauptkomponente ausgemessen; die Amplitude wird zwischen den Scheitelpunkten der positiven Vorwelle und dem hohen negativen Ausschlag bestimmt. Während die Amplitude wegen der weiten intra- und interindividuellen Schwankungsbreite nur bei Seitendifferenzen von >50% bewertet werden darf, hat die Latenz als erster Potentialmesspunkt im ZNS zur Bestimmung der „spinokortikalen Überleitungszeit" (N22–P40) vom Lumbalmark zum Kortex eine besondere Bedeutung. Sie sollte bei jeder Ableitung berechnet werden, um bei der Befundung der kortikalen Latenzen die Güte der peripheren Zuleitung beurteilen zu können.

Kommt in Ausnahmefällen keine N22-Welle zur Ausprägung, verschafft die Ableitung des H-Reflexes vom N. tibialis (s. Lehrbücher der Elektroneurographie) einen Überblick über den Funktionszustand der peripher-afferenten Strecke. Sowohl der H-Reflex als auch das Tibialis-SEP werden in der Peripherie weitgehend über die gleichen Fasern geleitet. Ein normaler H-Reflex spricht für eine intakte Zuleitung zum Lumbosakralmark. Verzögerungen kortikaler Latenzen sind bei normalem H-Reflex auf eine zentrale Leitungsstörung zurückzuführen. Eine Berechnung der spinokortikalen Überleitungszeit ist in diesem Fall nicht möglich.

▌ Potential über dem oberen Halsmark. Bei optimalen Ableitebedingungen und äußerster (evtl. medikamentös unterstützter) Entspannung des Probanden kann bei hohen Aufsummierungszahlen zwischen HWK6 und HWK2 gegen eine frontomediane Referenz eine kleine negative Welle „N30" registriert werden (Abb. 1.8 und 1.9). Der Generator dieser Aktivität ist bisher nicht sicher geklärt; es wird eine Entstehung in der Umgebung oder im Nucleus gracilis angenommen. Die Aussagekraft dieses Potentials ist dadurch eingeschränkt, dass der N30-Gipfel trotz hoher Aufsummierungszahlen auch bei Gesunden unter den besten Bedingungen nicht immer nachweisbar ist.

Wir bewerten bei der Beurteilung der Amplitude nur das einseitige Fehlen der Welle als pathologisch. Gelingt die Potentialdarstellung, so kann bei demyelinisierenden Krankheiten durch eine getrennte Berechnung der lumbozervikalen und der zervikokortikalen Überleitungszeit eine infrazervikale von einer suprazervikalen Leitungsstörung abgegrenzt werden.

Als Höchstwert der Latenz von N30 sind 34,3 ms bei einer maximalen Seitendifferenz von 1,9 ms anzusehen. Die Interpeaklatenz N22–N30 beträgt maximal 10,4 ms (Obergrenze der Seitendifferenz: 2,4 ms) und die Zwischengipfelzeit N30–P40 darf höchstens 12,9 ms (größte Seitendifferenz: 2,8 ms) annehmen. Eine routinemäßige Registrierung der N30-Welle ist unter Berücksichtigung der eingeschränkten Aussagekraft und den hohen Ableitschwierigkeiten nach unserer Einschätzung nicht zu empfehlen.

1.5.3.2 Skalp-SEP

Das typische Skalp-SEP nach Tibialisreizung ist W-förmig konfiguriert. Bei einer Ableitung über Cz′ gegen eine frontomediane Referenz tritt als erster gut ausgeprägter Peak eine positive Deflektion nach etwa 40 ms auf (Abb. 1.8 und 1.9). Die nachfolgenden Auslenkungen werden entsprechend ihres zeitlichen Auftretens und ihrer Polarität als „N50“, „P60“ und „N75“ bezeichnet. Wenn die aktive Elektrode gegen eine nichtzephale Referenzelektrode (z. B. Hand) verschaltet wird, so sind zwei positive Gipfel bei 28 ms und bei 31 ms sowie eine negative Welle bei 33 ms abgrenzbar. „P28“ wird wahrscheinlich im Lemniscus medialis und „P31“ in der Umgebung des ventrobasalen Thalamuskernes generiert. „N33“ soll Ausdruck thalamischer Aktivität oder der Entladung von Axonen im kaudalen Anteil der thalamokortikalen Bahn sein. Bei der Wahl einer frontalen Bezugselektrode ist „N33“ oft nur als beginnende Deflektion zum Gipfel „P40“ auszumessen.

„P40“ entsteht in der Area 3b, dem primär sensiblen kortikalen Fußfeld an der Medialseite des Gyrus postzentralis. Über den Ursprungsort von „N50“ gibt es bisher keine sicheren Erkenntnisse. „P60“ zeigt eine symmetrische Verteilung über dem parietalen Kortex und soll in der Konvexität des parietalen Assoziationskortex generiert werden; der gleiche Ursprungsort wird für „N75“ angenommen.

Die Amplitude von „P40“ wird von der vorausgehenden Grundlinie aus vermessen, die nachfolgenden kortikalen Gipfel sind im „Peak-to-peak-Modus“ zu bestimmen. Von den zerebralen SEP-Anteilen hat „P40“ die größte Bedeutung in der klinischen Diagnostik, da dieser Gipfel in einem eng umschriebenen Kortexareal entsteht. Wegen der großen räumlichen Ausdehnung ihrer Generatoren sind die zeitlich nachfolgenden SEP-Wellen (N50, P60, N75) hinsichtlich ihrer diagnostischen Aussagekraft eingeschränkt. Ein deutliches Ausprägungsdefizit oder gar ein völliges Fehlen dieser Wellen ist aber als sicher pathologisch zu werten und sollte Anlass zu weiteren Untersuchungen sein.

Neben der Absolutlatenz von „P40“ sollte immer versucht werden, die spinokortikale Überleitungszeit N22–P40 zu bestimmen. Bei kleinen Läsionen kann diese oder auch nur ihre Seitendifferenz als einziger Parameter pathologisch verändert sein. Nach Stöhr kann bei vorwiegend axonalen Schäden der afferenten Bahnen der Amplitudenquotient P40/N22 (Normbereich von 0,85 bis 27,3) verwertbar sein. Ein Wert <0,85 kann dann auf einen zwischen den Generatoren von N22 (Lumbosakralmark) und P40 (Gyrus postcentralis) gelegenen (axonalen) Schaden hinweisen.

Tabelle 1.14. Latenznormwerte des Tibialis-SEP; Mittelwerte±einfache Standardabweichung des Tibialis-SEP nach Sprunggelenkstimulation (ms)

	N22 (spinal)	N33	P40	N50	P60	N75
Chu (1986a)	21,8±1,5	–	39,9±1,8	49,1±2,4	61,8±2,9	77,9±4,9
Jörg (1983)	24,1±1,9	34,8±2,5	41,4±2,8	49,5±3,2	58,9±2,6	–
Eckert (1993)	–	34,4±2,2	41,4±2,5	49,7±2,6	62,2±2,9	80,3±5,0
Ebensperger (1992)	–	33,1±2,1	39,6±2,3	48,6±3,2	58,4±3,5	77,8±5,8

Tabelle 1.15. Obere Grenzwerte der Rechts-links-Seitendifferenzen nach Tibialisstimulation (ms)

	N22 (spinal)	N33	P40	N50	P60	N75
Chu (1986b)	–	–	2,4	4,3	4,2	6,9
Riffel et al. (1984)	1,2	–	2,1	–	–	–
Eckert (1993)	–	2,7	4,0	2,3	3,5	5,3
Jörg (1992)	1,5	3,9	5,1	–	–	–

Tabelle 1.16. Interpeaklatenz N22–P40 (Mittelwert+einfache Standardabweichung) sowie maximale Seitendifferenz der Interpeaklatenz (Mittelwert+2,5fache Standardabweichung) nach Tibialisstimulation (ms)

	N22–P40	N22–P40 max. Seitendifferenz
Riffel et al. (1984)	17,0±1,7	3,5
Jörg (1993)	16,9±1,7	3,4
Eisen et al. (1980)	17,2±1,7	2,0

Tabelle 1.17. Amplituden des Tibialis-SEP nach Sprunggelenkstimulation (Mittelwert±einfache Standardabweichung) (μV)

	N22 (spinal)[a]	N33/P40	P40/N50
Riffel et al. (1984)	0,6±0,3	1,8±1,3[a]	–
Chu (1986a)	0,65±0,73	1,5±1,0	1,8±1,0
Jörg (1993)	2,0±0,7	3,1±1,0	–

[a] gemessen base-to-peak; die übrigen Gipfel sind peak-to-peak vermessen.

Tabelle 1.18. Latenznormwerte verschiedener Beinnerven-SEP (Mittelwerte±einfache Standardabweichung); in Klammern sind die oberen Grenzwerte der Seitendifferenzen aufgelistet (Mittelwert+2,5fache Standardabweichung)

	Spinales Potential	N1 (kortikal)	P1 (kortikal)	N2 (kortikal)	P2 (kortikal)	
N. suralis[a]	24,3±1,3 (2,4)	–	46,5±2,5 (5,3)	–	–	Tackmann (1993)
N. saphenus[b]	–	36,8±2,8 (3,9)	43,4±2,2 (3,1)	54,0±2,3 (4,4)	66,7±3,3 (5,3)	Eisen (1980b)
N. peronaeus superficialis[c]	–	33,1±2,2 (3,9)	39,9±1,8 (3,1)	51,0±1,9 (4,4)	65,0±3,3 (5,3)	Eisen (1980b)
N. peronaeus profundus[d]	–	35,8±2,7 (3,1)	43,5±2,9 (3,6)	54,1±3,9 (5,8)	67,6±4,6 (5,6)	Eckert (1993)

[a] Stimulation oberhalb des Malleolus lateralis
[b] Stimulation oberhalb des Malleolus medialis
[c] Stimulation ca. 5 cm oberhalb des Malleolus lateralis
[d] Stimulation am Retinaculum extensorum.

Tabelle 1.19. Mittelwerte±einfache Standardabweichung der kortikalen Tibialis-SEP-Gipfellatenzen nach Sprunggelenkstimulation (ms) bei Kindern und Jugendlichen (Alter 6–17 Jahre)

	N33	P40	N50	P60	N75
Mattigk (1992)	30,1±3,5	38,2±2,4	47,5±2,8	56,1±3,4	69,8±6,6

Tabelle 1.20. Obere Grenzwerte der Rechts-links-Seitendifferenzen der kortikalen Tibialis-SEP-Gipfellatenzen nach Sprunggelenkstimulation bei Kindern und Jugendlichen (ms) (Alter 6–17 Jahre)

	N33	P40	N50	P60	N75
Mattigk (1992)	1,1	1,1	2,5	2,9	3,2

Tabelle 1.21. Peak-to-peak-Amplituden der kortikalen Tibialis-SEP-Gipfel nach Sprunggelenkstimulation (Mittelwert±einfache Standardabweichung) (μV) bei Kindern und Jugendlichen (Alter 6–17 Jahre; 17 Jungen und 18 Mädchen)

	N33/P40	P40/N50	N50/P60	P60/N75
Mattigk (1992)	3,9±1,8	3,5±1,9	3,8±2,6	3,8±2,9

1.5.4 SEP nach Dermatomreizung

Bei zervikalen oder lumbalen Wurzelläsionen können SEP nach Reizung im betroffenen Dermatom helfen, radikuläre Schäden zu objektivieren. Ein unauffälliges Dermatom-SEP schließt jedoch eine Wurzelirritation nicht aus. Bei Stimulation thorakaler Dermatome sind die Potentialamplituden oft so klein und das Potential so schlecht ausgeprägt, dass selbst bei milder Sedierung keine aussagekräftigen Wellen ableitbar sind. Die Dermatomreizung erfordert eine exakt spiegelbildliche Platzierung der Reizelektroden auf beiden Körperseiten. Die Reizstärke sollte dabei auf beiden Stimulationsseiten genau der 3fachen sensiblen Schwelle entsprechen, um iatrogene Amplitudendifferenzen zu vermeiden. Eine suffiziente Oberflächenableitung spinaler SEP-Antworten gelingt mit dieser Reizmethodik häufig nicht, so dass man sich ggf. auf die Potentialregistrierung über den primär sensiblen Kortexarealen beschränken muss. Die Referenzelektrode wird frontopolar platziert. Reizfrequenz und Filtereinstellungen können den Werten der kortikalen SEP nach Nervenstammstimulation entsprechen.

Tabelle 1.22. Latenznormwerte der Dermatom-SEP (Mittelwerte ± einfache Standardabweichung) (ms). (Nach Jörg 1993)

	N1	P1
C4	13,3±1,8	20,9±1,1
C5	17,1±2,7	25,4±3,0
C6	19,7±1,5	27,3±2,5
C7	22,7±3,4	30,3±4,3
C8	23,4±2,1	31,6±2,4
Th1	18,9±1,3	25,8±2,6
Th2	18,1±1,4	26,4±2,4
Th3	18,5±1,1	25,7±1,8
Th4	18,4±2,2	26,4±1,8
Th6	19,8±1,6	27,2±1,9
Th8	21,0±2,3	28,6±4,5
Th10	21,7±1,6	30,0±4,0
Th12	22,2±1,3	30,0±1,1
L2	24,0±1,2	31,1±2,7
L3	26,1±1,5	32,9±2,1
L4	31,4±3,6	39,5±5,6
L5	34,9±9,5	42,2±9,0
S1[a]	42,2±3,9	49,9±3,9

[a] Nach Katifi et al. (1986).

Tabelle 1.23. Obere Grenzwerte der monoradikulären Stimulationsmethode peripherer (Haut)nervensegmente; Angaben für die erste kortikale negative (Armnerven) oder positive Komponente (Beinnerven) (ms)

Dermatom	Reizort	Oberer Latenz-normwert
C 5	N. cutaneus antebrachii lateralis (2 cm distal der Ellenbeuge lateral)	20,4
C 6	Ringelektrode am Daumen oder Ramus superficialis nervi radialis am Processus styloideus radii	25,2
C 7	Ringelektrode am Endglied des Mittelfingers	24,2
C 8	Ringelektrode am Kleinfinger	25,2
L 4	N. saphenus an der Vorderkante der Tibia kurz oberhalb des Sprunggelenkes	48,9
L 5	N. peronaeus superficialis am Retinaculum extensorum	44,4
S 1	N. suralis oder N. tibialis	45,6 (N. suralis)
S 2	N. pudendus	43,0 (Frauen) 47,0 (Männer)

Bei den Zervikaldermatomen wählen wir den N1-Gipfel und bei lumbosakraler Stimulation die P1-Welle zur Latenzmessung (s. Abb. 1.4). Eine Beurteilung der SEP-Amplituden sollte immer nur im Seitenvergleich erfolgen und krankhafte Befunde nur bei Amplitudendifferenzen in der Größenordnung von 50% und mehr auf beiden Seiten angenommen werden.

Wegen der bei einigen Dermatomen hohen Standardabweichungen der mittleren Gipfellatenzen sind die Seitendifferenzen der Latenzen bei den Dermatom-SEP von besonderer Wichtigkeit. Eine Seitendifferenz von mehr als 3 ms für die N1-Komponente ist bei Stimulation eines Zervikaldermatoms pathologisch, im Lumbalbereich darf der Seitenunterschied der P1-Welle 5,5 ms nicht überschreiten.

1.5.5 Das Trigeminus-SEP

Nach unilateraler elektrischer Stimulation des sensiblen Innervationsgebietes des N. trigeminus an Ober- und Unterlippe kann über C5 bzw. C6 kontralateral zur gereizten Gesichtshälfte ein W-förmiger Potentialkomplex innerhalb der ersten 50 ms (Gipfel N13, P19, N27, P36) abgeleitet werden. Während der Gipfel N13 wahrscheinlich im Thalamus oder in den thalamokortikalen Bahnen entsteht, entstehen die Gipfel ab P19 im primär sensorischen Kortex und den nachfolgenden Assoziationsfeldern.

Die den FAEP vergleichbaren Trigeminuspotentiale innerhalb der ersten 10 ms nach Stimulation (z.B. P9) werden in der Nervenwurzelregion und vom spinalen Trigeminustrakt generiert; sie haben im Gegensatz zu den

FAEP keine wesentliche topodiagnostische Bedeutung. Neben der gleichzeitigen Stimulation des 2. und 3. Trigeminusastes am Mund kann oberflächlich auch selektiv mit bipolaren Elektroden der N. maxillaris und der N. mentalis am Austrittspunkt gereizt werden. Manche Autoren verwenden für diese Stimulationsmodalität sogar Nadelelektroden.

Zur Verringerung des oft sehr großen Reizartefaktes sollte entweder mit alternierender Polarität der Reizelektrode oder mit einer Änderung der Polarität nach der Hälfte der Reize gearbeitet werden. Eine Verwendung handelsüblicher bipolarer Oberflächenstimulationselektroden am Austrittspunkt des ersten Trigeminusastes ist wegen des hochamplitudigen Reizartefaktes nicht möglich, hierzu wird die Verwendung einer ringförmigen Reizelektrode empfohlen. Die Reizstärke beträgt das dreifache der sensiblen Schwelle; als Reizfrequenz verwenden wir eine Stimulationsrate von 3/s. Die Referenzelektrode wird bei Fz fixiert.

Zur Latenzmessung wird die Komponente P19 herangezogen, wobei Amplitudendifferenzen von mehr als 60% im Seitenvergleich abnorm sind. Bei der Befundung der Trigeminus-SEP ist zu bedenken, dass auch bei Normalpersonen nicht immer alle Potentialkomponenten nachweisbar sind. Dies unterstreicht den Seitenvergleich der Potentialausprägung. Eine einseitig fehlende Potentialkomponente P19 bei kontralateral guter Ausprägung ist krankhaft.

Im Gegensatz zur weit verbreiteten Meinung stellen die Trigeminus-SEP für sich allein betrachtet keine spezifische Hirnstammfunktionsprüfung

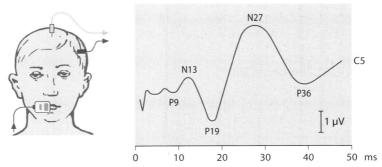

Abb. 1.10. Trigeminus-SEP (Anordnung der Reizelektroden) – Normalkurve. (Modifiziert nach Stöhr et al. 1996)

Tabelle 1.24. Latenznormwerte des Trigeminus-SEP (Mittelwerte±einfache Standardabweichung) und maximale Seitendifferenz; Werteangabe (ms). (Nach Stöhr 1996)

	Mittelwert±SD	Max. Seitendifferenz
N13	12,5±0,87	1,3
P19	18,5±1,51	1,9
N27	26,9±2,23	2,2

Tabelle 1.25. Eigene Werte der mittleren Latenzen des Trigeminus-SEP (ms)

	Mittelwert±SD
N13	13,1±1,20
P19	19,7±1,64
N27	28,4±2,08
P36	39,2±4,00

Tabelle 1.26. Pudendus-SEP: Normwerte der spinalen und kortikalen Reizantworten (ms) (Mittelwerte±Standardabweichung). (Nach Stöhr 1996)

	Spinale Antwort	Kortikal N33	Kortikal P40	Kortikal N50
▌ Männer	12,9±0,8	35,2±3,0	42,3±1,9	52,6±2,6
▌ Frauen	–	32,9±2,9	39,8±1,3	49,1±2,3

dar, da die Potentialgeneratoren der Gipfel N13 bis P36 in thalamischen und kortikalen Hirnregionen liegen. Die Potentiale sind bei Hirnstammerkrankungen also nur mittelbar betroffen; zur topodiagnostischen Zuordnung von SEP-Auffälligkeiten bei Hirnstammerkrankungen müssen demnach klinische Parameter oder mehr hirnstammspezifische neurophysiologische Untersuchungsmethoden (z.B. FAEP, Blinkreflex) in die Befundbeurteilung des Trigeminus-SEP mit einbezogen werden.

1.5.6 Das Pudendus-SEP

Zur diagnostischen Abklärung von Blasen-, Mastdarm-, und Potenzstörungen kann die Untersuchung der peripheren und zentralen Afferenzen des N. pudendus sinnvoll sein. Eine Reizung der sensiblen Hautrezeptoren des Nerven gelingt sowohl bei der Frau als auch beim Mann. Das SEP kann in Höhe von LWK 1 gegen eine Beckenkamm-Referenz und über Cz′ gegen eine frontopolare Bezugselektrode registriert werden. Das Skalp-SEP zeigt wie bei anderen SEP auch einen typischen W-förmigen Komplex. Beim Mann werden in geringem Abstand zwei Ringelektroden (Kathode an der Penisbasis) um die Peniswurzel gelegt, bei der Frau wird eine Plättchenelektrode (Anode) neben der Klitoris und eine weitere Plättchenelektrode (Kathode) zwischen die großen und kleinen Schamlippen platziert. Die Stimulationsstärke beträgt das 2- bis 3fache der sensiblen Schwelle, die Reizparameter und die Verstärkereinstellungen entsprechen den üblichen Verstärkerparametern zur SEP-Registrierung. Zu beachten ist, dass bei dieser Reizmethodik die N.-pudendus-Äste bilateral gereizt werden. Eine Seitenlokalisation von Schädigungen ist also mit diesem Vorgehen nicht möglich.

1.6 Klinische Anwendungen der SEP

Beim Einsatz evozierter Potentiale und so auch bei den SEP ist bei der Methodenauswahl und Kurvenbeurteilung zu beachten, dass es keine krankheitsspezifischen SEP-Befunde gibt. Es können allenfalls mehr oder minder krankheitstypische SEP-Ergebnisse bei Erkrankungen mit einem Befall des somatosensiblen Systems beobachtet werden. Die Wahl der Stimulationsorte und die dazu notwendigen Ableitpositionen müssen immer in enger Anlehnung an die Verdachtsdiagnose und den klinischen Befund erfolgen. Um Fehlinterpretationen zu vermeiden, ist insbesondere bei grenzwertigen SEP-Resultaten eine detaillierte Kenntnis der klinischen Daten hilfreich, wenn nicht sogar unerlässlich. Ein „blinder" Einsatz uniformer Stimulations- und Registriermethoden ist wenig sinnvoll. Dies verdeutlicht nochmals, dass im Gegensatz zu den VEP und FAEP die SEP-Methode weniger gut delegiert werden kann und die Ableitung die Anwesenheit eines geschulten Arztes erforderlich macht.

1.6.1 Erkrankungen des peripheren Nervensystems

Obwohl die SEP zwar in den meisten Fällen bei zentralnervösen Erkrankungen zum Einsatz kommen, stellen sie auch bei einigen peripher-neurologischen Störungen eine wichtige diagnostische Bereicherung dar.

> Zur Diagnostik peripherer Nervenerkrankungen haben sich die SEP vor allem bei folgenden Krankheiten bewährt:
> - zur Untersuchung von Plexo- und Radikulopathien;
> - zur Schwerpunktlokalisation von Krankheitsprozessen (z. B. Guillain-Barré-Syndrom);
> - zur Beurteilung von Nervenstrukturen (z. B. Plexus, Wurzelbereich), die der konventionellen peripheren Neuro- und Myographie nicht zugänglich sind;
> - zur Untersuchung ausgeprägt geschädigter sensibler Nervenfasern.

Eine detaillierte Schwerpunktlokalisation eines Krankheitsbildes gelingt mittels multilokulärer peripherer Stimulation bei gleichbleibendem Ableitpunkt oder besser mit einer simultanen multilokulären Registrierung. Dadurch können umschriebene Leitungsverzögerungen, die zwischen zwei Ableitpunkten liegen oder ein Leitungsblock bei demyelinisierenden Erkrankungen (z. B. Guillain-Barré-Syndrom) nachgewiesen werden (Abb. 1.11). Bei manchen Nerven (z. B. N. cutaneus femoris lateralis) sind krankheits- oder konstitutionsbedingt (Adipositas) nicht immer zufriedenstellende neurographische Ergebnisse zu erhalten. Durch den Averaging-Vorgang und den Verstärkereffekt zentralnervöser Synapsen werden die peripheren sensiblen Nervenaktionspotentiale aber soweit verstärkt, dass bei Stimulationen an zwei Orten des peripheren Nerven in Verbindung mit einer kor-

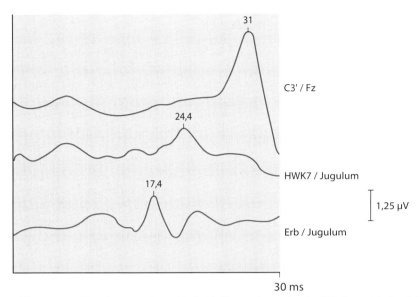

Abb. 1.11. Guillain-Barré-Syndrom: Nach Medianusreizung ist das Erb-Potential deutlich verzögert (Norm 10,2+0,88 ms), die Plexusüberleitungszeit Erb-HWK7 ist ebenfalls verzögert (Norm bis 5,8 ms). Somit besteht eine diffuse periphere Leitungsverzögerung

tikalen SEP-Ableitung eine Berechnung der peripheren Nervenleitgeschwindigkeit gelingt. Dabei ist allerdings zu beachten, dass die Nervenleitgeschwindigkeitsbestimmung mittels SEP langsamere periphere Werte errechnet als bei direkter peripherer Ableitung. Der Grund liegt darin, dass bei peripherem Potentialabgriff immer der Potentialanfang als zeitlicher Marker dient und damit nur die schnellsten Fasern in die NLG-Berechnung eingehen. Bei einer NLG-Bestimmung anhand der SEP wird die mittlere Leitzeit der sensiblen Fasern am Potentialgipfel markiert, wodurch auch langsamere Faserpopulationen in die Berechnung mit eingehen.

Das Phänomen der zentralen synaptischen Verstärkung sensibler Potentiale kann der Untersucher auch bei hochgradigen Nervenschäden (z. B. foudroyante Polyneuropathien) oder im Frühstadium der Regeneration von peripheren Nervenschäden nutzen, da hier der direkte periphere sensible Potentialabgriff gewöhnlich (noch) keine klinisch verwertbaren Befunde erbringt.

1.6.1.1 Plexus- und Wurzelaffektionen

Bei der Untergliederung von SEP-Veränderungen in Plexus- oder Wurzelläsionen ist die Kenntnis des Verhaltens der sensiblen Neurone bei beiden Krankheitsbildern nützlich. Bei distaler Läsion (peripher des Spinalganglions) degenerieren die peripheren Fortsätze der Spinalganglienzelle, d. h. nur die peripher leitenden sensiblen Fasern sind in Zahl und/oder Funktion beeinträchtigt. Die zentralen Fortsätze der Spinalganglienzelle hingegen bleiben intakt – „infraganglionärer Schädigungstyp".

Liegt die Läsion dagegen im Wurzelbereich, d.h. proximal des Spinalganglions, bleiben die peripheren Fasern, was Zahl und Funktion anbelangt, unbeeinträchtigt und nur der zentrale Fortsatz nimmt Schaden – „supraganglionärer Schädigungstyp". Es können nun beide Läsionstypen charakteristischen SEP-Befunden zugeordnet werden.

▮ Läsion distal des Spinalganglions (z.B. Plexusschaden) infraganglionär:
Amplitudenreduziertes, aufgesplittertes oder ausgefallenes sensibles Nervenaktionspotential mit ebenso amplitudenreduziertem, verändertem, aufgesplittertem oder ausgefallenem SEP-Plexusanteil. Die Latenz des Plexuspotentials ist in Abhängigkeit vom Schadensmodus normal oder verlängert (Abb. 1.12). Durch den synaptischen Verstärkereffekt der zentralen Synapsen können die zentralen SEP-Anteile in manchen Fällen wieder mit unauffälliger Amplitude erscheinen.

▮ Läsion proximal des Spinalganglions (z.B. Wurzelschaden durch Bandscheibenvorfall) supraganglionär:
Sowohl die periphere sensible Leitgeschwindigkeit als auch das SEP vom Nervenplexus sind regelrecht, die spinalen SEP-Antworten sind verkleinert, aufgesplittert oder verschwunden und die Latenzen mehr oder minder verlängert. Die Plexus-Nacken-Überleitungszeit ist verlängert.

! ▮ Plexusschaden: pathologisches Plexus-SEP bei (evtl.) normalem spinalem SEP
▮ Wurzelschaden: unauffälliges Plexus-SEP bei pathologischem spinalem SEP

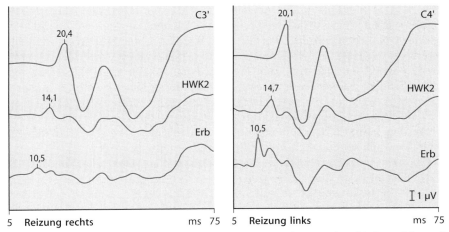

Abb. 1.12. Thoracic-outlet-Syndrom rechts. Typische Erniedrigung des Erb-Potentials nach rechtsseitiger Ulnarisreizung. Die nachfolgenden Komponenten liegen beidseits im Normbereich. Es ergibt sich das Bild des infraganglionären Schädigungstyps

An den unteren Extremitäten lassen sich nach peripherer Nervenstamm-stimulation keine Plexus-SEP registrieren. Ähnliches gilt hier aber beim Vergleich des Ischiadicus-SEP aus der Glutealfalte mit dem lumbal-spinalen Potential bei LWK 1.

Bei Objektivierung einer Armplexusläsion mit SEP-Untersuchungen ist erneut vor einer routinemäßigen Standardstimulation des N. medianus zu warnen. So ist z. B. bei einem oberen Armplexusschaden entweder der Ramus superficialis des N. radialis oder der N. medianus sensibel mit einer Daumenringelektrode zu stimulieren. Bei einer unteren Armplexusläsion empfiehlt sich die Reizung des N. ulnaris oder die sensible Kleinfinger-stimulation. Unter Beachtung dieser methodischen Voraussetzungen ist die Ausbeute an klinisch verwertbaren Befunden höher.

1.6.1.2 Periphere Nervenkompressionssyndrome

▍ **Thoracic-outlet-Syndrom (TOS).** Solange keine axonalen Schäden motorischer Nervenfasern mit elektromyographischen Denervationszeichen vorliegen, sind die Ergebnisse traditioneller neurophysiologischer Verfahren bei diesem Krankheitsbild unbefriedigend. Da es sich beim TOS um eine Läsion des unteren Armplexus handelt, wird sinnvollerweise der N. ulnaris stimuliert, wobei die SEP-Veränderungen sehr mannigfaltig sein können. Die sensitivsten Parameter sind Latenz und Amplitude des Plexuspotentials und/oder Nacken-potentials N13a sowie die Interpeaklatenz Plexus-N13a zu sein (Abb. 1.12). Oft sind die Veränderungen nur minimal und erfordern einen Seitenvergleich der Befunde, was vor falsch negativen Befunden nicht immer schützt.

▍ **Meralgia parästhetica.** Nach unserer Einschätzung bereichern die SEP nach sensibler Stimulation des N. cutaneus femoris lateralis die diagnostische Palette bei der Meralgia parästhetica erheblich (Abb. 1.13). Die Reizung des Nerven erfolgt 10 cm distal der Spina iliaca anterior superior und 5 cm seitlich der Oberschenkelmitte. Das SEP wird über Cz' gegen eine frontomediane Referenz abgeleitet. Als Normwerte für P1 gelten 31,8±1,1 ms, die Seitendifferenz beträgt 0,8±0,7 ms. Nach eigenen Erfahrungen sind bei gering- bis mittelgradigen Nervenschäden eher Amplitudenunterschiede oder Ausprägungsdifferenzen im Seitenvergleich als Latenzunterschiede der SEP zu erwarten. Zum Ausschluss einer lumbalen Plexusirritation als Ursache der Beschwerden, kann der N. saphenus unterhalb des Knies gereizt werden, der bei einer Meralgie seitengleich unauffällige SEP-Potentiale zeigt.

Beim Kompressionssyndrom des N. saphenus am Oberschenkel, das klinisch Beschwerden einer arteriovenösen Verschlusskrankheit imitiert, kann die SEP-Methode elegant und nichtinvasiv Schäden des Nerven objektivieren, wobei auch hier der Seitenvergleich der Potentiale das wesentliche diagnostische Kriterium darstellt. Der Nerv wird wenige Zentimeter oberhalb des Sprunggelenks an der Vorderkante der Tibia gereizt.

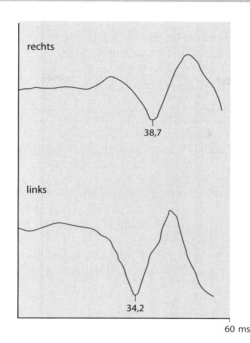

rechts

38,7

links

34,2

60 ms

Abb. 1.13. Meralgia paraesthetica rechts: Stimulation des N. cutaneus femoralis – deutliche Amplitudenminderung und Latenzverzögerung nach rechtsseitiger Reizung

1.6.1.3 Polyneuropathien

Zur Polyneuropathieabklärung ist der Einsatz der SEP dann sinnvoll, wenn nicht nur der distale Abschnitt des peripheren Nervensystems, sondern auch proximale Bereiche beurteilt werden sollen. Besonders bei überwiegend proximal gelegenen Störungen (z. B. Guillain-Barré-Syndrom) erlauben die SEP durch eine bilokuläre Ableitung der sensiblen Potentiale am peripheren Nerven eine direkte Bestimmung der Nervenleitgeschwindigkeit.

SEP-Ableitungen sind auch dann indiziert, wenn der Verdacht auf einen Befall zentralnervöser Strukturen besteht. Eine alleinige kortikale Potentialregistrierung reicht dann allerdings nicht mehr aus. Die Bestimmung der zentralen Überleitungszeit, die den Rückschluss auf die Leitungsfunktion im ZNS erlaubt, erfordert die simultane Ableitung spinaler und kortikaler SEP. Zur Diagnostik solitär distal betonter Polyneuropathien sind die SEP der Neurographie meist unterlegen.

1.6.2 Rückenmarkserkrankungen

SEP-Untersuchungen sind bei myelopathischen Prozessen besonders zur örtlichen Festlegung des Krankheitsprozesses und zur Differenzierung zwischen vorwiegend demyelinisierenden und vorwiegend axonalen Schäden sehr wertvoll. Veränderungen der SEP sind allerdings nur dann zu erwarten, wenn es im Krankheitsverlauf zu einer Hinterstrangbeteiligung kommt. Die konventionell elektrisch evozierten SEP decken dabei eine rein dissoziierte Sensibilitätsstörung nicht auf.

▌ Charakteristische SEP-Veränderungen bei demyelinisierenden und axonalen Erkrankungen:
▌ **demyelinisierende Erkrankungen**
  – (starke) Leitungsverzögerung, evtl. ohne objektivierbare Sensibilitätsstörungen;
  – SEP-Form eher erhalten; Amplitude oft normal;
  – Potentialausfall durch Leitungsblock;
▌ **axonale Erkrankungen**
  – einseitige Amplitudenerniedrigung bei unilateralen Gefühlsstörungen;
  – Amplitudenerniedrigung der rostral des Läsionsortes abgeleiteten SEP bei bilateralen Gefühlsstörungen;
  – Potentialdeformierung;
  – eher geringe oder fehlende Leitungsstörung, selten deutliche Latenzverzögerung;
  – Potentialausfall bei massiver Axondegeneration.

1.6.2.1 Schadenslokalisation

Der Nachweis örtlicher Leitungsverzögerungen im Rahmen einer Markscheidendegeneration ist durch die Bestimmung spinospinaler oder spinokortikaler Interpeaklatenzen besonders im Seitenvergleich leicht möglich. Die Diagnostik örtlicher Axonläsionen ist schwieriger registrierbar und bedarf einer subtilen Auswertung von Amplituden und Latenzen multilokulärer, simultan spinaler und kortikaler SEP-Ableitungen.

Nachfolgend werden SEP-Veränderungen bei axonalen Krankheiten für die drei großen spinalen Etagen – Zervikal-, Thorakal- und Lumbalmark – dargestellt.

▌ **Zervikalmark.** Erfasst der Prozess den Funiculus cuneatus, werden sinnvollerweise SEP nach Armnervenstimulation abgeleitet. Legt die klinische Untersuchung eine Läsion zwischen C1 und C7 nahe, so sollte ein Medianus-SEP registriert werden. Bei klinischen Auffälligkeiten zwischen C8 und Th1 ist eine Ulnarisstimulation indiziert.

Am Beispiel des Medianus-SEP werden die charakteristischen SEP-Befunde demonstriert, wobei für das Ulnaris-SEP analog zu verfahren ist.

Bei einer Schädigung des Segmentes C7 unter Einschluss der Hinterwurzeleintrittszone sind sowohl die Welle N11a als auch N13a verändert, wobei eher Amplitudenreduktionen als Latenzverzögerungen im Seitenvergleich beobachtet werden. Ist die Hinterwurzeleintrittszone nicht betroffen und sind nur aufsteigende Bahnen geschädigt, bleibt der Gipfel N11a unberührt und lediglich N13a ist verändert (Amplitude früher als Latenz).

Hat der Krankheitsprozess das Eintrittssegment C7 ausgespart, so sind die Potentiale über HWK7 in der Regel unauffällig, bei HWK2 stellen sich

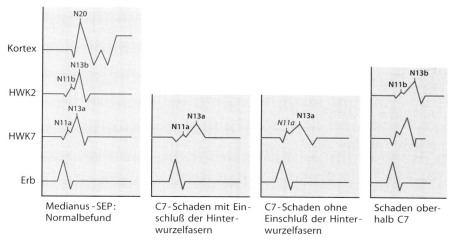

Abb. 1.14. Topic von spinalen Läsionen beim Medianus-SEP (die pathologischen Gipfel sind in der Grafik hervorgehoben)

N11b und N13b erniedrigt, deformiert und/oder latenzverzögert dar (Abb. 1.14). Eine geringe Amplitudendepression der HWK-7-Wellen ist durch eine veränderte Fernfeldaktivität bei Fz möglich. Ein sensibles diagnostisches Kriterium ist der Amplitudenquotient N13b/N13a, der in diesem Fall <0,72 sein kann.

Zeigen sich klinisch Auffälligkeiten, die topographisch dem Funiculus gracilis zuzuordnen sind, wird der N. tibialis stimuliert. Die primäre kortikale Welle P40 ist erniedrigt, deformiert und/oder latenzverzögert. Der Amplitudenquotient P40/N22 nimmt einen Wert unter 0,85 an. Bei massiveren Störungen ist die Interpeaklatenz N22–P40 verlängert. Bei individuellen Verlaufsuntersuchungen spricht eine Latenzverzögerung und/oder ein Ausfall von N30 nach Tibialisreizung ebenso für eine Halsmarkschädigung.

Thorakalmark. Die Armnerven-SEP zeigen in diesem Fall Normalbefunde. Nach Tibialisstimulation ist das primäre kortikale Antwortpotential und/ oder das Nackenpotential N30 amplitudenreduziert. Der Amplitudenquotient P40/N22 liegt unter 0,85. Die Interpeaklatenzen N22–P40 bzw. N22–N30 können verlängert sein.

Lumbalmark. Nach Tibialisreizung entsprechen die Veränderungen den Befunden bei Thorakalmarkläsionen; liegt die Läsionsstelle unterhalb des Segmentes L5 kann die lumbalspinale Welle N22 verkleinert oder ausgefallen sein.

Das Tibialis-SEP scheint bei zervikalem oder thorakalem Läsionssitz besonders sensitiv zu sein und zeigt in 94% der Fälle auffällige Befunde. Bei lumbaler Tumorlokalisation waren die Tibialis-SEP nur in 16% pathologisch verändert. Bei unauffälliger neurologischer Untersuchung konnte immerhin in 44% der Fälle ein pathologischer SEP-Befund registriert werden. Waren die Hinterstränge klinisch betroffen, so lag die Rate der SEP-Veränderungen im gesamten Krankengut bei 100%.

1.6.2.2 SEP-Befunde bei verschiedenen Rückenmarkserkrankungen

⦙ Funikuläre Myelose

⦙ **Markscheidentyp.** Nach Tibialis- und Medianusstimulation sind Nacken- und Skalp-SEP und die ableitbaren Interpeaklatenzen deutlich verzögert. Auch nach Peronaeusstimulation ist die spinale Überleitungszeit verzögert.

Tabes dorsalis

⦙ **Markscheidentyp in Kombination mit vaskulärentzündlichem Prozess der lumbalen Hinterwurzeln.** Hier ließen sich insbesondere nach Tibialisstimulation verzögerte zervikale und kortikale SEP-Antworten und/oder eine verlängerte spinokortikale Überleitungszeit N22–P40 nachweisen.

Vaskuläre Myelopathie

⦙ **Axonaler Typ.** Bei einem isolierten A.-spinalis-anterior-Syndrom bleiben die SEP sowohl nach Armnerven- als auch nach Beinnervenstimulation regelrecht, da die Hinterstränge nicht in den Krankheitsprozess einbezogen sind. Spinale Angiome führen durch einen intraspinalen Steal-Effekt in Abhängigkeit vom Ausmaß und dem Sitz der Gefäßläsion zu unterschiedlichsten SEP-Veränderungen.

Zervikale Myelopathie

⦙ **Axonaler Typ.** Die zervikale Myelopathie gilt als der Prototyp einer axonalen Rückenmarkschädigung und weißt die gesamte Bandbreite der SEP-Veränderungen bei axonalen Hinterstrangschäden auf. Auch hier gilt die Regel, dass in dem Versorgungsgebiet desjenigen peripheren Nerven gereizt werden sollte, in welchem objektive oder subjektive Sensibilitätsstörungen vorliegen. Als Screening-Untersuchung zum Nachweis einer Hinterstrangläsion bei fehlender klinischer Symptomatik ist das Tibialis-SEP zu empfehlen (Abb. 1.15 und 1.16).

Syringomyelie

⦙ **Axonaler Typ.** Die elektrisch evozierten spinalen und frühen kortikalen SEP sind nur dann pathologisch verändert, wenn sich die Syrinx bis in die Region des Funiculus cuneatus oder gracilis ausdehnt. Wegen des in der Regel zervi-

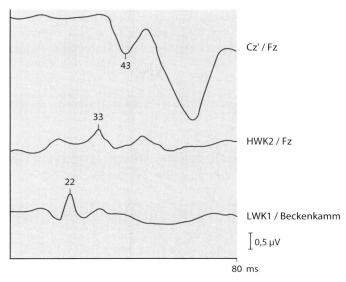

Abb. 1.15. Zervikale Myelopathie: Dreikanal-Tibialis-SEP; Latenzen in allen Etagen im Normbereich. Amplitudenquotient P40/N22 pathologisch (hier <0,85)

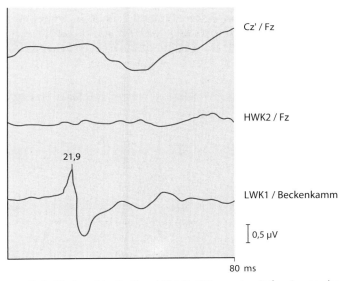

Abb. 1.16. Ausgeprägte zervikale Myelopathie: Dreikanal-Tibialis-SEP; massive Deformierung des kortikalen SEP und fehlendes Potential über HWK 2 im Sinne einer afferenten Leistungsstörung, die zwischen LWK1 und HWK2 liegt

kalen Sitzes der Syrinx, ergeben sich nach Armnervenstimulation häufiger pathologische SEP-Ableitungen als nach Beinnervenstimulation. Ist nur der Tractus spinothalamicus in die spinale Höhlenbildung mit einbezogen, sind die konventionellen SEP meist normal. Die durch schmerzhafte Laserimpulse hervorgerufenen späten SEP, die über die Seitenstränge des Rückenmarks geleitet werden, sind in diesem Fall singulär verändert.

Rückenmarkstraumen

▌ **Axonaler Typ.** Bei klinisch komplettem Querschnitt fehlen meist die rostral der Läsionsstelle generierten SEP-Gipfel. Bei einem thorakalen traumatischen Querschnitt können z. B. die lumbalspinalen Gipfel N22 erhalten, die zervikalen und kortikalen Wellen aber ausgefallen sein. Erhaltene SEP-Gipfel rostral der Läsionsstelle nach einem akuten Rückenmarktrauma haben hinsichtlich einer späteren vollständigen oder partiellen funktionellen Restitution große Bedeutung. Umgekehrt verschlechtert sich die funktionelle Prognose, wenn unmittelbar nach dem Trauma jenseits der Läsion nachweisbare SEP-Potentiale in der Folgezeit verschwinden.

Spinale Tumoren

▌ **Axonaler Typ.** Die SEP-Veränderungen entsprechen der charakteristischen Befundkonstellation eines axonalen Schadens, wobei pathologische Befunde schon vor dem Auftreten von Sensibilitätsstörungen erhoben werden können (Abb. 1.17). Im Anschluss an eine spinale Tumorentfernung können

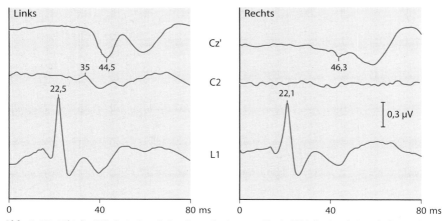

Abb. 1.17. Tibialis-SEP bei thorakaler Raumforderung: Nach Tibialisstimulation links Verlängerung des Latenzintervalls N22–N30 auf 12,5 ms (oberer Normgrenzwert: 10,2 ms) sowie pathologische Verkleinerung des Amplitudenquotienten P40/N22. Nach Stimulation rechts Ausfall der Komponente N30 (C2) und stark pathologische Reduktion des Amplitudenquotienten P40/N22. (Modifiziert nach Maurer et al. 1990)

sich vormals pathologische SEP ganz oder teilweise restituieren, wobei unsere Erfahrung zeigt, dass trotz klinischer Befundbesserung die SEP weiterhin krankhaft verändert bleiben.

Myelitis transversa

Axonaler Typ. Falls es sich wirklich um eine begrenzte Entzündung handelt, sind die diesseits der Läsion abgeleiteten SEP unauffällig. Die jenseitigen SEP-Gipfel sind deformiert, amplitudenreduziert und manchmal leicht latenzverzögert. Anderenfalls eignen sich die SEP sehr gut, um eine polytope Verbreitung eines myelitischen Prozesses gleich welcher Genese nachzuweisen.

HIV-Infektion

Gemischter Typ. Hier finden sich SEP-Veränderungen besonders beim gleichzeitigen Vorhandensein klinischer Defizite; es werden Latenzzunahmen und/oder Amplitudenreduktionen beobachtet. Da aber auch ohne klinische Ausfälle SEP-Auffälligkeiten vorhanden sein können, ermöglichen die SEP die Diagnose einer bisher latenten Hinterstrangaffektion. Wir bevorzugen die Stimulation des N. tibialis.

1.6.3 Encephalomyelitis disseminata

Bei der Encephalomyelitis disseminata handelt es sich um eine Erkrankung, zu deren Ausschluss bzw. Nachweis die SEP in die neurologische Diagnostik am häufigsten eingesetzt werden. Pathophysiologisch verursachen entzündliche perivenöse Infiltrationen an verschiedenen Stellen im ZNS eine diskontinuierliche Markscheidendegeneration, wodurch die Impulsleitung in den „Plaques" hochgradig verzögert oder aber unterbrochen wird. Während am Anfang des Krankheitsprozesses lokale Myelinschäden im Vordergrund stehen, kommt es in späteren Krankheitsstadien auch zu Axonuntergängen.

In Kombination mit anderen Arten von „evozierten Potentialen" (VEP, AEP, MEP) bieten die SEP eine wenig belastende, einfach einsetzbare und aussagefähige Methode zur Aufdeckung multilokulärer Erkrankungsherde und objektivieren damit den disseminierenden Charakter der Erkrankung. Der Nachweis örtlicher Leitungsverzögerungen gelingt dabei auch ohne das Vorhandensein klinischer Ausfälle. So kann z.B. bei klinisch alleiniger „supraspinaler Symptomatik" durch Stimulation der Arm- oder Beinnerven eine spinale Mitbeteiligung offengelegt werden, d.h. die SEP-Methode eignet sich zum Aufdecken klinisch stummer Herde.

Durch die relativ typischen SEP-Befunde bei einem Markscheidenschaden tragen die SEP besonders im Frühstadium der Erkrankung zur diagnostischen Abgrenzung gegenüber vorwiegend axonalen Prozessen bei

(zervikale Myelopathie, Tumoren, vaskuläre Prozesse u. a.). Manche Autoren sehen die typischen hochgradigen Latenzverzögerungen bei der multiplen Sklerose (MS) als spezifisches SEP-Korrelat an (Abb. 1.18, 1.19 und

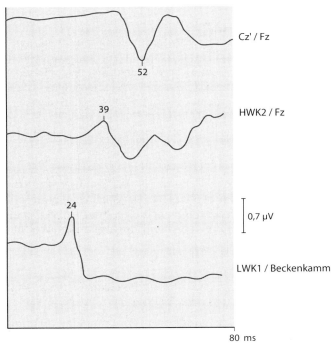

Abb. 1.18. Spinale multiple Sklerose: Dreikanal-Tibialis-SEP; deutliche Verlängerung der Überleitung N 22–N 30 im Sinne einer spinalen Leitungsverzögerung

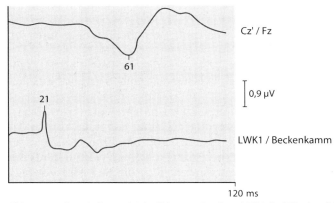

Abb. 1.19. Chronische multiple Sklerose: Zweikanal-Tibialis-SEP: deutliche Verlängerung der spinokortikalen Überleitungszeit N22–P40 (Norm 17,0±1,7 ms) im Sinne einer zentralen Leitungsstörung. N22 mit 21 ms im Normbereich

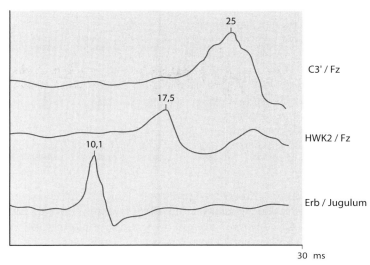

Abb. 1.20. Multiple Sklerose: Dreikanal-Medianus-SEP; deutliche Verzögerung des Gipfels N 13 b bei HWK2 (Norm 13,7±0,88 ms), die zentrale Überleitungszeit ist ebenfalls leicht verzögert, so dass an wenigstens 2 Stellen im beteiligten afferenten sensiblen System eine lokale Leitungsverzögerung bestehen muss

1.20), wobei bei der MS Latenzverzögerungen des kortikalen Primärgipfels in einer Größenordnung von bis zu 50 ms beschrieben wurden. Bei der Befundabgrenzung gegenüber axonalen Erkrankungen muss man sich davor hüten, einen krankheitsbedingt massiv amplitudenreduzierten kortikalen Primärkomplex bei einer axonalen Erkrankung zu übersehen; die nachfolgenden späteren kortikalen Potentiale dürfen dann nicht als hochgradig verlangsamter Primärkomplex im Rahmen einer Demyelinisierung interpretiert werden.

Die SEP können bis zu einem gewissen Grad auch zur Verlaufsbeobachtung der Erkrankung eingesetzt werden, wobei die SEP-Veränderungen oft unidirektional verlaufen; d. h. ein einmal pathologisch festgestellter Befund normalisiert sich trotz einer eingetretenen klinischen Remission nicht mehr vollständig. Obwohl unter Therapie Befundverbesserungen vormals pathologischer SEP beschrieben wurden, eignen sich die SEP aus diesem Grund zur Therapiekontrolle nicht.

Einsatzmöglichkeiten der SEP in der MS-Diagnostik:
- Beweis einer spinalen Affektion bei isolierter supraspinaler Symptomatik,
- Läsionsdiagnose ohne vorhandene klinische Symptomatik (sog. klinisch stumme Herde),
- Polytopienachweis,
- Abgrenzung von axonalen Erkrankungen,
- Verlaufsbeobachtung.

> **❗ Diagnosekriterien bei der MS:**
> - ausgeprägte Latenzverzögerungen der kortikalen oder spinalen Gipfel bei noch erhaltener Potentialkonfiguration,
> - deutlich verlängerte spinokortikale Überleitungszeit,
> - pathologisch verlängerte Seitendifferenzen der absoluten Gipfelzeiten und/oder der Überleitungszeiten,
> - Amplitudenreduktion,
> - Potentialdeformierung,
> - Potentialausfall durch Leitungsblock oder durch ausgeprägte Leitungsdesynchronisation.

Zum Aufspüren klinisch inapparenter Plaques sollte wegen der längeren Passagestrecke die Tibialisreizung als Screening-Test eingesetzt werden, die in diesem Fall sensitiver als die Medianusstimulation ist. Bestehen jedoch objektive und/oder subjektive sensible Störungen, so ist derjenige Nerv zu stimulieren, in dessen Versorgungsgebiet die Sensibilitätsdefizite auftreten.

Die kombinierte Medianus- und Tibialisreizung deckt bei möglicher MS in 66,7%, bei wahrscheinlicher MS in 88% und bei sicherer MS in 95,5% Alterationen der zentralafferenten Strukturen auf. Die peripheren SEP sind dabei immer erhalten; so ist nach Medianusreizung der Erb-Gipfel regelrecht, beim Tibialis-SEP ist das Ischiadicuspotential in der Glutealfalte und das Potential der Cauda equina bei LWK 5 normal.

Das Trigeminus-SEP, das bei etwa 60% der MS-Patienten verändert ist, kann ebenso wie die VEP und die AEP supraspinal gelegene Plaques aufdecken.

1.6.3.1 Neuroborreliose

Die Neuroborreliose befällt in Abhängigkeit vom Krankheitsstadium sowohl das periphere als auch das zentrale Nervensystem im Sinne einer demyelinisierenden Krankheit. Die Veränderungen der zentralen SEP entsprechen weitgehend den unter 1.6.3 beschriebenen Auffälligkeiten bei der MS. Im Gegensatz zur MS findet der Untersucher jedoch auch häufig Hinweise auf einen zusätzlichen peripheren Markscheidenschaden, wenn die SEP multilokulär (Vierkanal-Medianus- oder Tibialis-SEP) registriert werden. Im Vordergrund der Auffälligkeiten stehen Latenzverzögerungen, Amplitudenverminderungen und Potentialdeformierungen und in selteneren Fällen Potentialausfälle durch einen kompletten Leitungsblock.

Während sich die SEP bei der MS durch die Therapie nur wenig verbessern, sind bei der Neuroborreliose eindrucksvolle SEP-Verbesserungen unter antibiotischer Therapie beschrieben.

> ▐ **SEP bei Neuroborreliose:**
> ▌ Befall des peripheren und des zentralen Nervensystems;
> ▌ SEP-Latenzverzögerung, Amplitudenverminderung, Potentialdeformierung sowohl im peripheren als auch im zentralen Nervensystem;
> ▌ Ableitung eines Vierkanal-SEP notwendig;
> ▌ eindrucksvolle SEP-Verbesserungen unter antibiotischer Therapie möglich.

1.6.4 Zerebrale Erkrankungen

Nur bei einer isolierten zerebralen Läsion rostral der Hinterstrangkerne, d.h. rostral des zweiten sensiblen Neurons, sind die kortikalen SEP verändert, wobei die spinalen SEP-Anteile in diesen Fällen Normalbefunde aufweisen. Krankheitsspezifische SEP-Befunde existieren nicht.

> ▐ Besondere Indikationen zum Einsatz der SEP bei zerebralen Funktionsstörungen bestehen in folgenden Fällen:
> ▌ Bei Bewusstseinsstörungen, bei denen die globale klinische Symptomatik eine aussagefähige Sensibilitätsprüfung nicht mehr erlaubt (z. B. Koma);
> ▌ bei Vorliegen einer ausgeprägten klinischen Störung, die sich dem neuroradiologischen Nachweis entzieht.

1.6.4.1 Hirnstammprozesse

Hirnstammläsionen, die auf Blutungen, Ischämien, Tumoren, Infektionen usw. zurückzuführen sind, bedingen Deformierungen und Amplitudenreduktionen der kortikalen SEP. Die Impulsfortleitungsstörungen sind in der Regel moderat und verändern die Latenzen der SEP nur gering oder gar nicht. Sind die Hinterstrangkerne vom Prozess betroffen, gibt es meist Veränderungen der über HWK2 registrierten Potentiale (N30 nach Tibialis-, N13b nach Medianusreizung) (Abb. 1.21). Die zeitlich folgenden Skalp-Potentiale können entweder pathologisch verändert oder wegen der Verstärkung durch nachgeschaltete Synapsen aber auch normal sein. Ein unauffälliger spinaler und kortikaler SEP-Befund schließt somit eine Hirnstammläsion nicht aus.

▌ **Locked-in-Syndrom.** Aufgrund einer Infarzierung des Brückenfußes ist die gesamte Willkürmotorik außer vertikalen Augenbewegungen ausgefallen. Die Sensibilität ist intakt und die SEP infolgedessen normal. Dehnt sich die Läsion jedoch in ventrale Anteile des Tegmentums aus, so können SEP-Veränderungen unterschiedlichsten Ausmaßes bis hin zum Potentialausfall verursacht werden.

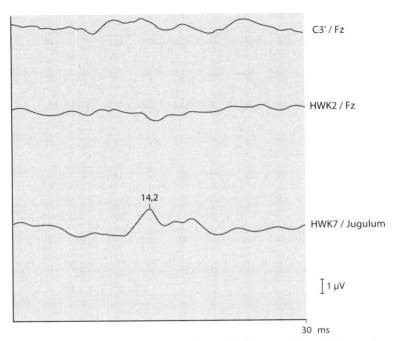

Abb. 1.21. Hypoxische Hirnstammschädigung: Nach rechtsseitiger Medianusreizung ist lediglich bei HWK7 der Gipfel N 13 a erhalten, über HWK2 und C 3′ sind die SEP ausgefallen. Nach linksseitiger Reizung ergab sich ein identischer SEP-Befund. Der Patient verstarb wenige Stunden nach der SEP-Registrierung

▒ **Wallenberg-Syndrom.** Entsprechend der Verteilung der klinischen Sensibilitätsausfälle sind normale Tibialis- und Medianus-SEP die Regel. Ein erniedrigtes und evtl. verzögertes Trigeminus-SEP kann eine Ausdehnung der Läsion bis zum Trigeminus-Hauptkern anzeigen.

1.6.4.2 Thalamusläsionen

SEP-Veränderungen bei thalamischen Erkrankungen sind dann zu erwarten, wenn die synaptischen Umschaltstationen vom zweiten auf das dritte sensible Neuron im Nucleus ventralis posterolateralis (Arm- und Beinnerven) oder im Nucleus ventralis posteromedialis (N. trigeminus) beim Krankheitsprozess betroffen sind. Bei vaskulären Läsionen in anderen thalamischen Regionen wurden keine krankhaften SEP-Befunde beschrieben.

Bei Befall thalamischer Relaisgebiete ist eine Deformierung oder ein Ausfall der nachfolgenden kortikalen Reizantwort typisch (Abb. 1.22). Nach Medianusreizung ist häufig auch der P15-Peak, welcher der kortikalen Primärantwort vorgelagert ist, betroffen. Dies wird von Stöhr als Beleg für den thalamischen Ursprungsort dieser Welle angesehen.

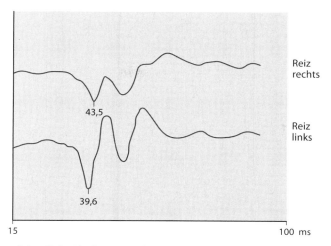

Abb. 1.22. Thalamusblutung links: Skalp-Tibialis-SEP; nach Stimulation des rechten N. tibialis ist der kortikale Primärkomplex amplitudengemindert und latenzverzögert

1.6.4.3 Großhirnläsionen

Die vielfältigsten Veränderungen finden sich bei zerebralen Erkrankungen, die den Tractus thalamocorticalis oder unterschiedlich große kortikale Areale betreffen. Im Allgemeinen sind die SEP-Gipfel dann verändert, wenn deren Generatoren proximal vom Läsionsort liegen, wobei die Impulswelle nach Passage der Schädigung die typischen Veränderungen erfährt. Ist beispielsweise der Gyrus postzentralis betroffen, so sind die primären kortikalen SEP-Antwortpotentiale (N20 bzw. P40) verändert, wobei auch die nachfolgenden kortikalen SEP-Anteile aus dem Parietallappen von der postzentralen Läsion aus beeinträchtigt werden können (Abb. 1.23 und 1.24). Erreicht die Erregung den Gyrus postzentralis wegen einer Störung des Tractus thalamocorticalis nicht, so können die kortikale Primärantwort aber auch nachfolgende Gipfel der assoziativen Kortexfelder völlig fehlen. Bei isoliert parietalen Läsionen bleibt der kortikale Primärkomplex unbeeinflusst, während die nachfolgenden Wellen verändert zur Darstellung kommen. Für eine parietale Läsion ist jedoch recht charakteristisch, dass noch unterschiedlich große Anteile der parietalen Wellen registriert werden können, da diese Gipfel in größeren parietalen Feldern mit funktioneller Restaktivität generiert werden.

Bei Auswahl und Befundung der SEP-Modalität ist die somatotopische Gliederung des primär sensiblen Kortex zu beachten. Eine umschriebene Irritation des Armfeldes kann ein pathologisches Medianus-SEP bedingen, während das Tibialis-SEP am selben Patienten völlig normal abgeleitet werden kann.

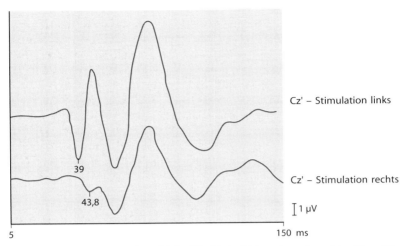

Abb. 1.23. Mediainfarkt links. Tibialis-SEP (Skalpableitung); nach rechtsseitiger Stimulation ist der kortikale Primärkomplex signifikant amplitudengemindert, deformiert. Der P 40-Gipfel ist im Seitenvergleich verzögert

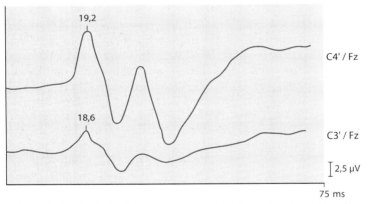

Abb. 1.24. Mediainfarkt links: Medianus-SEP (Skalpableitung); nach rechtsseitiger Reizung ist der kortikale Primärkomplex bei C3′ signifikant amplitudengemindert, die N 20-Latenz liegt beidseits im Normbereich

1.6.5 Systemerkrankungen

1.6.5.1 Friedreich-Ataxie (spinale Heredoataxie)

Histologische Studien zeigen, dass bei der Friedreich-Ataxie sowohl der periphere als auch der zentrale Fortsatz der Spinalganglienzelle axonal degeneriert. Daraus ergeben sich charakteristische SEP-Befunde:

▎ *Medianus-SEP:* Das Erb-Potential ist erniedrigt und zeigt eine grenzwertige Latenz. Die zervikalen SEP-Komponenten sind gering amplitudenreduziert,

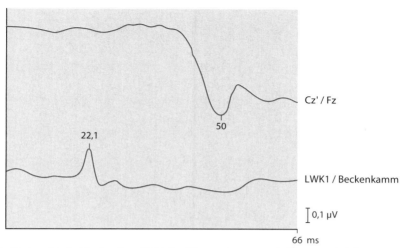

Abb. 1.25. Morbus Friedreich: Zweikanal-Tibialis-SEP; verzögerter, erniedrigter und deformierter kortikaler Primärkomplex bei erhaltenem Potential über LWK1; die Überleitungszeit N22–P40 ist deutlich verlängert

während die N20-Welle deutlich verkleinert und mit mäßig verzögerter Latenz erscheint. Die spinale Überleitungszeit N13a–N20 ist verlängert.

▯ *Tibialis-SEP:* Die peripher-sensiblen Potentiale zeigen eine niedrige Amplitude in der Kniekehle und Glutealfalte. Über LWK 1 ist die lumbospinale Antwort N22 leicht verkleinert, während die primäre kortikale Reizantwort P40 massiv erniedrigt ist. Die spinokortikale Überleitungszeit ist mäßig verlängert (Abb. 1.25).

1.6.5.2 Chorea Huntington

Die SEP-Veränderungen bei der Chorea major werden durch den Untergang des zweiten und dritten sensiblen Neurons oder durch eine gehemmte synaptische Übertragung verursacht. SEP-Auffälligkeiten werden nicht nur bei manifester Erkrankung, sondern häufig auch bei Merkmalsträgern beobachtet. Typische Veränderungen sind folgende:

▯ *Medianus-SEP:* Die Amplitude der Gipfel P22/N33 oder der Wellen N20/P25 sind hochgradig verkleinert (<2 μV). Die Gipfellatenz N20 und die zentrale Überleitungszeit N13a–N20 sind mäßig verzögert. Die nachfolgenden Wellen stellen sich mit normaler Latenz und regelrechter Amplitude dar (Abb. 1.26).

▯ *Tibialis-SEP:* Charakteristisch hierbei ist eine hochgradige Amplitudenerniedrigung der Gipfel N33/P40 (<1 μV), die späteren SEP-Komponenten sind wie beim Medianus-SEP mit unauffälliger Latenz und Amplitude zu registrieren.

Bei der Sydenham-Chorea sind die SEP normal.

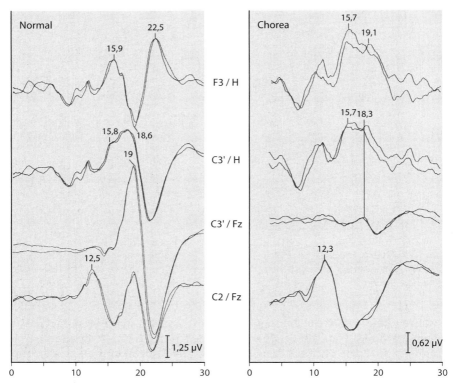

Abb. 1.26. *Chorea Huntington.* Bei Wahl einer Fz-Referenz ist die kortikale Primärantwort bei Chorea Huntington signifikant erniedrigt (*Spur 3 rechts*). Ableitungen gegen eine Handreferenz zeigen dagegen einen N 20/P 25-Komplex von deutlich höherer Amplitude (*Spur 2 rechts*). Die frontale Handreferenz-Ableitung entspricht formal weitgehend der parietalen mit einer abnorm breiten negativen Welle (*Spur 1*). Hieraus resultiert bei Wahl einer Fz-Referenz eine entsprechende Amplitudenreduktion an der postzentralen Negativität. (Nach Stöhr et al. 1996)

1.6.5.3 Morbus Parkinson

Wenn keine zusätzlichen peripheren oder zentralen Affektionen bei der idiopathischen Parkinson-Erkrankung vorliegen, dann bleiben die SEP unverändert. Im Falle des symptomatischen Parkinson-Syndroms werden die SEP-Befunde durch den ursächlichen Krankheitsprozess bestimmt. So lassen sich bei der „progressiven supranukleären Lähmung", die in ihrer symptomatischen Ausgestaltung dem Morbus Parkinson ähnelt und die mit Hirnstammdemyelinisierungen einhergeht, häufig pathologische SEP registrieren. Diese Befundkonstellation erlaubt in manchen Fällen eine Differenzierung zwischen idiopathischen und symptomatischen Parkinson-Syndromen mittels SEP.

1.6.5.4 Hereditäre spastische Paraplegie

Während die Armnerven-SEP häufig normal bleiben, sind die SEP nach Tibialisstimulation analog zum Schwerpunkt der Erkrankung pathologisch verändert. Da bei der Erkrankung primär die Axone geschädigt werden, sind die kortikalen SEP-Antworten amplitudenreduziert und oft nicht vorhanden, seltener werden verlängerte spinokortikale Überleitungszeiten gefunden.

1.6.5.5 Amyotrophe Lateralsklerose

Insbesondere nach Beinnervenreizung können leicht verlängerte spinokortikale Überleitungszeiten registriert werden, unauffällige SEP-Befunde sind jedoch die Regel. Oft lassen sich trotz pathologischer SEP klinisch keine Sensibilitätsstörungen objektivieren, was als Hinweis dafür gedeutet werden kann, dass das sensible System latent mitbefallen ist.

1.6.5.6 Epilepsien

Die auffälligsten SEP-Befunde sieht man bei der juvenilen Myoklonus-Epilepsie. Wegen abnorm hoher Amplituden der Wellen P25 und N33 nach Medianusreizung wurde der Begriff „giant SEP" bei dieser Erkrankung geprägt. Die übrigen SEP-Anteile zeigen unauffällige Latenzen und Amplituden. Grundsätzlich neigen alle epileptischen Erkrankungen dazu, überhöhte SEP-Potentiale zu generieren. Bei symptomatischen Epilepsien können aber prozessbedingt auch umschriebene Amplitudendepressionen beobachtet werden.

1.6.6 Intraoperatives „Monitoring"

Im Zuge der weiten Verbreitung der SEP-Methode haben die SEP auch Einzug in die Operationssäle gefunden, wo sie zur Überwachung bei vertebralen, spinalen und zerebralen operativen Eingriffen angewendet werden.

Die SEP werden vornehmlich eingesetzt bei:
- Skolioseoperationen,
- Rückenmarkschirurgie,
- intra- und extrakranieller Gefäßchirurgie,
- spinaler und zerebraler interventioneller Neuroradiologie,
- spinaler und zerebraler Tumorchirurgie.

Normalerweise werden die spinalen und frühen kortikalen SEP durch sedierende Medikamente nur unwesentlich beeinflusst, was zu einer erheblichen Verbreitung der intraoperativen SEP-Ableitung führte. Es darf jedoch nicht vergessen werden, dass v. a. während der Narkose vielfältige intra- und extrakorporale Einflussmöglichkeiten auftreten können, die die SEP-Beurteilung z. T. erheblich erschweren. So können z. B. Körpertemperatur, pCO$_2$, PO$_2$ und Blutdruck die SEP schon erheblich verändern, so dass chirurgisch verursachte neurale Läsionen unentdeckt bleiben.

Noch bedeutsamer ist die Kenntnis von Medikamenteneffekten bei der SEP-Befundung. So verlängern beispielsweise Enflurane die frühen kortikalen SEP-Latenzen und die zentralen Überleitungszeiten und reduzieren die Amplituden fast aller zerebraler SEP-Gipfel. Fentanyl wirkt sich besonders auf die späten Medianus-Latenzen im Sinne einer Verlängerung aus. Es ist deshalb unverzichtbar, dass präoperativ und kurze Zeit nach der Narkoseeinleitung „Basis-SEP-Kurven" registriert werden, die dann intraoperativ zum Vergleich herangezogen werden können.

Die Frage der intraoperativ eingesetzten Reiz- und Ableittechniken wird noch kontrovers diskutiert. Bei Rückenmarksoperationen werden häufig spinale SEP nach bilateraler Beinnervenstimulation abgeleitet, da die SEP nach unilateraler intraoperativer Stimulation zu klein und zudem anfällig für Artefakte sind. Neben traditionellen Reiz- und Ableitverfahren kommen auch direkte spinale Stimulations- und Ableitmethoden („In-situ-SEP") zum Einsatz. Der Vorteil einer rückenmarksnahen Reizung über eine epi- oder subdurale Elektrodenplatzierung besteht darin, dass geringe Reizstärken benötigt werden mit dem Vorteil höherer Reizfrequenzen und Ausschluss peripherer Einflüsse.

Wegen mannigfaltiger Beeinflussungen der SEP ist es gerade beim intraoperativen Monitoring dringend notwendig, dass jede Arbeitsgruppe eigene Normwerte erstellt, die den eingesetzten Operations- und Narkosetechniken Rechnung tragen. Im Allgemeinen werden Amplitudenreduktionen von weniger als 50% und Latenzverlängerungen der Gipfelzeiten oberhalb der 2,5fachen Standardabweichung als Grenzwerte der Normalität angesehen. Mit am häufigsten werden die Medianus-SEP zur Überwachung von Carotisoperationen eingesetzt. Ein irreversibler SEP-Verlust ist oft mit postoperativen neurologischen Defiziten verbunden. Einige Autoren gaben die Sensitivität mit 100% und die Spezifität mit 94% bezüglich der Entdeckung späterer neurologischer Defizite im Gefolge einer Carotisdesobliteration an, wobei insbesondere Amplitudenreduktionen als Marker bedeutsam waren.

Bei der Operation von zerebralen Aneurysmen sollen dann keine dauerhaften neurologischen Defizite erwartet werden, wenn die zentrale Überleitungszeit nach Medianusreizung 9,5 ms für maximal 10 Minuten nicht übersteigt und die kortikalen Gipfel während der gesamten Operationsdauer sichtbar bleiben. Liegt das Aneurysma im Versorgungsgebiet der A. cerebri media, genügt eine Medianusstimulation. Bei Lokalisation in der Region der A. communicans anterior sollte eine kombinierte Arm- und Beinnervenstimulation zur Anwendung kommen.

Auch beim Einsatz der SEP in der Überwachung von Wirbelsäulen- und Rückenmarkoperationen kommen die meisten Autoren zu dem Schluss, dass das intraoperative „EP-Monitoring" die Häufigkeit postoperativer spinaler neurologischer Defizite reduziert. Voraussetzung sind natürlich präoperativ registrierte Vergleichsbefunde. Vorsicht ist dem Operateur geboten, wenn sich wiederholt signifikante Verlängerungen spinaler Überleitungszeiten oder Amplitudenverkleinerungen >50% ergeben.

Zum „Monitoring" der spinalen Funktion während aortaler Operationen werden die Beinnerven stimuliert. Ein Potentialausfall, der länger als 30 min nach der Aortenligatur anhält, geht höchstwahrscheinlich mit einer postoperativen Paraplegie einher.

Zusammenfassend kann der bisherige Stand der intraoperativen SEP-Überwachung dahingehend beschrieben werden, dass bei signifikanten intraoperativen SEP-Veränderungen an das Auftreten von postoperativen neurologischen Schäden zu denken ist. Unauffällige intraoperative SEP-Kurven schließen aber spätere neurologische Defizite nicht immer aus. Die Indikationsgebiete mit eindeutigen methodischen und normativen Vorgaben müssen gerade auf dem Gebiet der SEP-Diagnostik noch anhand von kontrollierten Studien erarbeitet werden. Schon jetzt kann aber gesagt werden, dass das intraoperative „SEP-Monitoring" dem Operateur die Möglichkeit gibt, *in situ* die neuralen und neuronalen Funktionen zu überwachen.

1.6.7 Koma- und Intensivüberwachung

Besondere Bedeutung haben die SEP in der Beurteilung und prognostischen Einschätzung schwerer Schädel-Hirn-Traumen (SHT) erlangt. Gerade bei diesen Patienten ist eine aussagefähige neurologische Befundung wegen der zentralen Schädigungen und der oft traumatisch oder medikamentös gestörten Bewusstseinslage nicht möglich. Die späteren SEP-Gipfel hingegen, die auch klare Medikamenteneffekte zeigen, finden in der intensivmedizinischen Überwachung keine Verwendung.

Der sicherste Parameter eines Hirntodes nach einem schweren traumatischen oder nicht-traumatischen SHT scheint ein bilateraler kortikaler SEP-Verlust der Welle N20 zu sein. Bei einem bilateralen kortikalen SEP-Verlust sterben nach einem SHT im weiteren Verlauf 95% (Abb. 1.27) und bei einem hypoxischen Hirnschaden 100% aller Patienten. Diese Daten gelten nur für Erwachsene, bei Kindern kann trotz beidseitigem kortikalen SEP-Verlust nach einem SHT ein Überleben möglich sein. Können während der ersten drei Tage eines SHT normale kortikale SEP registriert werden, spricht dies für einen eher günstigen späteren klinischen Verlauf. Neben der Beurteilung der kortikalen Potentialamplituden nach Medianusstimulation ist der Amplitudenquotient N13b/N20 (HWK2-C3' bzw. C4') ein verlässlicher prognostischer Parameter in Bezug auf eine spätere klinische Restitution, während die Überleitungszeit N13b–N20 für diese Fragestellung nur eine untergeordnete Rolle spielt. Zu beachten ist, dass sich die prognostische Aussage am SEP derjenigen Seite orientiert, die die „besseren" Latenz- und Amplitudenparameter liefert. Lindsay et al. (1990) dagegen bevorzugen zur Prognosebeurteilung nach schweren SHT die nach 2–3 Tagen posttraumatisch registrierte spinokortikale Überleitungszeit nach Medianusreizung, die gut mit dem späteren klinischen Zustand korrelieren soll.

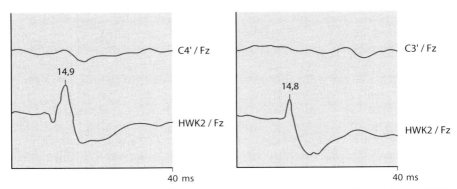

Abb. 1.27. Schweres Schädel-Hirn-Trauma: Nach Medianusreizung ist das Potential über HWK 2 beidseits erhalten. Der kortikale Primärkomplex ist beidseits ausgefallen. Dieser Befund ist prognostisch quad vitam sehr ungünstig

Die Autoren kamen allerdings zu dem Ergebnis, dass die prognostische Aussagekraft der SEP die Vorhersageeinschätzung einer detaillierten klinisch-neurologischen Untersuchung nicht übertrifft. Sie empfehlen den SEP-Einsatz nur dann, wenn eine ausgedehnte klinische Untersuchung wegen des Einflusses von Medikamenten, von Bewusstseinsveränderungen oder von posttraumatischen ZNS-Schäden nicht möglich ist.

Beim apallischen Syndrom hingegen besteht keine Korrelation zwischen den Resultaten der frühzeitig abgeleiteten SEP und dem späteren klinischen Endbefund. Ein häufig gesehener Befund beim apallischen Syndrom ist der Verlust der kortikalen SEP-Komponenten, die im Assoziationskortex generiert werden. Aus einem Verschluss der A. basilaris resultiert häufig eine Amplitudenabnahme oder ein Verlust der kortikalen Primärantwort (N20) nach Medianusreizung; dabei sind die markantesten Veränderungen bei komatösen Patienten zu erwarten, also dort, wo die funktionelle Beurteilung des sensiblen Systems eine große Rolle spielt. Sind auch Äste der A. vertebralis verschlossen, so sieht man auch Veränderungen des bei HWK7 abgeleiteten N13a-Potentials.

Zur prognostischen Beurteilung bezüglich eines Rehabilitationserfolges beim Zustand eines akuten zervikospinalen Traumas wird die kombinierte Registrierung von Arm- und Beinnerven-SEP empfohlen. In die Auswertung sollen vornehmlich die Amplituden der frühen kortikalen Potentiale und die Interpeaklatenzen über die Läsionsstelle eingehen.

⯑ Medianus-SEP	**Outcome**
▌ Beidseitiger Verlust der kortikalen Primärantwort und Ausfall der thalamischen Potentiale,	▌ Baldiger Tod sehr wahrscheinlich,
▌ massive bilaterale Deformierung der kortikalen SEP bzw. unilateraler Ausfall,	▌ Exitus möglich, Defektheilung,
▌ kortikale Primärantwort bds. mit pathologischer Konfiguration erhalten,	▌ Überleben, Defektheilung möglich,
▌ Normale spinale und kortikale SEP.	▌ Überleben, funktionelle Wiederherstellung.

Zur beweisenden Hirntoddiagnose sind die kortikalen SEP allein nicht geeignet, da ein bilateraler kortikaler SEP-Verlust auch bei einer isoliert supratentoriellen Schädigung vorliegen kann. Sie leisten jedoch einen wichtigen Beitrag zur Gesamtbeurteilung bei Fragen des Hirntodes. Die SEP wurden inzwischen in die Hirntodkriterien der Deutschen Ärztekammer aufgenommen. Stöhr et al. (1987) stellten jedoch den Verlust der Welle N13b, die in der Medulla oblongata generiert wird, als Hirntodkriterium zur Diskussion. Dieser Vorschlag wurde zwischenzeitlich auch vom Expertengremium der Deutschen Gesellschaft für klinische Neurophysiologie aufgenommen.

⯑ Empfehlungen der Deutschen Gesellschaft für klinische Neurophysiologie und funktionelle Bildgebung zur Bestimmung des Hirntodes (10/2000)

▌ Somatosensorisch evozierte Potentiale (SEP)
Die Ableitung der SEP nach bilateraler Medianusstimulation ist als Irreversibilitätsnachweis des Hirnfunktionsverlustes bei primär supratentoriellen und sekundären Hirnschädigungen jenseits des 2. Lebensjahres geeignet. Bei primär infratentoriellen Schädigungen sind die SEP nicht als ergänzende Untersuchung geeignet, da hier noch elektrophysiologisch eine Großhirnfunktion (EEG) nachweisbar sein kann. Voraussetzung für den Einsatz dieser Methode ist der Ausschluss einer Halsmarkschädigung.

▌ Folgende SEP-Muster belegen die Irreversibilität des klinischen Hirnfunktionsverlustes:
▌ Bei der Wahl einer Fz-Referenz entspricht ein Ausfall der in der kaudalen Medulla oblongata generierten – und über den Halswirbelkörper 2 (HWK2) ableitbaren – Komponente N13b bei Fehlen des kortikalen Primärkomplexes einem Abbrechen der Impulswelle am zervikokranialen Übergang. N13a kann im weiteren Verlauf auch erlöschen.
▌ Bei der Wahl einer extrakranialen Referenz (Hand/Arm/Schulter) und Ableitung über der sensiblen Hirnrinde (C3′ und C4′) bricht die Kette der Far-field-Potentiale mindestens nach der Komponente P11 ab.

Der isolierte bilaterale Ausfall der kortikalen SEP ist nicht als Irreversibilitätsnachweis geeignet.

Stimulation: Rechteckimpulse; Dauer 0,1–0,2 ms; Frequenz 3–5 Hz; Reizstärke 2–3 mA über der motorischen Schwelle; Kathode proximal.

Analysezeit (bei fehlender Reizantwort verdoppeln): Armnerven-Stimulation 40–50 ms.

Filtereinstellung (bezieht sich auf 6 dB/Oktave Filter): Untere Grenzfrequenz 5–10 Hz (kortikales SEP) bzw. 20 bis 50 Hz (spinales SEP); obere Grenzfrequenz 1000–2000 Hz.

Elektrodenposition: Referenz Fz: Erb'scher Punkt, Dornfortsätze C7 und C2, kortikale C3', C4'.

Elektrodenarten: Es können sowohl Nadel- als auch Klebe-Elektroden verwendet werden. Der Elektrodenwiderstand soll 5 kΩ nicht überschreiten.

Mittelungsschritte: 512–2048; das Potential muss mindestens einmal reproduziert werden. Überdies ist auf eine wirksame Unterdrückung von Artefakten zu achten.

1.7 | Literatur zu Kapitel 1

Abbruzzese G, Berardelli A (2003) Sensorimotor integration in movement disorders. Mov Disord 18:231–240

Abbruzzese B, Dall'Agata D, Morena M, Reni L, Favale E (1990) Abnormalities of parietal and prerolandic somatosensory evoked potentials in Huntington's disease. Electroenceph Clin Neurophysiol 77:340–346

Abel MF, Mubarak SJ, Wenger DR, Costello J, Hicks GE (1990) Brainstem evoked potentials for scoliosis surgery: a reliable method allowing use of halogenated agents. J Pediatr Orthop 10:208–213

Allison T, Hume AL (1981) A comparative analysis of shortlatency somatosensory evoked potentials in man, monkey, cat and rat. Exp Neurol 72:592

Allison T, Wood CC, Goff WR (1983) Brain stem auditory, pattern-reversal visual and short-latency somatosensory evoked potentials: latencies in relation to age, sex, and brain and body size. Electroenceph Clin Neurophysiol 55:619–639

Allison T, Wood CC, Hume AL, Goff WR (1984) Developmental and aging changes in somatosensory, auditory and visual evoked potentials. Electroenceph Clin Neurophysiol 58:14–24

Beltinger A, Riffel B, Stöhr M (1987) Somatosensory evoked potentials following median and tibial nerve stimulation in patients with Friedreichs Ataxia. Eur Arch Psychiat Neurol Sci 236:358

Berardelli A, Noth J, Thompson PD, Bollen EL, Curra A, Deuschl G, van Dijk JG, Topper R, Schwarz M, Roos RA (1999) Pathophysiology of chorea and bradykinesia in Huntington's disease. Mov Disord 14:398–403

Bostock, H, Sears TA (1978) The internodal axon membrane: electrical excitability and continuous conduction in segmental demyelination. J Physiol 280:273

Buettner UW, Petruch F, Scheglmann K, Stöhr M (1982) Diagnostic significance of cortical somatosensory evoked potentials following trigeminal nerve stimulation. In: Courjon J, Mauguière F, Révol M (eds) Clinical applications of evoked potentials in neurology. Raven Press, New York

Chiappa KH (1997) Short-latency somatosensory evoked potentials: interpretation. In: Chiappa KH: Evoked potentials in clinical medicine, 3rd edn. Lippincott-Raven, New York

Chu N-S (1986 a) Somatosensory evoked potentials: correlations with height. Electroenceph Clin Neurophysiol 65:169–176

Chu N-S (1986 b) Median and tibial somatosensory evoked potentials–changes in short- and long-latency components in patients with lesions of the thalamus and thalamo-cortical radiations. J Neurol Sci 76:199–219

Cohen AB, Major MR, Huizenga BA (1991) Pudendal nerve evoked potential monitoring in procedures involving low sacral fixation. Spine 16:375–378

Comi G, Leocani L, Medaglini S, Locatelli T, Martinelli V, Santuccio G, Rossi P (1999) Evoked potentials in diagnosis and monitoring of multiple sclerosis. Electroencephalogr Clin Neurophysiol Suppl. 49:13–18

Dal-Bianco P, Mamoli B, Dorda W (1985) Identifikationshäufigkeit und Konfigurationsvarianten der NSEP-Signale in Abhängigkeit vom Ableitort und Messzeitpunkt. EEG-EMG 16:206–211

Daube JR (2000) Electrodiagnostic studies in amyotrophic lateral sclerosis and other motor neuron disorders. Muscle Nerve 23(10):1488–1502

Desmedt JE, Brunko E, Debecker J (1976) Maturation of the somatosensory evoked potentials in normal infants and children with special reference to the early N1 component. Electroenceph Clin Neurophysiol 40:43–58

Desmedt JE, Cheron G (1980) Somatosensory evoked potentials to finger stimulation in healthy octogenarians and in young adults: wave forms, scalp topography and transit times of parietal and frontal components. Electroenceph Clin Neurophysiol 50:404–425

Desmedt JE, Huy NR, Carmeliet J (1983) Unexpected latency shifts of the stationary somatosensory evoked potentials in man: The spinal P 13 component and the dual nature of the spinal generators. Electroenceph Clin Neurophysiol 56:628–634

Desmedt JE, Bourgurt M (1985) Color imaging of parietal and frontal somatosensory fields evoked by stimulation of median or posterior tibial nerve in man. Electroenceph Clin Neurophysiol 62:1–17

Dick JPR, Smaje JC, Crawford P, Meara RJ, Shapherd DI (1988) Delayed somatosensory evoked potentials in pernicious anaemia with intact peripheral nerves. J Neurol Neurosurg Psychiat 51:1105–1106

Dorfman LJ, Bosley TM (1979) Age-related changes in peripheral and central nerve conduction in man. Neurology 29:38–44

Dubois M, Coppola R, Buchsbaum MS, Lees DE (1981) Somatosensory evoked cortical potentials during whole body hyperthermia in humans. Electroenceph Clin Neurophysiol 52:157–162

Ebensberger H (1982) Somatosensorisch evozierte kortikale Potentiale nach elektrischer Stimulation des Nervus tibialis. Inauguraldissertation, Eberhard-Karls-Universität zu Tübingen

Eckert J (1993) Normwerte und potentialbeeinflussende Faktoren der kortikalen somatosensorisch evozierten Potentiale des Nervus tibialis und Nervus peronaeus profundus und der transkraniell magnetoelektrisch evozierten Potentiale vom Musculus tibialis anterior. Inauguraldissertation, Universität des Saarlandes

Eisen A, Odusote K (1980) Central and peripheral conduction times in multiple sclerosis. Electroenceph Clin Neurophysiol 48:253–265

Emerson RG, Kaiman R, Kline J, Bamji M, Pedley TA, DeVivo DC (1988) Median nerve somatosensory evoked potentials in congenital human immunodeficiency virus infection. Ann Neurol 24:87

Ferbert A, Buchner H, Brückmann H, Zeumer H, Hacke W (1988) Evoked potentials in basilar artery thrombosis: correlation with clinical and angiographic findings. Electroenceph Clin Neurophysiol 69:136–147

Florence G, Guerit JM, Gueguen B (2004) Electroencephalography (EEG) and somatosensory evoked potentials (SEP) to prevent cerebral ischaemia in the operating room. Neurophysiol Clin 34(1):17–32

Flügel KA, Sturm U, Skiba N (1984) Somatosensibel evozierte Potentiale nach Stimulation des N. cutaneus femoris lateralis bei Normalpersonen und Patienten mit Meralgia paraesthetica. EEG-EMG 15:88–93

Ganes T, Lundar T (1988) EEG and evoked potentials in comatose patients with severe brain damage. Electroenceph Clin Neurophysiol 69:6–13

Gledhill RF, Thomsen PD (1990) Standard neurodiagnostic tests in Sydenhams chorea. J Neurol Neurosurg Psychiat 53:534–535

Ishiko N, Hanamori N, Murayama N (1980) Spatial distribution of somatosensory responses evoked by tapping the tongue and finger in man. Electroenceph Clin Neurophysiol 50:1–10

Hashimoto I (1987) Somatosensory evoked potentials elicited by air-puff stimuli generated by a new high-speed air control system. Electroenceph Clin Neurophysiol 67:231–237

Haupt WF, Horsch S (1992) Evoked potential monitoring in carotid surgery: a review of 994 cases. Neurology 42(4):864–868

Helweg-Larsen S, Jakobsen J, Boesen F, Arlien-Soborg P, Brun B, Smith T, Gerstoft J, Boysen JO, Nielsen V, Faber W, Trojaborg W (1988) Myelopathy in Aids. A clinical and electrophysiological study of 23 Danish patients. Acta Neurol Scand 77:64–73

Haldemann S (1986) Pudendal nerve evoked spinal, cortical and bulbocavernosus reflex responses: methods and application. In: Cracco RQ, Bodis-Wollner I (eds) Evoked potentials. Alan R Liss, New York

Hielscher H, Sattler J (1988) Somatosensorisch evozierte Potentiale bei Stimulation des N. supraorbitalis. EEG-EMG 19:192

Hielscher H (1997) Trigeminus-SEP und Hirnstammreflexe in der Hirnstammdiagnostik. In: Jörg J, Hielscher H (eds) Evozierte Potentiale in Klinik und Praxis: eine Einführung in VEP, SEP, AEP, MEP, P 300 und PAP, 4. überarb. Auflage. Springer, Berlin, Heidelberg, New York, London, Paris, Tokyo, Hong Kong, Barcelona, Budapest

Hsieh JC, Lee TY, Shih YH, Hwang LD, Lui PW (1990) Demarcation and localization of primary sensor and motor areas in human cortex by cortical somatosensory evoked potential (Co-SEP) during operation in surgery for epilepsy and intracranial tumor. Ma-Tsui-Hsueh-Tsa-Chi 28:285–293

Jabbari B, Beyer C, Schlatter M, Scherokman B, Mitchell M, McBurney JW, Elbrecht C, Gunderson CH (1990) Somatosensory evoked potentials and magnetic resonance imaging in intraspinal neoplasms. Electroencephalogr Clin Neurophysiol 77:101–111

Jörg J (1993) Sensibel evozierte Potentiale in der Diagnostik peripherer Nervenerkrankungen. In: Huffmann G, Braune HJ (eds) Läsionen des peripheren Nervensystems. Einhorn, Reinbek, S 46–54

Jörg J (1983) Die Bedeutung der SEP-Diagnostik in der Neurologie. Materia Medica Nordmark 35:60–87

Jörg J, Hielscher H (1997) Evozierte Potentiale in Klinik und Praxis: eine Einführung in VEP, SEP, AEP, MEP, P 300 und PAP, 4. überarb. Auflage. Springer, Berlin, Heidelberg, New York, Paris, Tokyo, Hong Kong, Barcelona, Budapest

Kakigi R, Shibasaki H (1983) Scalp topography of the short latency somatosensory evoked potentials following posterior tibial nerve stimulation in man. Electroenceph Clin Neurophysiol 56:430–437

Kakigi R (1987) The effect of aging on somatosensory evoked potentials following stimulation of the posterior tibial nerve in man. Electroenceph Clin Neurophysiol 68:277–286

Kakigi R, Shibaski H, Ikeda A (1989) Pain-related somatosensory evoked potentials following C laser stimulation in man. Electroenceph Clin Neurophysiol 74:139–146

Kakigi R, Shibasaki H, Ikeda T, Neshige R, Endo D, Kuroda Y (1992) Pain-related somatosensory evoked potentials following CO_2 laser stimulation in peripheral neuropathies. Acta Neurol Scand 85:347–352

Khatri BO, McQuillen MP, Harrington GJ, Schmoll D, Hoffmann RG (1985) Chronic progressive multiple sclerosis: double-blind controlled study of plasmapheresis in patients taking immunsuppressive drugs. Neurology 35:312–319

Lam AM, Manninen PH, Ferguson GG, Nantau W (1991) Monitoring electrophysiologic function during carotid endarterectomy: a comparison of somatosensory evoked potentials and conventional electroencephalogram. Anesthesiology 75:15–21

Landi A, Demo P, Carraro JR, Volpin L, Fornezza U, Faccin G, De-Luca GP, Benedetti A (1990) Intraoperative monitoring by means of somatosensory evoked potentials during cerebral aneurysms surgery. Agressologie 31:363–366

Leandri M, Parodi CI, Favale E (1985) Early evoked potentials detected from the scalp of man following intraorbital nerve stimulation. Electroenceph Clin Neurophysiol 62:99–107

Li C, Houlden DA, Rowed DW (1990) Somatosensory evoked potentials and neurological grades as predictors of outcome in acute spinal cord injury. J Neurosurg 72:600–609

Liberson W (1976) Scalp distribution of somatosensory evoked potentials and aging. Electromyogr Clin Neurophys 16:221–224

Lindsay K, Pasaoglu A, Hirst D, Allardyce G, Kennedy I, Teasdale G (1990) Somatosensory and auditory brain stem conduction after head injury: a comparison with clinical features in prediction of outcome. Neurosurgery 26:278–285

Lowitzsch K, Maurer K, Hopf HC, Tackmann W, Claus D (1993) Evozierte Potentiale bei Erwachsenen und Kindern, 2. neubearbeitete und erweiterte Auflage. Thieme, Stuttgart, New York

Ludolph AC, Elger CE, Gößling JH, Brune GG (1987) Die Untersuchung der langen spinalen Bahnen bei der ALS. Nervenarzt 58:543–548

Lüders H (1970) The effects of aging on the wave form of the somatosensory cortical evoked potential. Elec Clin Neurophys 29:450–460

Lyu RK, Tang LM, Chen CJ, Chen CM, Chang HS, Wu YR (2004) The use of evoked potentials for clinical correlation and surgical outcome in cervical spondylotic myelopathy with intramedullary high signal intensity on MRI. J Neurol Neurosurg Psychiatry 75(2):256–261

Magladery JW, Porter WE, Park AM, Teasdall RD (1951) Electrophysiological studies of nerve and reflex activity in normal man. The two neuron reflex and identification of certain action potentials from spinal roots and cord. Bull Johns Hopkins Hosp 88:499

Majnemer A, Rosenblatt B, Riley P, Laureau A, O'Gorman AM (1987) Somatosensory evoked response abnormalities in high risk newborns. Pediatr Neurol 3:350–355

Mamoli B, Dal-Bianco P, Dorda W (1985) Der Einfluß der Körpergröße, der Armlänge, des Geschlechtes und der Temperatur auf die SSEP-Latenzen. EEG-EMG 16:138–144

Mattigk G (1991) Die Medianus-evozierten Potentiale bei gesunden Kindern und Jugendlichen: Normwerte. EEG-EMG 22:147–151

Mattigk G (1992) Die Tibialis-evozierten Potentiale bei gesunden Kindern und Jugendlichen: Normwerte. EEG-EMG 23:97–100

Mauguière F, Allison T, Babiloni C, Buchner H, Eisen AA, Goodin DS, Jones SJ, Kakigi R, Matsuoka S, Nuwer M, Rossini PM, Shibasaki H (1999) Somatosensory evoked potentials. The International Federation of Clinical Neurophysiology. Electroencephalogr Clin Neurophysiol Suppl 52

Mauguière F, Ibanez V, Deiber MP, Garcia Larrea L (1987) Noncephalic reference recording and spatial mapping of short-latency SEPs to upper limb stimulation: normal responses and abnormal patterns in patients with nondemyelinating lesions of the CNS. In: Barber C, Blum T (eds) Evoked potentials III. Butterworths, Boston

Maurer K, Lowitzsch K, Stöhr M (1990) Evozierte Potentiale: AEP-VEP-SEP: Atlas mit Einführungen, 2. überarbeitete Auflage. Enke, Stuttgart

Mervaala E, Pääkkönen A, Partanen JV (1988) The influence of height, age and gender on the interpretation of median nerve SEPs. Electroenceph Clin Neurophysiol 71:109–113

Noel P, Desmedt JE (1980) Cerebral and far-field somatosensory evoked potentials in neurological disorders involving the cervical spinal cord, brainstem, thalamus and cortex. In: Desmedt JE (eds) Clinical uses of cerebral, brainstem and spinal somatosensory evoked potentials. Karger, Basel, New York

Noth J, Engel L, Friedemann H-H, Lange HW (1984) Evoked potentials in patients with Huntington's disease and their offspring. I. Somatosensory evoked potentials. Electroenceph Clin Neurophysiol 59:134–138

Nuwer MR, Packwood JW, Myers LW, Ellison GW (1987) Evoked potentials predict the clinical changes in multiple sclerosis. Neurology 37:1754–1761

Nuwer MR, Dawson E (1984) Intraoperative evoked potentials monitoring of the spinal cord: enhanced stability of cortical recordings. Electroenceph Clin Neurophysiol 59:318–327

Oepen G, Doerr M, Thoden U (1981) Visual (VEP) and somatosensory (SEP) evoked potentials in Huntington's chorea. Electroenceph Clin Neurophysiol 51:666–670

Pakalnis A, Drake ME, Huber S, Paulson G, Phillips B (1992) Central conduction time in progressive supranuclear palsy. Electromyogr Clin Neurophysiol 32:41–42

Panegyres PK, Purdie GH, Hamilton-Bruce MA, Rischbieth RH (1991) Familial spastic paraplegia: an electrophysiological study of central sensory conduction pathways. Clin Exp Neurol 28:97–111

Pastelak-Price C (1983) Das internationale 10-20 System zur Elektrodenplazierung: Begründung, praktische Anleitung zu den Meßschritten und Hinweisen zum Setzen der Elektroden. EEG-Labor 5:49–72

Pederson L, Trojaborg W (1981) Visual, auditory and somatosensory pathway involvement in hereditary cerebellar ataxia. Electroenceph Clin Neurophysiol 51:283–297

Pelosi L, Balbi P, Caruso G (1990) The effect of stimulus frequency on spinal and scalp somatosensory evoked potentials to stimulation of nerves of the lower limb. Electroenceph Clin Neurophysiol 41:149–152

Pelosi L, Lanzillo B, Perretti A, Santoro L, Blumhardt L, Caruso G (1991) J Neurol Neurosurg Psychiatry 54:1099–1102

Po HL, Mei SN (1992) Meralgia paraesthetica: the diagnostic value of somatosensory evoked potentials. Arch Phys Med Rehabil 73:70–72

Riffel B, Stöhr M, Petruch F, Ebensperger H, Scheglmann K (1982) Somatosensory evoked potentials following tibial nerve stimulation in multiple sclerosis and space-occupying spinal cord diseases. Clinical applications of evoked potentials in neurology. Courjon J, Mauguière F, Revol M (eds) Raven Press, New York

Riffel B, Stöhr M, Ebensperger H, Petruch F (1983) Somatosensorisch evozierte Potentiale nach Tibialisstimulation in der Differentialdiagnose von Rückenmarkserkrankungen. Akt Neurol 10:147

Riffel B, Stöhr M, Körner S (1984) Spinal and cortical evoked potentials following stimulation of the posterior tibial nerve in the diagnosis and localization of spinal cord diseases. Electroenceph Clin Neurophysiol 58:400

Robinson LR, Micklesen PJ (2004) Somatosensory evoked potentials in coma prognosis. Phys Med Rehabil Clin N Am 15(1):43–61

Salais-Puig J, Tunon A, Diaz M, Lahoz Ch (1992) Somatosensory evoked potentials in juvenile myoclonic epilepsy. Epilepsia 33(3):527–530

Seyal M, Emerson RG, Pedley TA (1983) Spinal and early scalp-recorded components of the somatosensory evoked potentials following stimulation of the posterior tibial nerve. Electroenceph Clin Neurophysiol 55:320–330

Sonoo M, Shimpo T, Genba K, Kunimoto M, Mannen T (1990) Posterior cervical N 13 in median nerve SEP has two components. Electroenceph Clin Neurophysiol 77:28–38

Soria ED, Fine EJ (1992) Somatosensory evoked potentials in the neurological sequelae of treated vitamin B12 deficiency. Electromyogr Clin Neurophysiol 32:63–71

Stöhr M, Petruch F (1979) Somatosensory evoked potentials following stimulation of the trigeminal nerve in man. J Neurol 220:95

Stöhr M, Petruch K, Schlegelmann K (1981b) Somatosensory evoked potentials following trigeminal nerve stimulation in trigeminal neuralgia. Ann Neurol 9:63

Stöhr M, Riffel B, Trost E, Wengert P (1987) Bedeutung der SEP bei der Feststellung des Hirntodes. Anäst Intensivther Notfallmed 22:21

Stöhr M, Dichgans J, Buettner UW, Hess ChW, Altenmüller E, mit Beiträgen von Kroiß H, Treede RD, Ruether K (1996) Evozierte Potentiale: SEP-VEP-AEP-EKP-MEP, 3. Auflage. Springer, Berlin, Heidelberg, New York, Barcelona, Budapest, Hong Kong, London, Mailand, Paris, Santa Clara, Singapur, Tokio

Tackmann W, Radü EW (1983) Observations on the application of electrophysiological methods in the diagnosis of cervical root compressions. Europ Neurol 22:397–404

Tackmann W (1993) Somatosensorisch evozierte Potentiale (SSEP). In: Lowitzsch K, Maurer K, Hopf HC, Tackmann W, Claus D (Hrsg) Evozierte Potentiale bei Erwachsenen und Kindern. 2. neubearbeitete und erweiterte Auflage. Thieme, Stuttgart, New York

Towle VL, Maselli R, Bernstein LP, Spire JP (1989) Electrophysiologic studies on locked-in-patients: heterogeneity of findings. Electroenceph Clin Neurophysiol 73:419–426

Tranier S, Durey A, Chevallier B, Liot F (1992) J Neurol Neurosurg Psychiatry 55(6):461–465

Strenge H, Hedderich J, Tackmann W (1981) Die Bedeutung von Geschlechtsunterschieden für die Auswertung somatosensorisch evozierter Potentiale. EEG-EMG 12:120–124

Treede RD, Lankers J, Frieling A et al (1991) Cerebral potentials evoked by painful laser stimuli in patients with syringomyelia. Brain 114:1595–1607

Ugawa Y, Kohara N, Shimpo T, Mannen T (1988) Central motor and sensory conduction in adreno-leukomyeloneuropathy, cerebrotendinous xanthomatosis, HTLV-I-associated myelopathy and tabes dorsalis. J Neurol Neurosurg Psychiat 51:1060–1074

Veilleux M, Stevens JC (1987) Syringomyelia: Electrophysiologic aspects. Muscle Nerve 10:449–458

Veilleux M, Stevens JC, Campbell JK (1988) Somatosensory evoked potentials: lack of value for diagnosis of thoracic outlet syndrome. Muscle Nerve 11:571–575

Yiannikas C, Shahani BT, Young R (1986) Short-latency somatosensory evoked potentials from radial, median, ulnar and peroneal nerve stimulation in the assessment of cervical spondylosis. Arch Neurol 43:1264–1271

Zentner J, Rohde V (1992) The prognostic value of somatosensory and motor evoked potentials in comatose patients. Neurosurgery 31:429–434

Zeitlhofer J, Mamoli B, Baumgartner C, Mayr N (1988) Somatosensorisch evozierte Potentiale nach Tibialisstimulation – Methodik und Normwerte in Abhängigkeit von Körpervariablen. Wiener Klin Wochenschrift 100:6–11

Zeitlhofer J, Steiner M, Oder W, Obergottsberger S, Mayr N, Deecke L (1991) The prognostic value of evoked potentials in early neurologic rehabilitaton of patients with the apallic syndrome. EEG-EMG 22:10–14

2 Akustisch evozierte Potentiale (AEP)

2.1 Definition

AEP sind eine heterogene Gruppe von ca. 30 positiven und negativen Potentialschwankungen, die sich bei Beschallung eines oder beider Ohren in der Nähe des äußeren Gehörganges und in der Scheitelregion ableiten lassen (Abb. 2.1). Klinisch bedeutsam sind die Wellen der Elektrokochleographie (ECochG), die frühen, mittleren und späten akustisch evozierten Potentiale (AEP) und die ereigniskorrelierten Potentiale (EKP). Diagnostisch am wichtigsten sind die Wellen I bis V der frühen akustisch evozierten Potentiale (FAEP) und die Welle P300 als ereigniskorreliertes Potential.

2.2 Einführung

Seit Ende der 70er Jahre wurden die AEP ein fester Bestandteil der Diagnostik in Neurologie, Psychiatrie, Neurochirurgie, Neuropsychologie und in der HNO-Heilkunde. Von wissenschaftlichem Wert sind sie in der Neurophysiologie, Psychophysiologie und in der Hirnforschung. Der diagnostische Wert der Wellen ist nicht nur auf den ambulanten Abgriff von Potentialen beschränkt, sondern dehnt sich auch auf Bereiche wie Intensivstationen an neurologischen und neurochirurgischen Kliniken aus, um Fragen des Hirntodes und des intraoperativen Monitorings anzugehen. Anfang der 80er Jahre fanden die Wellen Einzug in die Praxen von Nervenärzten und HNO-Ärzten.

Die AEP, v. a. das Aktionspotential der ECochG und die FAEP sind in jedem Lebensalter diagnostisch aussagefähig und erlauben Rückschlüsse auf das Hörvermögen (Päd- und Erwachsenenaudiologie) und auf die Lokalisation einer Schädigung in peripheren und zentralen Anteilen der Hörbahn. Die AEP haben unsere diagnostischen Möglichkeiten erheblich erweitert und spielen bei der Früherkennung von Prozessen am äußeren und inneren Ohr, am Hörnerven, bei Hirnstammerkrankungen und in Bereichen der akustischen Rindenareale, wie z.B. dem Temporallappen, eine große Rolle.

Im Kapitel über die AEP werden alle klinisch relevanten Wellen abgehandelt. Bei Hörstörungen sind es mehr die sehr frühen Anteile (0–2 ms)

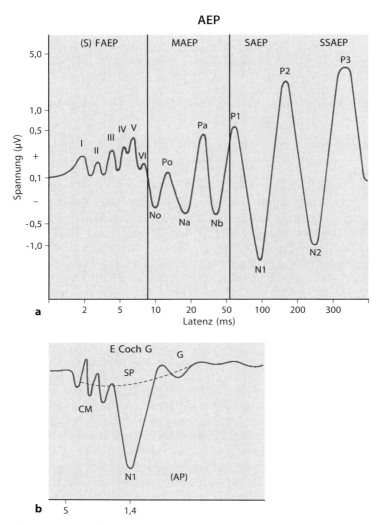

Abb. 2.1. a Doppellogarithmische Darstellung der postsynaptischen Anteile der AEP mit den frühen (FAEP), mittleren (MAEP) und späten AEP (SAEP, SSAEP); **b** schematische Darstellung der Potentiale der Elektrokochleographie (ECochG) mit Summationspotential (SP), Mikrophonpotentialen (CM) und dem Summenaktionspotential (SP = N 1)

der ECochG und die FAEP (1–8 ms), bei der Lokalisationsdiagnostik in Neurologie und Neurochirurgie die frühen Wellen FAEP und bei psychophysiologischen Fragestellungen die späten Potentiale ab 100 ms, die im Mittelpunkt stehen, wobei v. a. die P300 in Klinik und Praxis zunehmend an Bedeutung gewinnt (Abb. 2.1). Beschrieben wird auch die „Notched-Noise-BERA", die frequenzspezifische Hirnstammaudiometrie.

2.3 Geschichtliche Entwicklung

Nachdem 1875 Caton erstmals die Ableitung von evozierter Hirntätigkeit gelang, beschrieb 1877 Danilewsky in seiner Dissertation Veränderungen der elektrischen Hirnaktivität nach akustischer Reizung (Abb. 2.2). In der Folgezeit war die methodische Entwicklung eng an die technischen Möglichkeiten gekoppelt: 1920 wurde erstmals ein elektronischer Verstärker eingesetzt und 1922 fand der Kathodenstrahloszillograph Einzug in die elektrophysiologischen Labors. Aktionspotentiale am Hörnerven wurden 1927 und Mikrofonpotentiale 1930 gefunden. Das wichtigste Datum stellt ohne Zweifel das Jahr 1929 dar, als Berger erstmals die Ableitung eines „Elektrenzephalogramms" beim Menschen gelang. Etwa zehn Jahre später wurden erstmals schallbezogene EEG-Veränderungen im Schlaf- und Wach-EEG am Menschen gefunden.

Um die AEP-Methode auch klinisch einsetzbar zu machen, wurde zunächst die Superpositionsmethode verwendet, um die kleinamplitudigen AEP-Wellen von der Hintergrundaktivität abzusetzen. 1951 wurde erstmals ein Computer in der klinischen Neurophysiologie eingesetzt und sieben Jahre später gelang die Darstellung der myogenen Anteile der akustisch evozierten Potentiale. Die Arbeitsgruppen um Keitel und Davis waren ganz wesentlich daran beteiligt, dass die späten akustisch evozierten Potentiale klinisch einsetzbar wurden. Wenig später wiesen dann Keitel, Davis und Burian auf die Brauchbarkeit der akustisch evozierten Potentiale im Bereich der Audiologie hin und leiteten somit mit den ersten Hörschwellenbestimmungen die Epoche der „electric response audiometry" (ERA) ein. Bis zur Darstellung der sehr kleinamplitudigen frühen akustisch evozierten Potentiale (FAEP) sollte es noch etwas dauern. Erst die Entwicklung rauscharmer Verstärker und die Verbesserungen von Reizcharakteristika und Filtern machten es möglich, dass 1967 erstmals diese Wellen abgeleitet werden konnten. Wichtige Namen sind hier Yoshie et al. und Aran und Le-

> Reizung des N. acusticus: 1. „Ruhender Strom", vom vorderen Rindentheil abgeleitet; Ruhe — 48°; starker plötzlicher Schrei dicht am Ohre — 50° und sofort nimmt er bis 38° ab. Wiederholung: Negative Schwankung von 41° auf 35°. 2. Starkes Pfeifen ruft auch eine Abnahme des ruhenden Stromes (z. B. von 26° auf 6°) hervor; in anderen Fällen aber — umgekehrt — eine schwache positive Schwankung („vordere" Stromableitung). Eine viel stärkere Wirkung hat in einem Versuche ein Revolverschuss hervorgebracht: Der Hirnstrom wurde von der Rinde der hinteren Lappen abgeleitet; Ruhe —15°; Schuss — sofort eine Abnahme bis 0 und weitere Ablenkung (also mit Umkehrung der Stromesrichtung) bis — 34°; also eine negative Schwankung von 49°!

Abb. 2.2. Auszug aus einem Beitrag von B. Danilewski aus dem Jahre 1891 (Zbl. Physiol. 5, 1891)

Bert, die durch ihre Messungen im äußeren Gehörgang und am Promontorium der Schnecke als Begründer der Elektrokochleographie anzusehen sind. Ein entscheidender Zeitpunkt für die Neurootologie war das Jahr 1967, als es Sohmer und Feinmesser und Jewett et al. gelang, nicht nur Wellen vom Hörnerven sondern auch fünf bis sechs weitere Potentiale aus dem Hirnstamm durch Platzierung von Elektroden am Scheitel und in unmittelbarer Nähe des Ohres abzugreifen.

Während bis dahin audiologische Aspekte mit damit verbundenen Hörschwellenbestimmungen ganz im Vordergrund standen, trat durch die sieben Wellen kurzer Latenz (FAEP) das Interesse für zentralnervöse Ursachen von Wellenveränderungen in Bereichen wie Neurootologie, Neurologie und Psychiatrie ganz in den Vordergrund der diagnostischen Anwendung. Klinisch bedeutsam wurden die FAEP 1974, als Sohmer et al. erste Resultate bei neurootologischen und neurologischen Erkrankungen beschrieben. Die FAEP fanden erstmals 1974 ihre Anwendung bei Kindern, wobei nach Erarbeitung von reifebedingten Veränderungen sehr exakte Angaben über das kindliche Hörvermögen und auch topologische Aussagen ermöglicht wurden. Ihre endgültige Etablierung im klinischen Bereich in Fächern wie Neurologie, Neurochirurgie, Neuropsychiatrie und HNO-Heilkunde fanden die FAEP ab 1975 durch Arbeiten von Starr und Achor, Stockard und Rossiter und wenig später durch Maurer et al.

2.4 Physiologische Grundlagen

Der Klickreiz, der zur Auslösung der AEP erforderlich ist, erreicht das Innenohr über das äußere Ohr und das Mittelohr. Der äußere Gehörgang stellt physikalisch gesehen einen Hohlraumresonator mit einer Eigenfrequenz von ca. 3 kHz dar. Am Ende dieses Ganges, der eine Länge von ca. 3,5 cm aufweist, befindet sich das Trommelfell, hinter dem das Mittelohr beginnt mit Strukturen wie Paukenhöhle, Ohrtrompete und den für die Schallweiterleitung so wichtigen Hörknöchelchen Hammer, Amboss und Steigbügel (Abb. 2.3).

Zu den Funktionen des Mittelohres gehören Drucktransformation, Druckverstärkung, Anpassung der Schallwellenwiderstände und Schallschutz. Die Steigbügelfußplatte, die beweglich am ovalen Fenster angepasst ist, überträgt die Schwingungen auf das Lymphsystem des Innenohres, das die Schwingungen wiederum auf die Basilarmembranen der Schnecke mit den darauf befindlichen Haarzellen überträgt. Von Bekesy konnte zeigen, dass eine akustische Schwingung eine besonders geformte Auslenkung der Basilarmembranen bewirkt, die sog. Wanderwelle. Die Sinneszellen, wobei es sich hier vorwiegend um Haarzellen handelt, werden nur dort schwellenwirksam aktiviert, wo die Basilarmembranenauslenkung ihr Maximum erreicht. Höhere Frequenzen werden dabei mehr basalwärts, also in Nähe des ovalen Fensters und tiefe Frequenzen mehr gegen die Schneckenspitze (Helicotrema) hinzu abgebildet.

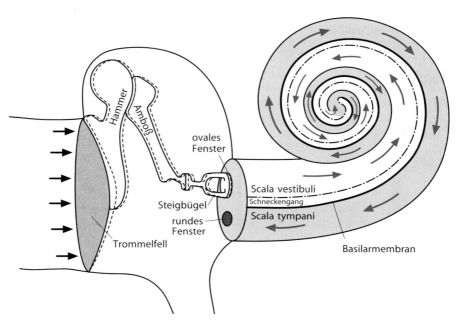

Abb. 2.3. Transformation des Schalls über das Mittelohr auf die Scala vestibuli des Innenohres. Der Druckausgleich der Wanderwelle erfolgt über das Helicotrema in der Schneckenspitze und die Scala tympani, die am runden Fenster endet. (Aus: Lindsay und Normann, Einführung in die Psychologie; Springer, Berlin, S 102, 1981)

Scherbewegungen zwischen Deckmembranen und Haarzellen bewirken eine Neurotransmitterfreisetzung, die an den Synapsen zur Bildung von Aktionspotentialen führt. Während Haarzellen noch jede Schwingung nachvollziehen, kommt eine Erregung am Hörnerven und somit ein Höreindruck nur zustande, wenn ein ausreichendes Quantum an Transmitterstoff freigesetzt wurde. Dies erklärt auch, warum das Aktionspotential des Hörnerven ein Schwellenverhalten aufweist. An den Fasern des Hörnerven erfolgt die Umwandlung von chemischer in elektrische Energie mit dem Resultat einer mehr oder weniger dichten Folge von Aktionspotentialen, die sich nach Klickreizung zu einem Summenaktionspotential (AP) addieren. Dieses Summenaktionspotential kann sowohl in der ECochG als auch bei den frühen akustisch evozierten Potentialen (FAEP) als erste Welle dargestellt werden. Eine saltatorische Erregungsleitung sorgt dafür, dass die Aktionspotentiale zentralnervösen Strukturen vermittelt werden, in welchen die frühen, mittleren und späten akustisch evozierten Potentiale entstehen.

2.5 ▍Anatomische Grundlagen

2.5.1 Verlauf der Hörbahn

Der menschliche Hörnerv setzt sich aus ca. 30 000 Fasern zusammen. Der distale Anteil, der mit den Haarzellen in Verbindung steht, wird von peripheren Fortsätzen der bipolaren Ganglienzellen des Ganglion spirale gebildet (Abb. 2.4). Die nach zentral gerichteten Fasern vereinigen sich nach ihrem Durchtritt durch eine Knochenlamelle im inneren Gehörgang zum N. akusticus. Der Hörnerv verläuft mit dem Gleichgewichtsnerven gemeinsam durch den inneren Gehörgang und den Kleinhirnbrückenwinkel und tritt im Bereich der dorsolateralen Medulla oblongata in den Hirnstamm ein. Dort erfolgt in den Kerngebieten des Nucleus cochlearis dorsalis und ventralis die Umschaltung auf zentrale Neurone. Aus den Kochleariskernen entspringen im Wesentlichen drei afferente Fasergruppen:

▌ Die Stria acustica dorsalis (Monakow), die hauptsächlich aus dem Nucleus cochlearis dorsalis kommt und am Boden der Rautengrube oberflächlich liegend zur Gegenseite zieht, schließt sich dem medialen Teil der kontralateralen Schleife an. Die Fasern enden im dorsalen Kern der lateralen Schleife und im Colliculus inferior.

▌ Aus dem posterioventralen Anteil der Kochleariskerne kommen Fasern, die die Stria acustica intermedia (Held) bilden und in den olivaren Kernen beider Seiten enden.

▌ Der größte Teil afferenter zentraler Fasern kommt aus dem ventralen Anteil der Kochleariskerne und zieht sowohl zur ipsilateralen als auch kontralateralen oberen Olive.

Vom oberen Olivenkomplex erfolgt die Umschaltung auf den Lemniscus lateralis und dessen Kerngebiet, den Nucleus lemniscus lateralis. Die letzte Schaltstation im infratentoriellen Bereich ist das Mittelhirn mit seinen Colliculi inferiores. Supratentoriell verläuft die Hörbahn über das Corpus geniculatum mediale und die gleichseitige Hörstrahlung zur gleichseitigen Hörrinde, die in der Heschel-Querwindung liegt. Sekundäre Projektionsfelder an der Außenseite des Temporallappens (Area 42 und 22) bewirken eine weitere Verarbeitung der akustischen Erregungen.

Auf dem Weg des akustischen Impulses von der Kochlea bis zur Hörrinde werden Reflexbahnen geschlossen, die z. T. konjungierte Augenbewegungen oder Drehbewegungen des Kopfes in Richtung eines Geräusches ermöglichen. Ein efferentes System verläuft über die Brücke und die obere Olive zum Corti-Organ. Diesem System wird eine inhibierende Wirkung zugeschrieben.

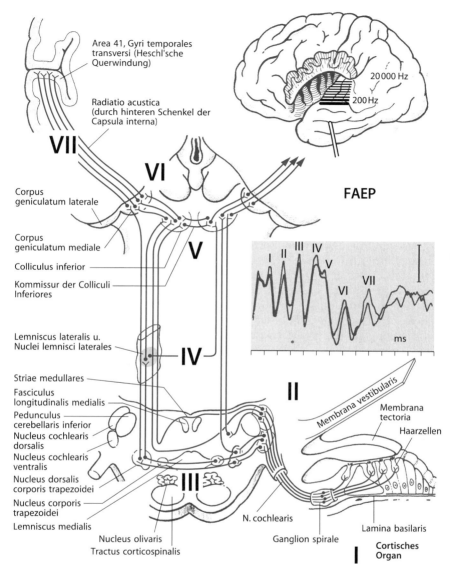

Abb. 2.4. Verlauf der Hörbahn; die römischen Zahlen bezeichnen die Orte der Potentialgenerierung; eine Originalabbildung zeigt Wellen I bis VII kurzer Latenz (FAEP); Eichung 100 nV

2.5.2 Topographische Zuordnung der Wellen I–VII

Der Nachweis über die Herkunft der Wellen lässt sich beim Menschen nur durch Korrelation mit definierten neurologischen oder otologischen Ausfällen und entsprechenden Wellenveränderungen erbringen. Eine Ausnahme bilden z. T. intraoperative Ableitungen, z. B. bei der Operation von Akustikusneurinomen, wenn sich unter Sicht die Wellen II–V bei operativen Manipulationen am Hörnerv verändern. Die klinischen Beobachtungen wurden durch tierexperimentelle Arbeiten von Maurer und Mika gestützt.

Anhand von Läsionsversuchen ermittelten die Autoren folgende Zuordnungen:

- I – N. acusticus,
- II – Nucleus cochlearis,
- III – obere Olive,
- IV – Nucleus lemniscus lateralis,
- V – Colliculus inferior.

Nach neueren Untersuchungen trifft diese exakte Zuordnung jedoch nicht immer zu. Aufgrund der sukzessiv erregten Strukturen in der longitudinalen und transversalen Ebene, der gleichzeitig aktivierten Generatoren und der während der gesamten Reizdarbietung anhaltenden Aktivität einzelner Kerngebiete sind vielmehr recht komplexe Entstehungsmechanismen zu vermuten. Trotz aller Vorbehalte gelang, gestützt durch eigene Tierexperimente, eine klinisch brauchbare Topologie durch Zuordnung der Welle I zu den Endverzweigungen des N. acusticus (efferente Fortsätze der bipolaren Zellen im Ganglion spirale), der Welle II zum dorsolateralen Anteil der Medulla oblongata, der Welle III zur kaudalen Brücke, der Welle IV zur rostralen Brücke und der Welle V zum Mittelhirn. Für die Wellen VI und VII fand sich bislang kein überzeugendes neuroanatomisches Substrat. Wellen I und II entstehen mit Sicherheit auf der Seite, auf der gereizt wird. Dasselbe gilt aufgrund tierexperimenteller und klinischer Resultate auch für die Wellen III, IV und V.

█ **Topographische klinische Zuordnung der FAEP-Wellen:**
- Welle I – N. acusticus
- Welle II – Medulla oblongata
- Welle III und IV – Pons
- Welle V – Mittelhirn

█ **Entsprechend der obengenannten topographischen Zuordnung ergeben sich folgende Indikationsbereiche für die einzelnen Wellen:**
- Welle I: Audiologie
- Welle II: Neurootologie mit Erkrankungen am Hörnerven und im Kleinhirnbrückenwinkel (z. B. Akustikusneurinom, Meningeom und Kleinhirnbrückenwinkel u. a.)
- Welle III–V: Hirnstammdiagnostik

Tabelle 2.1. Aufteilung der AEP in exogene und endogene Anteile

Exogene Potentiale	ECochG
	FAEP
	MAEP
	40-Hz-Antwort
	SAEP
Endogene Potentiale	Erwartungswelle (CNV)
	P300
	Bereitschaftspotential
	Verarbeitungsnegativität
	N1-Komponente
	Sprachrelevante Komponente N400

2.6 Klassifikation der AEP

Die AEP lassen sich entsprechend ihrer Auslösung (exogen-reizkorrelierte vs. endogen-ereigniskorrelierte Potentiale) und entsprechend der zeitlichen Reihenfolge des Auftretens klassifizieren (Tabelle 2.1). Für die Praxis wichtig sind von den exogenen Wellen die FAEP und von den endogenen Wellen die P300.

Folgt man dem zeitlichen Ablauf der Wellen, empfiehlt sich das Ordnungsschema der Abb. 2.1, das die ca. 20 Wellen zu Gruppen mit sehr früher, früher, mittlerer und später Latenz zuordnet. Bei den Wellen der Abb. 2.1 handelt es sich abgesehen von den zwei präsynaptischen Aktivitäten, den Mikrophonpotentialen und Summationspotentialen um postsynaptische Ereignisse, die sich mit der sog. Fernfeldtechnik registrieren lassen. Die präsynaptischen Potentiale werden dabei den Wellen der Elektrokochleographie zugeordnet. Bei der Welle I, die in der ECochG als Summenaktionspotential bezeichnet wird, überschneiden sich beide Methoden.

2.7 Terminologie

In den Fächern Neurologie, Psychiatrie und Neurochirurgie wird die Bezeichnung „akustisch evozierte Potentiale (AEP)" verwendet, in den Fächern der HNO-Heilkunde, Neurootologie und Audiologie dagegen die Bezeichnung „elektrische Reaktionsaudiometrie (ERA)". AEP beinhalten das topologische und erst in zweiter Linie das audiologische Prinzip, während die ERA sich ganz audiologischen Fragestellungen widmet. Bei der Übertragung ins Englische verändern sich die Abkürzungen nicht: „auditory evoked potentials (AEP)" und „electric response audiometry" (ERA; Tabelle 2.2). Zur Vereinheitlichung der Terminologie empfiehlt sich das Vorgehen der Tabelle 2.3,

Tabelle 2.2. Aufteilung der derzeit gebräuchlichsten deutschen und englischen Bezeichnungen und Abkürzungen der AEP

ERA		AEP	
ERA	Electric Response Audiometry Elektrische Reaktions-Audiometrie	AEP	Auditory Evoked Potentials Akustisch Evozierte Potentiale
BERA	Brainstem Electric Response Audiometry Hirnstammaudiometrie	BAEP	Brainstem Auditory Evoked Potentials
		ABR	Auditory Brainstem Response
		FAEP	Frühe Akustisch Evozierte Potentiale
Fast CERA	Fast Cortical Electric Response Audiometry	MAEP	Middle Latency Auditory Evoked Potentials Mittlere Akustisch Evozierte Potentiale
Slow CERA	Slow Cortical Electric Response Audiometry	LAEP	Long Latency Auditory Evoked Potentials
		SAEP	Späte Akustisch Evozierte Potentiale

Tabelle 2.3. Terminologie der AEP

ECochG	präsynaptisch akustisch evozierte Potentiale, Elektrokochleographie (SP, CM), postsynaptischer Anteil (AP)
FAEP	postsynaptisch frühe akustisch evozierte Potentiale (Wellen I–VII)
MAEP	mittlere akustisch evozierte Potentiale (N_0, P_0, N_a, N_b)
SAEP	späte akustisch evozierte Potentiale (P_1, N_1, P_2, N_2)
SAEP	sehr späte akustisch evozierte Potentiale – Contingent Negative Variation (CNV) – prestimulatorische negative Gleichspannung – ereigniskorrelierte Potentiale wie Verarbeitungsnegativität, P300 und sprach- relevante Komponenten (N400)

Tabelle 2.4. Verfahren der ERA

Konventionelle Audiometrie

- Plethysmometrie
- Psychogalvanometrie
- Herzfrequenzaudiometrie
- Pupillometrie
- Schreckreflex
- Orientierungsreaktion
- Auropalpebralreflex
- Atemgeräuschaudiometrie
- Stapediusreflexaudiometrie

Tabelle 2.5. Einteilung der prä- und postsynaptischen AEP mit Berücksichtigung der Art und des Ortes der Entstehung, Bezeichnung, Abkürzung, Latenz, topodiagnostische Bedeutung und Schwelle. (+ von Bedeutung, ∅ derzeit keine Bedeutung)

Art der Entstehung	Ort der Entstehung	Bezeichnung	Abkürzung	Latenz (ms)	Topodiagnostische Bedeutung	Schwelle dBHL	Pharmakaeinfluss und Vigilanzabhängigkeit
Das Reizgeschehen über anhaltend, präsynaptisch	Innenohr Corti-Organ	Mikrophonpotentiale	CM	0	Innenohr	∅	Nein
		Summationspotentiale	SP	0		∅	Nein
Ein- bzw. Ausschalteffekt des Reizes (postsynaptisch)	Kochlea und N. acusticus	Summenaktionspotential	AP(I)	1–2	+++	40 dB	Nein
	Medulla	Hirnstammpotentiale	II	2–3	+++	50 dB	
	kaudale Pons	FAEP	III	3–4	+++	30 dB	
	rostrale Pons		IV	4–5	+++	30–40 dB	
	Mittelhirn		V	5–6	+++	±10 dB	
	Zwischenhirn?		VI	6–8	(+)	30–50 dB	
	Hörstrahlung		VII	8–10	(+)		
	Bereich zwischen Mittelhirn und Kortex	Mittlere akustisch evozierte Potentiale	N_0, P_0, N_a, P_a, N_b	10–50	(+)	±10 dB	Ja
	Nucheale Muskulatur	sonomotorische Reflexantworten	SMA		(+)	20–30 dB	
	Auditorischer Kortex	Späte akustisch evozierte Potentiale	P_1, N_1, P_2, N_2	50–300	(+)	±10 dB	Ja
Endogene Wellen	Auditorische Assoziationsfelder	Sehr späte akustisch evozierte Potentiale	SSAEP	>200	(+)	±10 dB	Ja

wobei unter Beibehaltung der Bezeichnung AEP alle Wellen entsprechend ihrem zeitlichen Auftreten eine Zuordnung finden. Die ERA kann auch wesentlich weiter gefasst werden, wenn man psychophysiologische Reaktionen, die an einen akustischen Reiz gekoppelt sind, mit einbezieht (Tabelle 2.4).

Für klinische Zwecke hat sich das Vorgehen der Tabelle 2.5 bewährt, das dem zeitlichen Auftreten folgt, gleichzeitig aber auch Einblick gewährt in Kriterien wie Art und Ort der Entstehung, topodiagnostische Bedeutung und Schwellenverhalten.

2.8 Methodisches Vorgehen

Im methodischen Teil kommt es zur Darstellung
▌ der sehr frühen akustisch evozierten Potentiale (ECochG),
▌ der frühen akustisch evozierten Potentiale (FAEP) und
▌ der mittleren und späten akustisch evozierten Potentiale (MAEP und SAEP).

Den endogenen Wellen der AEP (ereigniskorrelierte Potentiale – EKP) ist Kapitel 2.9.13 zugedacht.

2.8.1 Sehr frühe akustisch evozierte Potentiale

2.8.1.1 Elektrokochleographie (ECochG)

Bei der ECochG werden Mikrophonpotentiale, das Summationspotential und das Summenaktionspotential des Hörnerven abgeleitet. Abb. 2.5 zeigt die oben genannten Wellenformationen schematisiert. Die zum Teil diffizilen Ableittechniken bestehen aus
▌ transtympanaler Technik,
▌ extratympanaler Technik,
▌ kombinierter extratympanaler, retroaurikulärer Technik und
▌ Ableitung vom Ohrläppchen oder Mastoid (identisch mit der Methode der FAEP).

Bei der transtympanalen Technik wird eine dünne Stahlnadel durch den Gehörgang und das Trommelfell hindurch in größtmögliche Nähe des Innenohrs platziert (Abb. 2.6). Meistens handelt es sich um das Promontorium, eine dünne Knochenwand, die das Innenohr vom Mittelohr trennt. Hinter dieser Struktur liegt der basale Anteil der Schnecke. Voraussetzung zur Durchführung ist eine vollständige motorische Ruhigstellung, die bei Kindern meist eine Narkose erforderlich macht.

Bei der weniger belastenden extratympanalen Technik werden die Potentiale in größtmöglicher Nähe des Trommelfells abgeleitet. Ein einheitliches Vorgehen hat sich nicht durchgesetzt, wobei eine Variante das retroaurikuläre Vorgehen darstellt, d.h. Einführung einer Nadelelektrode hinter dem Ohr mit Vorschieben bis in Trommelfellnähe.

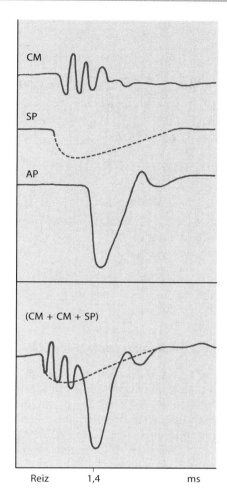

CM

SP

AP

(CM + CM + SP)

Reiz   1,4   ms

Abb. 2.5. Schematisierter ECochG-Komplex; *CM* Mikrophonpotential, *SP* Summationspotential, *AP* Aktionspotential. (Aus Barber C: Evoked Potentials; MTP Press, Lancaster 1980)

Die Ableitung vom Ohrläppchen bzw. Mastoid ist identisch mit dem Vorgehen, das sich beim Abgriff der FAEP durchgesetzt hat. Durch die Plazierung der Elektrode am Mastoid und am Scheitel gelang es 1967 erstmals, die Hirnstammwellen II bis V abzuleiten. Um die einzelnen Wellen der ECochG zuverlässig auswerten zu können, bedarf es spezieller Stimulations- und Seperationsverfahren. Zur Auslösung der Mikrophonpotentiale eignet sich am besten ein Dauerton, der die Entstehung von Summenaktionspotentialen meist nicht zulässt. Will man Mikrophonpotentiale eliminieren, um z. B. das Aktionspotential einer genauen Analyse zu unterziehen, lässt man den Stimulus in der Phase alternieren. Bei der damit verbundenen Mittelung heben sich die gegenphasigen Mikrophonpotentialanteile auf, während das postsynaptische Aktionspotential sich gut erkennbar aufaddiert.

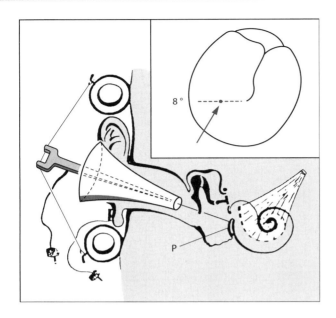

Abb. 2.6. Vorgehen bei der transtympanalen ECochG (*P* Promotorium). (Aus Aran, JM: L'Electroholéogramme; I, Comp, Franc, d'Audiol, Paris 1971, S 24)

2.8.1.2 Mikrophonpotentiale (CM)

Bei den CM handelt es sich um reizsynchrone, den zeitlichen Ablauf der akustischen Stimulation anhaltende Wechselspannungen. CM sind präsynaptische Wellen, die durch die mechanoelektronische Transduktion in den äußeren Haarzellen entstehen. CM lassen sich erst bei höheren Reizpegeln abgreifen (ca. 50 bis 60 dBHL), weisen dann mit weiter zunehmender Lautstärke eine Amplitudenerhöhung auf und entwickeln oberhalb von 100 dB ein Sättigungsverhalten. Da die CM der Polarität des akustischen Reizes folgen, können sie nur bei alternierender Reizpolarität und nur bei getrennter Mittelung der durch Sog- oder Druckreize ausgelösten Antworten registriert werden (Abb. 2.7). Eine entsprechende Ableitung mit Amplitudenkennlinien findet sich in Abb. 2.8. Fällt eine Verminderung oder ein Verlust der Amplitude bei den CM auf, kann dies als eine Schädigung der äußeren Haarzellen interpretiert werden. So zeigten sich z.B. Schwellenerhöhungen und Amplitudenreduktion der CM bei Patienten mit Hochtonverlust, bei wenigen Fällen auch mit Tieftonverlust und beim Morbus Menière. Eine eindeutige Zuordnung von otologischen Krankheitsbildern und charakteristischen CM-Befunden ist bislang nicht gelungen.

2.8.1.3 Summationspotential (SP)

Das SP ist ein reizsynchrones Gleichspannungspotential, das in der Kochlea entsteht und in Form einer Verschiebung der Nulllinie während der Reizeinwirkung in Erscheinung tritt (Abb. 2.9a). Man nimmt an, dass das SP

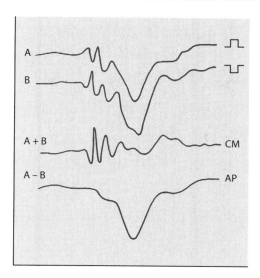

Abb. 2.7. Vorgehen bei der Darstellung und Eliminierung von Mikrophonpotentialen (A und B: getrennte Mittelung nach Sog und Druck. A+B: Addition von A und B. A−B: Herausmitteln von A und B mit Darstellung des AP)

in der Nähe der Lamina cuticullaris der Haarzellen erzeugt wird. Meist erscheint es als negatives Gleichspannungspotential, kann aber abhängig von der Reizfrequenz und der Position der Nadelelektrode auch positiv ausfallen. Leitet man von der Nähe des runden Fensters oder vom Promontorium ab, wird man beim Menschen in den meisten Fällen ein negatives SP beobachten. Der zeitliche Ablauf der SP entspricht der Umhüllenden des akustischen Reizes. Die Schwelle dürfte bei Reizintensitäten zwischen 50 und 60 dB erreicht werden, wobei die Amplitude bis zu einem Reizpegel von ca. 100 dB ständig zunimmt, um dann zu einer Sättigung zu gelangen (Abb. 2.9 b).

Die klinische Aussagekraft der Amplituden der SP ist begrenzt. Befunde bei Menière-Patienten, bei asphyxiebedingten Hörstörungen und bei Zustand nach Schalltraumen und ototoxischen Substanzen sind bekannt. Patienten mit Haarzellschädigungen zeigten dabei signifikant niedrigere Amplituden.

2.8.1.4 Summenaktionspotential (SAP)

Das Summenaktionspotential ist ohne Zweifel klinisch die wichtigste Welle der ECochG. Die klinische Relevanz gründet sich in einer exakten Bestimmung der Hörschwelle mit guter Übereinstimmung zwischen subjektiv angegebener und objektiv ermittelter Schwelle. In der Praxis wird wie bei den Hirnstammpotentialen zunächst mit überschwelligen Reizen das Summenaktionspotential dargestellt. Durch sukzessives Vermindern der Reizintensität verringern sich die Amplituden, wobei die Latenzen zunehmen bis ein Schwellenwert erreicht wird (Abb. 2.10). Nach Ermittlung der Hörschwelle kann das überschwellige Verhalten der Kochlea durch Auftragen von Amplituden und Latenzen als Funktionen der Reizintensität aufgezeigt werden.

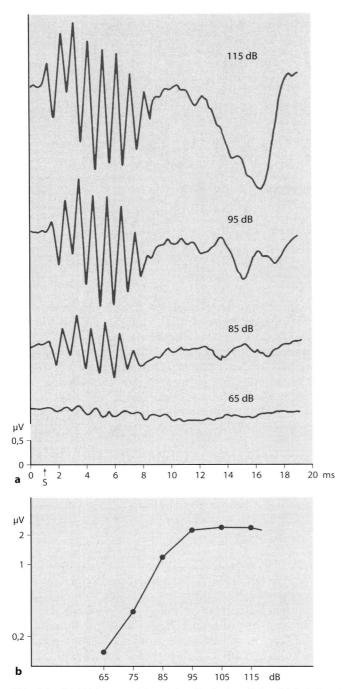

Abb. 2.8. CM-Ableitungen (**a**) und Amplitudenkennlinien (**b**) bei einer Normalperson. Reiz: Ton-burst, 1 kHz, 5 ms Dauer. (Aus: Elberling, Salomon, Acta Otolaryngologica 75, 1973)

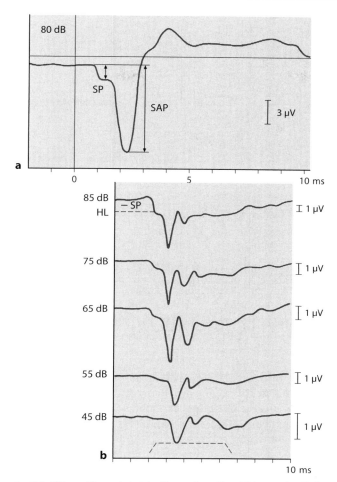

Abb. 2.9 a, b. Summationspotential (SP); **a** SP erscheint in Form einer Verschiebung der Null-linie während der Reizeinwirkung; **b** negatives Summationspotential bei verschiedenen Lautstär-ken. (Aus: Keidel und Neff, Handbook of Sensory Physiology, Auditory System, Springer, Berlin, 1976, S 639–641)

Man spricht dann von Latenz- bzw. Amplitudenkennlinien (Tuning-Kurven, Abstimmkurven). Ein Beispiel für einen Normalhörenden ist in Abb. 2.10 wiedergegeben.

Das überschwellige Verhalten der Kochlea, erkennbar an den Amplitu-denkennlinien, eignet sich zur Beurteilung einer Hörstörung und ergänzt die Angaben über die Hörschwelle. In Abb. 2.11 wurde das überschwellige Kochleaverhalten an je 10 Patienten dargestellt, die verschiedenartige Hörstörungen aufwiesen (Recruitment und mittelgradige Hörstörung ohne Recruitment). Die Kurve 1 (Abb. 2.11a) zeigt dabei Mittelwerte und Stan-dardabweichungen von 10 Normalhörenden mit relativ flachem Verlauf bis

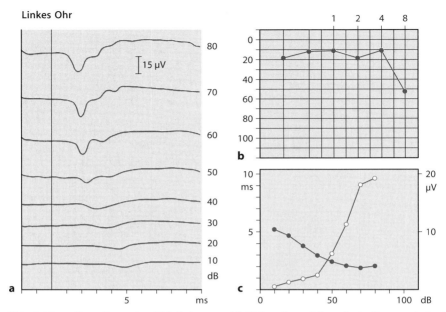

Abb. 2.10. a Darstellung des SAP bei unterschiedlichen Lautstärken; **b** Audiogrammbefund; **c** Amplitudenkennlinien (—○—), Latenzlinien (—●—)

50 dB und einem Steilanstieg ab 60 dB. Oberhalb von 90 dB traten keine weiteren Erhöhungen der Erregungsstärke mehr auf, da in diesem Bereich die kochleäre Sättigung erreicht wurde. Die Gesamtdynamik einer normalen Kochlea beträgt somit mehr als 90 dB.

Bei Patienten mit einer mittelgradigen Hörstörung und ausgeprägtem Recruitment sah man einen steilen Anstieg der Kurve direkt im Schwellenbereich (ca. 60 dBHL) und eine etwas früher einsetzende Sättigung bei 90 dB (siehe Kurve 2, Abb. 2.11 b). Die Kochlea-Dynamik war somit auf ca. 30 bis 40 dB eingeschränkt. Bei 70 dB lagen sowohl die Amplituden- als auch die Latenzwerte der Recruitment-Patienten im Bereich Normalhörender. Bei dem Beispiel 2 handelt es sich um Hörstörungen für geringere Intensitäten bei fast erhaltener Funktion im Bereich intensiverer Reize. Nach Anpassung entsprechender Hörhilfen kann hier ein gutes Sprachverständnis erzielt werden.

Bei Kurve 3 (Abb. 2.11c) handelt es sich um Kennlinien bei Patienten mit mittelgradiger Hörstörung ohne Recruitment. Auffallend war die geringe Steilheit der Kurven oberhalb der Schwelle und die eingeschränkte Erregungsstärke in der Größenordnung von ca. 50%.

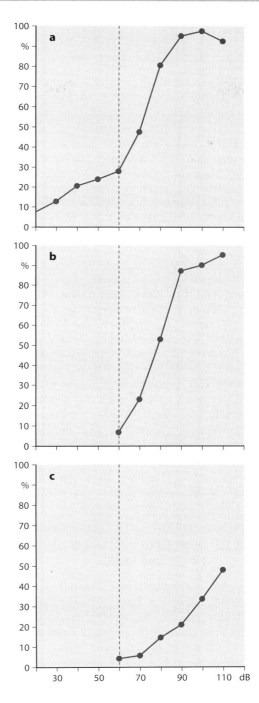

Abb. 2.11. a Überschwelliges Verhalten der Kochlea bei 10 Normalhörenden, **b** 10 Patienten mit mittelgradiger Hörstörung und einem Recruitment; **c** 10 Patienten mit mittelgradiger Hörstörung ohne Recruitment, Abszisse: Lautstärke in dBHL; Ordinate: prozentualer Anteil der maximalen Amplitude

2.8.2 Frühe akustisch evozierte Potentiale (FAEP)

2.8.2.1 Methodisches Vorgehen

FAEP werden am besten am liegenden Patienten abgeleitet. Eine Sedierung entfällt bei kooperativen Erwachsenen; bei Kindern und Neugeborenen kann in natürlichen Schlafphasen abgeleitet werden. Beim entspannten Patienten (Zähne nicht aufeinanderbeißen!) erfolgt der Potentialabgriff mit Oberflächenelektroden am Vertex und am zur Reizseite gelegenen Mastoid. Bei Patienten mit einem Kopfverband kann auch an der Stirn und an den Ohrläppchen abgeleitet werden. Als Bezugspunkt wird meist das kontralaterale Mastoid bzw. Ohrläppchen genommen. Nach Verstärkung (ca. 100000-mal) wird das Biosignal durch Hoch- und Tiefpassfilter in einem Bereich zwischen 100 und 3000 Hz eingegrenzt. Der Klick wird derzeit meist phasengetrennt angeboten (Sog- und Druckreize), wobei 1000 bis 1500 Reize für gut reproduzierbare Wellen ausreichen. Bei Anwendung des alternierenden Reizmodus muss auf die unterschiedlichen Antworten nach Sog- und Druckreizen geachtet werden (Kapitel 2.8.4). Die Reizfolgefrequenz liegt optimal zwischen 10 und 20/s. Bei guter Reproduzierbarkeit genügen meist zwei Ableitungen. Zur Ableitung gehört auch eine Inspektion des äußeren Ohres (Otoskopie) um Zerumen zu erkennen. Das Vorliegen eines audiologischen Befundes erleichtert die Auswertung v. a. bei Veränderungen der Welle I.

Moderne akustische Reizgeneratoren liefern meist Klick-Reize (elektrische Rechteckreize), die nach Anregung der Kopfhörermembran Abrundungen erfahren. Die Beschallung erfolgt wegen der Seitenzuordnung immer monaural auf der Seite, auf der auch abgeleitet wird. Das kontralaterale Ohr sollte mit weißem Rauschen vertäubt werden, um v. a. bei Hörstörungen ein „Überhören" zu vermeiden. Bei audiologischen Fragestellungen wird man sinnvollerweise weit überschwellig beginnen (ca. 80 dB) und dann sukzessive die individuelle Hörschwelle aufsuchen. Bei neurologischen Fragestellungen genügt meist ein überschwelliger Reiz in der Größenordnung zwischen 80 und 90 dB. Die Intensität des kontralateralen weißen Rauschens sollte 40 bis 50 dB nicht überschreiten.

2.8.2.2 Normwerte sehr früher und früher akustisch evozierter Potentiale (SFAEP und FAEP)

Da das Summenaktionspotential der ECochG der Welle I der FAEP entspricht, kann, was Latenzen anbelangt, auf die Tabelle 2.6 der FAEP verwiesen werden. Die Amplituden sind jedoch bei der ECochG wesentlich höher und erreichen Werte im Mikrovoltbereich (bis 5 μV).

Die Benennung der FAEP erfolgt entsprechend dem Vorgehen von Jewett und Willeston mit den römischen Zahlen I bis VII, wobei nur die nach oben gerichteten sog. „vertexpositiven" Wellen ausgewertet werden. Die Amplitudenauswertung erfolgt „peak-to-peak" entsprechend dem Vorschlag in Abb. 2.12. Bei den Wellen IV und V muss beachtet werden, dass gelegentlich

Tabelle 2.6. Mittelwerte (MW) und Standardabweichung (SD) der Latenzen (**a**), Amplituden (**b**) und Zwischenwellenzeiten (**c**) der Wellen I–V, ermittelt an 50 normalhörenden Gesunden bei Lautstärken zwischen 10 und 90 dB

a	Latenzen					
Welle	I	II	III	IV	V	IV/V
10			5,80		7,70	
			0,48		0,45	
20			5,20	6,65	7,25	
			0,40	0,47	0,40	
30	2,60	3,60	4,65	5,90	6,70	
	0,30	0,35	0,37	0,30	0,28	
40	2,15	3,20	4,30	5,45	6,30	6,00
	0,25	0,30	0,28	0,35	0,30	0,34
50	1,80	3,00	4,04	5,24	6,00	5,85
	0,17	0,20	0,25	0,23	0,30	0,32
60	1,70	2,90	3,93	5,15	5,80	5,60
	0,13	0,15	0,21	0,25	0,23	0,30
70	1,60	2,73	3,83	5,03	5,70	5,30
	0,12	0,19	0,20	0,21	0,22	0,25
80	1,50	2,65	3,73	4,97	5,60	5,20
	0,13	0,18	0,19	0,17	0,19	0,20
90	1,40	2,57	3,63	4,90	5,50	5,12
	0,10	0,14	0,16	0,15	0,18	0,18

b	Amplituden								
dB	90	80	70	60	50	40	30	20	10
I	290	270	220						
	70	80	50						
II	210	190	180						
	80	100	70						
III	290	280	250						
	90	100	70						
IV	350	340	280						
	100	90	80						
V	390	370	300	270	260	235	220	200	150
	80	90	90	70	80	70	85	90	80
IV/V	450	430	430						
	70	90	80						

Tabelle 2.6 (Fortsetzung)

c	Zwischenwellenzeiten						
Lautstärke	Welle	MW	SD	Welle	MW	SD
60 dB	I–II	1,22	0,15	I–IV	3,58	0,14
	I–III	2,25	0,13	I–V	4,10	0,16
	I–IV	3,47	0,16	I–IV/V	3,80	0,15
	I–V	4,10	0,12			
	I–IV/V	3,92	0,14			
70 dB	I–II	1,17	0,16			
	I–III	2,27	0,15			
	I–V	3,47	0,17			
	I–V	4,10	0,15			
	I–IV/V	3,74	0,16			
80 dB	I–II	1,21	0,14			
	I–III	2,29	0,17			
	I-IV	3,53	0,15			
	I–V	4,10	0,16			
	I–IV/V	3,76	0,18			
90 dB	I–II	1,25	0,12			
	I–III	2,31	0,13			

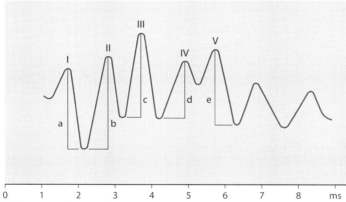

Abb. 2.12. Schematische Darstellung der FAEP (I–V) mit Vorgehensweise bei der Amplituden-bestimmung; Wellen I und V (a und e; Gipfel-zu-Tal); Wellen II, III und IV (b, c und d; Tal-zu-Gipfel); Eichung 200 nV

ein „IV-V-Komplex" auftritt, bei dem getrennte Gipfel nicht mehr erkennbar sind (Abb. 2.13 b). Ansonsten sind die Normvarianten der Abb. 2.13 zu beachten.

Neben den absoluten Latenzen sind v. a. die Leitzeiten zwischen den Wellen diagnostisch aussagefähig. Die wichtigste Leitzeit ist dabei die I–V-Leit-

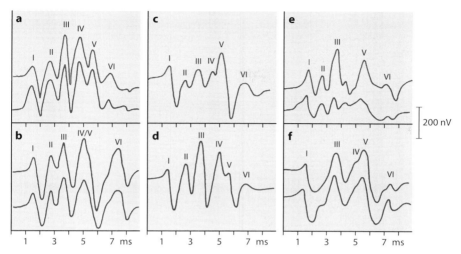

Abb. 2.13 a–f. Normvarianten; **a** getrennte Wellen IV und V; **b** singulärer IV-/V-Komplex; **c** Welle IV als Anhängsel von Welle V; **d** Welle V als Anhängsel von Welle IV; **e** keine eindeutige Welle IV; **f** keine eindeutige Welle II; Eichung 200 nV

zeit. Hervorzuheben bei den Leitzeiten ist deren Konstanz bei verschiedenen Lautstärken (z. B. ca. 4 ms für die I–V-Leitzeit). Während in der Tabelle 2.6 Normwerte für Latenzen, Amplituden und Leitzeiten wiedergegeben sind, zeigt Abb. 2.14 Kennlinien für Latenzen und Amplituden der FAEP in Abhängigkeit von der Reizintensität, die hauptsächlich bei audiologischen Fragestellungen bedeutsam sind.

2.8.2.3 Normwerte mittlerer akustisch evozierter Potentiale (MAEP)

Im Anschluss an die FAEP finden sich Wellen, die den mittleren akustisch evozierten Potentialen zuzuordnen sind. In einem Zeitbereich zwischen 8 und 50 ms gelingt die Differenzierung zwischen zwei Hauptgruppen von MAEP, den myogenen und neurogenen Komponenten. Da die myogenen Anteile weder für audiologische noch für neurologische Fragestellungen relevant sind, wird auf eine weitere Darstellung verzichtet. Hingewiesen werden soll lediglich auf einen kritischen Zeitbereich zwischen 8 und 9 ms, in dem sich nicht nur bei verspannten Patienten eine hochamplitudige muskuläre Welle darstellen lässt, die allerdings klinisch nicht verwertbar ist (Abb. 2.15). Eine Zusammenstellung der sog. sonomotorischen Reflexantworten erfolgt in Tabelle 2.7.

Die neurogenen Anteile sind von prospektiver klinischer Bedeutung und bei Erweiterung des zeitlichen Fensters (bis 50 ms) recht gut ableitbar (Abb. 2.16). Die technischen Voraussetzungen können der Tabelle 2.8 entnommen werden. Normwerte finden sich in Tabelle 2.9. Da die neurogenen Anteile der MAEP die Hörschwelle erreichen, sind sie bei audiologischen Fragestellungen, z. B. zur Hörschwellenbestimmung, wertvoll.

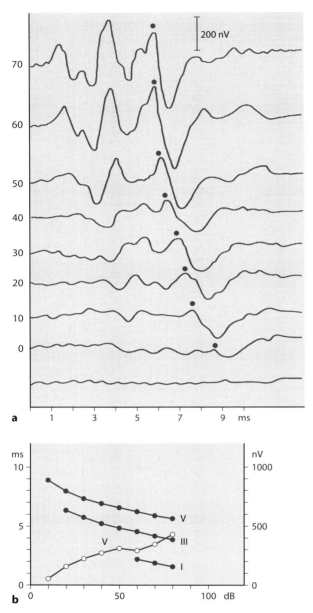

Abb. 2.14. a Schwellenbestimmung mittels FAEP (●=Welle V); **b** Latenzkennlinien der Wellen
I, III und V (——●——), Amplitudenkennlinie der Welle V (——○——)

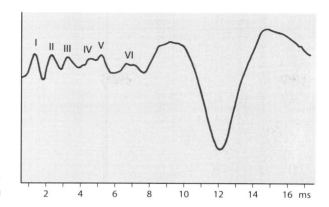

Abb. 2.15. FAEP und sonomotorische Reflexantworten

Tabelle 2.7. Sonomotorische Reflexantworten. (Aus Picton et al. (1974) Electroenceph Clin Neurophysiol 36:179)

Reflexe	Beschreibung
Postaurikuläre Muskulatur PAR CAR	Großamplitudige negative Wellen bei 11,8±0,8 ms und positive Welle bei 16,4±0,7 ms
Temporale Muskulatur	Beim Zähneaufeinanderbeißen leicht auslösbar, große negative Welle bei 17,2±1,9 und positive Welle bei 22,8±2,8 ms
Nackenmuskulatur	Ableitungspunkt Inion; Beginn bei ca. 7,4 ms. Mehrere Wellen: negative Wellen bei 11,3±0,2 und 24,6±1,5 ms und positive Wellen bei 16,8±2,4 und 33,8±0,5 ms
Frontale Muskulatur	Sehr variabel; ausreichend reproduzierbare Welle bei ca. 30 ms

2.8.2.4 40-Hz-Antwort

Das Auftreten der Hauptgipfel Pa bei 25 ms und Pb bzw. P1 bei 50 ms ergibt bei einer Reizfolgefrequenz von 40/s, d.h. alle 25 ms ertönt ein Reiz,
einen sinusoidalen Wellenablauf mit einer Frequenz von 40 Hz (Abb. 2.17).
Bei der 40-Hz-Methode handelt es sich um stationäre Potentiale („su-
stained potentials"), die hinsichtlich ihrer Morphologie sehr stabil und aufgrund der sinusförmigen Struktur deutlicher erkennbar sind. Sie lassen
sich besonders in Schwellennähe gut erkennen. Zur Auswertung gelangt
ein kontinuierlicher Wellenkomplex (Abb. 2.17). Die 40-Hz-Antwort findet
ihre Anwendung in der Audiologie, wo man sich eine objektive Hörprü-
fung in niedrigeren Frequenzbereichen verspricht.

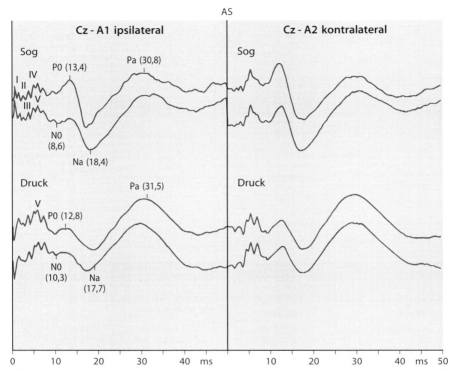

Abb. 2.16. Gleichzeitige Darstellung der FAEP (I–V) und der MAEP (No, Po, Na und Pa). Nach Stimulation des linken Ohres (auriculum sinister = AS) erfolgte die Ableitung am ipsilateralen (Cz-A 1) und kontralateralen (Cz-A 2) Mastoid

Tabelle 2.8. Mittlere akustisch evozierte Potentiale (MAEP)

▐ **Allgemeine Untersuchungsbedingungen:** Elektroden, Elektrodenposition, Elektrodenwiderstände und Kopfhörer wie bei den FAEP
▐ **Stimulation:** Monaurale Klicks (100 µs oder besser „tone bursts" – Anstieg 2 ms, Dauer 6 ms, Abfall 2 ms) – Reizfolge 5–10 Hz am besten randomisiert – Sog-Druck-Problematik wahrscheinlich vernachlässigbar
▐ **Reizintensität**
Audiologie: 80 dB–0 dB
Neurologie: 70 oder 80 dB
▐ **Analysenzeit:** 50 ms
▐ **Filtereinstellung**
Untere Grenzfrequenz ca. 1–10 Hz
Obere Grenzfrequenz 100–1000 Hz
▐ **Mittlungsschritte:** Je nach Signal-Rausch-Verhältnis 100–500 Reize

Tabelle 2.9. Normwerte der Wellen V–VII der FAEP und der Wellen No, Po, Na, Pa und Nb der MAEP, ermittelt bei einer Klick-Lautstärke von 70 dB. (Aus Buettner Trost (1985) Z EEG-EMG 16:145)

V	VI	VII	No	Po	Na	Pa	Nb
5,4	7,0	8,6	9,6	12,5	18,1	29,4	38,5
(0,6)	(1,0)	(0,9)	(4,3)	(3,6)	(7,3)	(8,7)	(9,6)

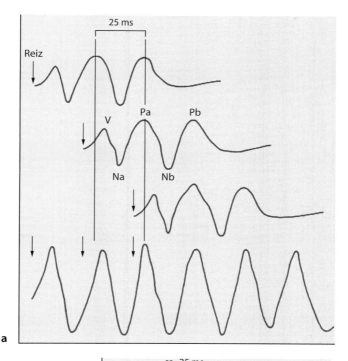

Abb. 2.17. MAEP und 40 Hz-Antwort. **a** MAEP mit den Hauptgipfeln Na, Pa, Nb und Pb; 40 Hz-Antwort bei repetitiven Reizen mit einem Intervall von 25 ms; **b** Messung der Hörschwelle bei einem Normalhörenden

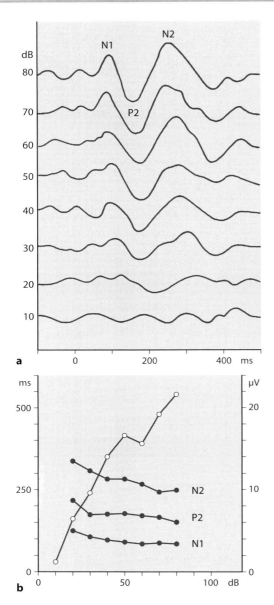

Abb. 2.18. Schwellenbestimmung mittels SAEP. **a** Schwellen bei einem Normalhörenden mit den Wellen N1, P2 und N2; **b** Latenzkennlinien der Wellen N1, P2 und N2 (——●——), Amplitudenkennlinie des N1-P2-N2-Komplexes (——○——)

2.8.2.5 Späte akustisch evozierte Potentiale (SAEP)

Zur Auswertung gelangen hier die Wellen der Abb. 2.18 mit Hauptgipfeln wie N1, P2 und N2. Die wichtigsten Latenzen finden sich in Tabelle 2.10. Das methodische Vorgehen und entsprechende technische Details sind in Tabelle 2.11 wiedergegeben.

Tabelle 2.10. Latenzen der Wellen P2 und P3 (Mittelwert und Standardabweichungen) für die Bedingungen „Augen offen" und „Augen geschlossen" sowie geordnet nach höherem und niedrigerem Lebensalter. (Aus Hegerl et al. (1985) Z EEG-EMG 16:172)

| | N | Latenz (ms) | | | | Amplitude (µV) | | | |
| | | Häufiger Ton | Seltener Ton | | | Häufiger Ton | Seltener Ton | | |
		P2	P2	P3		P2	P2	P3	
Augen offen									
Alt $\bar{x}=71{,}1$ Jahre	27	168,2±24,7	163,1±17,8	328,4±42,1		9,2±4,0	11,2±3,9	9,4±4,0	
Jung $\bar{x}=31{,}6$ Jahre	22	170,7±21,9	163,9±15,5	289,0±29,6		9,8±5,4	12,0±4,6	14,9±4,4	
Augen geschlossen									
Alt $\bar{x}=71{,}1$ Jahre	27	166,0±21,8	162,2±81,1	326,0±42,1		9,7±3,8	11,4±3,8	9,9±4,7	
Jung $\bar{x}=31{,}6$ Jahre	22	173,3±23,9	161,5±15,2	292,3±30,1		10,0±5,1	12,0±4,9	15,1±5,1	

Tabelle 2.11. Späte akustisch evozierte Potentiale (SAEP)

▐ **Definition:** Späte Wellen in einem Latenzbereich zwischen 50 und 300 ms
▐ **Allgemeine Untersuchungsbedingungen:** Vigilanzgrad und Medikamenteneinnahme verändern die SAEP, deshalb Vigilanz kontrollieren; Elektroden, Elektrodenposition, Elektrodenwiderstände und Kopfhörer wie bei den FAEP und MAEP
▐ **Stimulation:** Monaurale Beschallung mit Tönen (10 ms Anstieg – 50 ms Dauer – 10 ms Abfall) – Reizfolge randomisiert bei niedriger Wiederholungsrate (0,5–1 Hz) – ca. 50–100 Reize sind ausreichend; Sog-Druck-Problematik entfällt wahrscheinlich
▐ **Reizintensität**   Audiologie 80 dB–0 dB   Neurologie 70–80 dB
▐ **Analysenzeit:** 500 ms
▐ **Filtereinstellung:** 1 Hz–100 Hz
▐ **Mittlungsschritte:** ca. 50–100 Reize

2.8.3 Untersuchungen an Kindern

Die Wellen der ECochG und die AEP eignen sich besonders gut zu Untersuchungen bei Kindern. Während bei Neugeborenen und Kleinkindern der audiologische Aspekt ganz im Vordergrund steht, nimmt mit zunehmendem Alter das Interesse an topologischen Fragestellungen zu. Unter Topologie wird dabei Typisierung und Lokalisation sowohl von Hörstörungen als auch von ZNS-Schädigungen verstanden. Zu bedenken bei Untersuchungsgängen mit Kindern sind allerdings Faktoren wie Stillhalten während des Untersuchungsablaufes (z. B. ECochG und FAEP) und wenn nötig die Fähigkeit zur Kooperation (z. B. SAEP und P300), weshalb Untersuchungen im Rahmen einer ECochG bei Kindern audiologischen Spezialabteilungen vorbehalten bleiben sollten. Eine Indikation zur ECochG liegt v. a. dann vor, wenn mittels FAEP keine Potentiale mehr erzeugt werden können oder erhebliche Zweifel an der Kurvenqualität bestehen.

2.8.3.1 FAEP bei Neugeborenen

Die nicht invasiven FAEP eignen sich besonders zur Ableitung bei Neugeborenen; das monotone Knacken des Klicks hat eher eine einschläfernde Wirkung. Kleinkinder, die sich oft vor Untersuchungen ängstigen, können ohne weiteres mit einem Tranquilizer beruhigt werden, da die FAEP sich dadurch nicht beeinflussen lassen. In den ersten 3 Lebensjahren sind die FAEP in der Latenz verzögert und in ihren Amplituden reduziert. Ab dem 3. Lebensjahr können dann bei Kindern Normwerte Erwachsener zur Auswertung herangezogen werden. Tabelle 2.12 zeigt Mittelwerte und Standardabweichungen von Latenzen und Amplituden bei Neugeborenen. Die Amplituden sind im Schnitt bis auf mehr als die Hälfte der Werte von Erwachsenen reduziert, die Latenzen sind verzögert (Abb. 2.19). Interessant

Tabelle 2.12. Latenzen, Zwischenwellen und Amplituden der Wellen I–V der FAEP, ermittelt an 12 Neugeborenen (MW: Mittelwert, SD: Standardabweichung)

Absolutlatenzen			
Welle	MW	SD	
I	1,85	0,26	
II	2,95	0,22	
III	4,65	0,28	
IV	5,85	0,38	
V	7,00	0,26	
Zwischenwellenzeiten (ms)			
Welle	MW	SD (ms)	
I–II	1,10	0,25	pLZ = periphere Leitzeit
I–III	2,80	0,26	
I–IV	4,00	0,28	
I–V	5,15	0,21	
II–V	4,05	0,22	zLZ = zentrale Leitzeit
Amplituden (nV)			
Welle	MW	SD	
I	120	50	
II	64	45	
III	235	45	
IV	75	30	
V	160	55	

ist der Vergleich der peripheren Leitzeit (I–II-Leitzeit) und der zentralen Leitzeit (II–V-Leitzeit) bei Neugeborenen und Erwachsenen. Während die periphere Leitzeit keinen wesentlichen Unterschied aufweist, sind die zentralen Leitzeiten mit einer Differenz von 1,05 ms behaftet. Das Resultat lässt den Rückschluss zu, dass das Innenohr bei der Geburt weitgehend ausgereift ist. Es sind wohl eher Reifungsvorgänge im äußeren und Mittelohr und im Hirnstamm, die diese Differenz hervorrufen. Die Kenntnisse von reifebedingten Veränderungen der FAEP sind zur Hördiagnostik und zur Frühdiagnose von Krankheiten in dieser Altersstufe unabdingbar.

Auf die Beschreibung von kindlichen Normwerten bei MAEP und SAEP kann verzichtet werden, da beide Wellengruppen bei Kindern bislang keine breite klinische Anwendung gefunden haben.

2.8.3.2 Notched-Noise-BERA

Zwar gelingt es mit der „konventionellen" Reiztechnik, FAEP bei Säuglingen und Kleinkindern zuverlässig abzuleiten, das verwendete Reiz-Design lässt jedoch keine Aussage über die frequenzspezifische Hörschwelle zu, deren

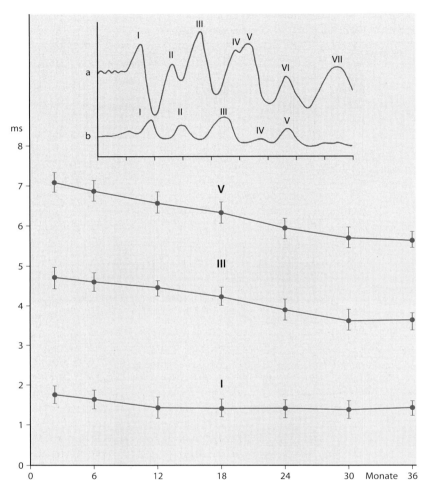

Abb. 2.19. Oberer Teil: FAEP bei einem Erwachsenen (**a**) und einem neugeborenen Kind (**b**), Eichung 200 nV, Lautstärke 70 dB. Unterer Teil: Latenzkennlinien der Wellen I, III und V ermittelt im Abstand von 6 Monaten an 12 Neugeborenen vom Zeitpunkt der Geburt bis zu einem Alter von 36 Monaten

Verlaufskenntnis für die Indikationsstellung der Hörgeräteversorgung und der immer früher (ab dem 2. Lebensjahr) eingesetzten Kochlea-Implant-Therapie dringend notwendig ist. Gerade bei den angeborenen oder perinatal erworbenen Hörschäden sollte bis zum 6. Lebensmonat spätestens die Diagnostik und die Hörgeräteversorgung abgeschlossen und die Hörfrühförderung eingeleitet sein. Bereits im 2. Lebensjahr kann über Erfolg und Misserfolg des Erreichten geurteilt werden und es können notwendige weitere Schritte beschlossen werden. Diese frühe therapeutische Intervention hilft Entwicklungsdefizite der zentralen Sprachbahnung und -verarbeitung vermeiden, die den späteren Erfolg einer Kochlea-Implant-Therapie in Frage stellen könnten. Diese außerordentlich wichtige Frühversorgung setzt jedoch eine frequenzbezogene Messung noch existenter Hörreste und den Nachweis der Stimulierbarkeit retrokochleärer Hörbahnstrukturen voraus.

In der pädaudiologischen Praxis wurde in den letzten Jahre mit der Einführung der „Notched-Noise-BERA" eine wichtige diagnostische Ergänzung auf diesem Feld geschaffen. Normalerweise weisen die bei der FAEP-Reizung verwendeten Klick-Stimuli eine sehr breite spektrale Charakteristik auf, demzufolge ist eine frequenzspezifische Messung nicht möglich und eine Bestimmung des Schwellenaudiogramms gelingt auf dieser Basis nicht. Bei der „Notched-Noise"-Technik werden frequenzspezifische Potentiale dadurch erhalten, dass der Reiz mit einem Breitbandrauschen versehen wird, das eine Kerbe (notch) im Bereich der interessierenden Reizfrequenz aufweist. Da das eingekerbte Breitbahnrauschen die spektralen Seitenbänder des Tonpulses maskiert, kann die AEP-Antwort nur aus dem speziellen „Notch-Frequenzbereich" stammen. Bei den uns bekannten in Deutschland erhältlichen kommerziellen Systemen wird mit vier über eine spezielle Software einstellbaren Frequenzen von 4, 2, 1 und 0,5 Hz gearbeitet. Im Gegensatz zu der üblichen FAEP-Ableitung werden hier die Grenzfrequenzen des Verstärkers auf 10 und 2500 Hz festgelegt, wodurch sowohl frühe als auch mittellatente AEP erfasst werden können. Das kontralaterale Ohr wird mit einem Breitbandrauschen von 30 dB unter dem jeweiligen Reizpegel vertäubt. Jede einzelne Frequenz wird bei verschiedenen Reizpegeln in Abstufungen von 5 bzw. 10 dB bei einem maximalen Reizpegel von 100 dB untersucht. Die Positionen der Ableitelektroden entsprechen denen der üblichen Vorgehensweise bei der Registrierung der FAEP. Bei einer Reizrate von 41/s erhält der Untersucher eine Überlagerungsantwort der FAEP und der mittellatenten Komponenten, die als CEAEP bezeichnet wird („Composite Early AEP"). Nicht abgeschlossene Reifungsvorgänge führen jedoch dazu, dass bei Säuglingen und Kleinkindern mit den so gewählten Reiz- und Ableitparametern im Wesentlichen nur die FAEP zur Darstellung gelangen. Die Ableitung sollte auf alle Fälle im Schlaf erfolgen. Falls die Untersuchungssituation einen natürlichen Schlaf nicht zulässt, ist eine leichte Sedierung oder in schwierigen Fällen sogar unter stationären Bedingungen eine Narkose notwendig.

Als wesentliches Untersuchungskriterium gilt die Welle V der CEAEP (= Welle V der FAEP), deren Latenz sich mit zunehmender Lautstärke und Erhöhung der Prüffrequenz verkürzt (Abb. 2.20). In die Beurteilung gehen aber auch die Latenz und die Amplituden der mittellatenten Potentiale ein.

Die zuverlässige Möglichkeit, die CEAEP mit der „Notched-Noise-Methode" abzuleiten, und die Tatsache, dass sich in vielen Untersuchungen eine gute Korrelation zwischen subjektiver und objektiver Hörschwelle (gemessen mit der „Notched-noise-Methode") ergeben hat, macht die frequenzspezifische Hirnstammaudiometrie mit Ton-Pulsen und Notched-Noise-Maskierung zu einem zuverlässigen objektiven Hörschwellendiagnostikum in der Pädaudiologie. Ein wichtiger Vorteil der Methode ist auch, dass mit

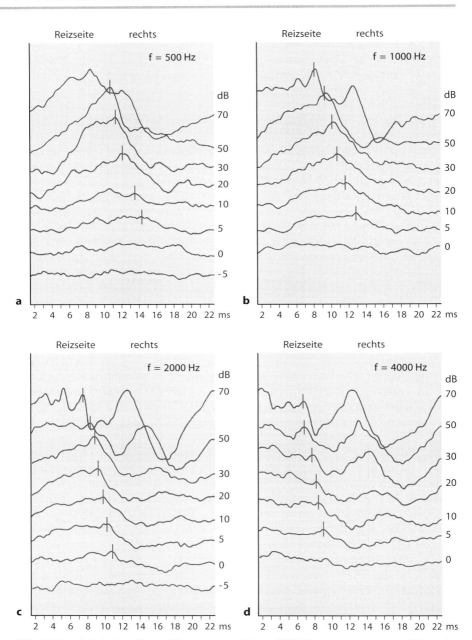

Abb. 2.20 a–d. Bei einer Normalhörenden abgeleitete CEAEP-Serien als Antwort auf Tonpulse mit den Trägerfrequenzen (**f**) (**a** 500 Hz, **b** 1000 Hz, **c** 2000 Hz und **d** 4000 Hz), maskiert mit notch-gefiltertem weißem Rauschen. Kurven, die eindeutig ein evoziertes Potential enthalten, sind mit einem Cursor markiert. Der Cursor gibt etwa die Position der Welle V des FAEP an (die Reizstärke ist in dB nHL kalibriert. (Nach Stürzebecher et al. 1993)

ihr eine getrenntohrige frequenzspezifische Messung der Hörschwellen bei Kindern aller Altersgruppen möglich ist.

2.8.4 Faktoren, die die FAEP verändern

Physiologische und technische Faktoren finden sich in Tabelle 2.13. Was die Körpertemperatur anbelangt, erfahren die FAEP-Latenzen bei Hypothermie eine Zunahme. Der Faktor der Temperaturabhängigkeit der FAEP ist aber nur bei Patienten mit einer erheblich erniedrigten Körpertemperatur in Betracht zu ziehen, z. B. beim intraoperativen Monitoring und bei der Diagnostik des Hirntodes.

Die altersbedingten Veränderungen bei Neugeborenen und Kindern wurden schon beschrieben. Werden Erwachsenenwerte erreicht, ist mit Veränderungen auch im höheren Lebensalter nicht mehr zu rechnen. Bei älteren Patienten ist allerdings der Faktor einer Hörstörung zu bedenken, der die Wellen mitunter erheblich in ihrer Reproduzierbarkeit beeinträchtigt. Es kann davon ausgegangen werden, dass bei den Amplituden und Latenzen der FAEP keine klinisch signifikanten Unterschiede zwischen den beiden Geschlechtern auftreten.

Was pharmakologische Faktoren anbelangt, erweisen sich die FAEP als sehr stabil. Diese Stabilität ist bei intoxikierten, komatösen Patienten ein wertvolles Instrumentarium zur Differenzierung zwischen toxisch/metabolischer Genese und einer strukturellen Schädigung. Benzodiazepine verändern die FAEP nicht. Ihr sedierender Effekt und ihre muskelrelaxierende Wirkung kann somit bei Ableitungen v. a. bei Kindern ausgenützt werden. Wei-

Tabelle 2.13. Physiologische und technische Faktoren, die die FAEP verändern können

- Physiologische Faktoren
- Körpertemperatur
- Alter
- Geschlechtsbedingte Veränderungen
- Pharmakologische Faktoren
- Technische Faktoren
- Wahl der Ableitepunkte
- Kopfhörer
- Reizformen
  - Klick
  - Tonpip
  - Programmierte Reize
- Reizintensität und Vertäubung
- Reizrate
- Monaurale/binaurale Beschallung
- Ipsi-/kontralaterale Ableitung
- Polarität des Reizes

tere Substanzen ohne Einfluss auf die FAEP sind Psychopharmaka wie Neuroleptika und Antidepressiva. Auswirkungen auf die FAEP sind somit durch Medikamente, die routinemäßig in der Nervenheilkunde verordnet werden, nicht zu erwarten. Es ist jedoch zu bedenken, dass nach Ableitungen unter Sedierung die Patienten unmittelbar danach kein Fahrzeug führen dürfen.

In einigen Fällen jedoch lassen sich die FAEP durch Pharmaka und v. a. durch Alkohol verändern. Bei Alkoholintoxikationen z. B. sieht man eine signifikante Zunahme der Latenzen ab den Wellen III–V, während die Amplituden keine eindeutige Veränderung erfahren. Bei chronischer Einwirkung von Alkohol sind die Latenzen der FAEP ebenfalls verzögert.

An technischen Einflussfaktoren sind die Ableitpunkte zu nennen. Mit der Differenzableitung Vertex gegen reizseitiges Mastoid können die Komponenten I–V am besten erfasst werden. Interaktionen bedingt durch eine gleichzeitige Aktivität von Kochlea und Hirnstammstrukturen sind bei dieser Elektrodenplatzierung am geringsten.

Bei der heutigen Qualität der Kopfhörer treten meistens keine signifikanten Störfaktoren auf. Eigenfrequenzen des Kopfhörers finden sich meist in einem Bereich bei 3000 Hz, wobei Frequenzen zwischen 500 und 7000 Hz gut übertragen werden können. Das Frequenzmaximum bei Kopfhörern kommt der Generierung von FAEP aber eher entgegen. Die Stimulation mit Klick-Reizen ist nach wie vor frequenzunspezifisch und es entsteht vorwiegend in den basalen Anteilen der Basilarmembran ein Aktionspotential mit deutlichem Schwellenverhalten.

Zur Stimulation von FAEP verwendet man vorwiegend Klick-, gelegentlich auch Pip-Reize. Bei einer Dauer des rechteckförmigen elektrischen Reizes zwischen 150 und 200 µs entsteht eine derart günstige Überlagerungssituation von On- und Off-Effekten, dass ein gausförmiger Impuls mit wenig Nachschwankungen entsteht. Während der Klick ein rechteckförmiger Reiz ist, sind Ton-Pips-Reize sinusförmige Stimulationsmuster (z. B. auch Sinushalbwelle). Bei diesen Reizen kann die Steilheit der ansteigenden und abfallenden Flanke verändert werden. Es entsteht bei einer Frequenz von 2000 Hz, was der Dauer einer Sinushalbwelle von ca. 250 µs entspricht, ein „logon", das aufgrund von Berechnungen als Idealreiz für sehr kurze Stimulusarten angesehen werden kann.

Intensitätsabhängige Messungen finden v. a. bei audiologischen Fragestellungen ihre Anwendung. Bei neurologisch-topologischen Problemen hingegen empfiehlt sich das Festlegen auf einen überschwelligen akustischen Reiz, der eine gute Reproduzierbarkeit der Wellen I–V gewährleistet. Diese Reizintensität liegt in einem Bereich zwischen 70 und 80 dB. Bei konstanter Reizstärke können dann andere Parameter, wie Polarität und Reizrate, verändert werden, die für neurootologische Fragestellungen einen großen Informationsgehalt beinhalten.

Um Überhörphänomene zu vermeiden, sollte das kontralaterale Ohr mit breitbandigem Rauschen vertäubt werden. Dies trifft besonders bei einseitigen Hörstörungen zu, da der Reiz auch von der gesunden Kochlea perzipiert und somit am Mastoid Potentiale abgegriffen werden können. Eine

Lautstärke von 50 dB reicht zur Vertäubung aus, da der übergehörte Reiz höchstens mit dieser Intensität am gegenüberliegenden Ohr ankommt.

Die Reizfolgefrequenz, auch Reizrate genannt, stellt einen Kompromiss dar zwischen Dauer einer Untersuchung und Beeinträchtigung der Wellen I–V durch Phänomene der Refraktärzeit. Empfohlen wird eine Repetitionsrate von 10/s. Während bei einer Reizfolgefrequenz von 20/s noch mit normalen Latenzen und Amplituden zu rechnen ist, treten bei Erhöhung der Reizfolge Verzögerungen auf, die die Interpretation des Kurvenbildes erschweren.

Selbstredend werden die FAEP monaural hervorgerufen und auf der Reizseite gegen die gemeinsame Scheitelregion abgegriffen. Auf den binauralen Reizmodus kann in der klinischen Anwendung verzichtet werden.

Mit moderner Instrumentation lassen sich Wellen sowohl ipsi- als auch kontralateral abgreifen. Die Wellen sind nicht deckungsgleich, wobei am auffälligsten eine Amplitudenminderung bzw. Nichtableitbarkeit der Welle I mit leicht verzögerten Latenzen v. a. der Wellen I–III kontralateral zu beobachten ist. Vergleiche zwischen ipsi- und kontralateralen Ableitungen lassen den Schluss zu, dass die ipsilateral abgeleiteten Wellen vorwiegend in der reizbezogenen Hirnstammhälfte entstehen. Die Abbildungen in diesem Kapitel beziehen sich auf die an der Reizseite abgeleiteten Wellen. Ein Beispiel einer ipsi- und kontralateralen Ableitung findet sich in Abb. 2.45.

Da in Abhängigkeit von der Polarität des Reizes (Sog- bzw. Druckimpulse) unterschiedliche Wellenkonfigurationen auftreten, muss den unterschiedlichen Antworten nach Sog („rarefaction") und Druck („condensation") mehr Bedeutung beigemessen werden (Abb. 2.21). Im klinischen Alltag fällt auf, dass Sogreize dazu neigen, besser ausgeprägte Wellen mit kürzerer Latenz und höherer Amplitude zu erzeugen. Bei der Auswertung der Wellen spielt der Aspekt der Polarität des Reizes eine große Rolle. Derzeit empfiehlt es sich, beide Phasen auszuwerten, da es als noch nicht geklärt angesehen werden kann, welche differentialdiagnostische Bedeutung den unterschiedlichen Antworten nach Sog und Druck beizumessen ist. Wird ausschließlich alternierend abgeleitet, können beim Mittlungsprozess Wellenveränderungen auftreten, die nicht durch Phänomene im ZNS bedingt sind, sondern durch das Aufaddieren von sich nicht in Phase befindlichen Aktivitäten.

Klinisch wichtige Einflussfaktoren auf die FAEP:
- Alter der Probanden,
- Elektrodenableitpunkte,
- Reizkonfiguration (Klick- vs. Pip-Reize und Sog- vs. Druckreize),
- Reizintensität,
- Reizrate.

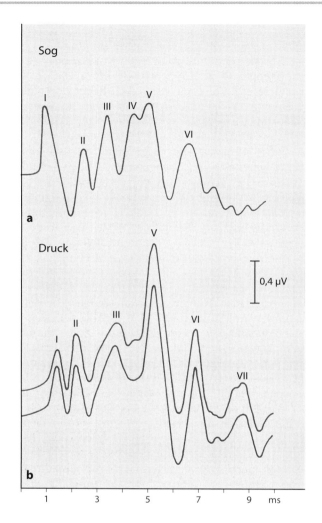

Abb. 2.21. FAEP nach getrennter Sog- und Druckreizung. Nach Sog getrennte Wellen IV und V (Muster a); nach Druck keine eindeutige Welle IV (Muster b)

2.8.5 Wellenidentifikation

Die nach oben ragenden vertexpositiven Spitzen der FAEP werden mit römischen Zahlen bezeichnet (Abb. 2.22). Was die Welle I anbelangt, werden ab dieser Komponente die periphere Leitzeit (I–II), die kochleomesenzephale Leitzeit (I–V) und die zentrale Leitzeit (II–V) gemessen. In einem Zeitbereich von 0,8 bis 1,2 ms lässt sich eine frühe Welle ableiten, die als „very early wave I" bezeichnet wird. Über den Ursprung dieser Welle lassen sich derzeit noch keine exakten Angaben machen. Klinische Relevanz besitzt sie nicht. Obwohl die Welle II nicht immer sicher reproduzierbar ist, eignet sie sich oft zur Beurteilung von Krankheitsbildern, die sich am Hörnerven abspielen. Die Welle III ist ähnlich gut reproduzierbar wie die

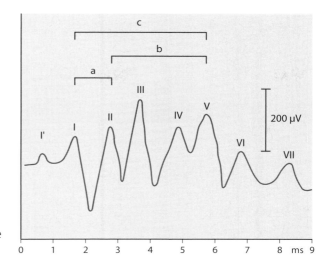

Abb. 2.22. Wellenidentifikation der Gipfel; **a** periphere Leitzeit (I–II); **b** zentrale Leitzeit (II–V) und **c** kochleomesenzephale Leitzeit (I–V)

Welle V. Bei Neugeborenen kommt sie besonders hochamplitudig zur Darstellung. Die Welle IV ist meist leicht identifizierbar, da sie mit der Welle V einen gemeinsamen Komplex bildet. Normvarianten, wie Welle IV>Welle V bzw. umgekehrt, völlig getrennte Gipfel und IV und V und in seltenen Fällen ein singulärer IV/V-Komplex mit etwas kürzeren Latenzen bei 5,2 ms, müssen berücksichtigt werden. In den meisten Fällen resultiert jedoch eine gemeinsame Basis der Wellen IV und V mit einer Aufsplitterung in zwei getrennte Gipfel. Welle IV besitzt eine topodiagnostische Relevanz, da es bei Mittelhirnschädigungen zu einer isolierten Veränderung der Welle V kommen kann, während Welle IV unverändert bleibt. Die Welle V ist die bekannteste aus der Kette der Hirnstammpotentiale. Bevor die Wellen I–IV gut reproduzierbar abgeleitet werden konnten, wurde ausschließlich mit der Welle V gearbeitet. V kann bei Zurücknahme der Reizintensität bis in den Bereich der individuellen Hörschwelle nachgewiesen werden und eignet sich somit zur Schwellenbestimmung.

Neben den eigentlichen FAEP (Wellen I–V) sieht man häufig noch Gipfel, die gut reproduzierbar abgeleitet werden können und als Welle VI und VII bezeichnet werden. Bei muskulär verspannten Patienten wird die Welle VII oft von der sonomotorischen Reflexantwort verdeckt. Eine befriedigende elektroklinische Korrelation der Wellen VI und VII und auch der sonomotorischen Reflexantworten hat sich bislang nicht ergeben. Auch eine bisweilen ableitbare Welle VIII konnte bislang klinisch nicht genutzt werden.

Bevor auf klinische Befunde und entsprechende Wellenveränderungen eingegangen werden soll, werden zu erwartende Veränderungen mittels Graphoelementen dargestellt (Abb. 2.23). Bei peripheren Hörstörungen ist meist die Welle I beeinträchtigt bzw. nicht ableitbar. Lässt sich nur die Welle I bei Wellenveränderungen ab Potential II ableiten, ist eine Schädigung am Hörnerven bzw. in unteren Anteilen des Hirnstamms zu vermuten. Wel-

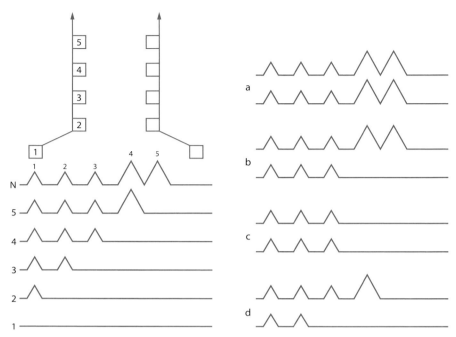

Abb. 2.23. Schematische Darstellung der Wellenveränderungen bei peripherer, neuraler (Hörnerv) und neuronaler (Hirnstamm) Hörstörung. Linker Teil der Abbildung: **1** keine erkennbaren Wellen (periphere Hörstörung); **2** lediglich Welle I ableitbar (Läsion am Hörnerven, im Kleinhirnbrückenwinkel oder tiefreichende Hirnstammschädigung); **3** Wellenveränderung ab Potential III (untere Brücke); **4** Wellenveränderungen ab Potential IV (obere Brücke); **5** Wellenveränderungen ab Potential V (Brücken-Mittelhirnbereich); *N* Normalbefund. Rechter Teil der Abbildung: **a** beidseits normale Wellen; **b** unilaterale Läsion (obere Brücke); **c** beidseitige symmetrische Läsion (obere Brücke); **d** beidseitige Läsion in verschiedenen Höhen (Mittelhirnbereich und untere Brücke)

lenveränderungen ab Potential III weisen auf eine Funktionsstörung in der unteren Brücke und Wellenveränderungen ab Potential IV auf Läsionen in der oberen Brücke hin. Klinische Befunde bestärken die Beobachtung, dass die Welle V und deren Veränderungen auf Störungen im pontomessenzephalen Übergangsbereich hinweisen. Lassen sich keine Wellen mehr ableiten, entfällt der topodiagnostische Ansatz.

Bei einer bilateralen Hirnstammaffektion können Wellenveränderungen auf nur einer Seite oder beidseits und auch in verschiedenen Höhen auftreten. Klinische Beobachtungen mit Wellenveränderungen und dementsprechenden Hirnstammerkrankungen mit nachweisbarer Lokalisation deuten darauf hin, dass die Wellen III–V vorwiegend auf der zum Reiz gelegenen Hirnstammhälfte entstehen (Abb. 2.23).

Sowohl bei Hirnstammerkrankungen als auch bei audiologischen Fragestellungen sind die Wellenveränderungen nicht spezifisch und weisen nicht auf spezielle Krankheitsbilder hin. Die Befunde sind allenfalls typisch und

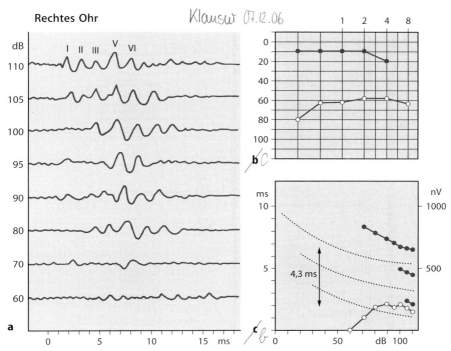

Abb. 2.24 a–c. FAEP im Falle einer reinen Schallleitungsschwerhörigkeit. **a** FAEP-Aufzeichnung in Abhängigkeit von der Reizintensität; Welle V erst ab 70 dB erkennbar. **b** Latenzkennlinien der Wellen I, III und V (——•——), Amplitudenkennlinien der Welle V (——○——). I–V Leitzeit ist mit 4,3 ms hoch im Normbereich liegend. **c** Tonaudiogrammbefund

besitzen dann neben einer topologischen Zuordnung oft noch eine schwellenspezifische Aussage mit der Möglichkeit einer objektiven Angabe der Hörfähigkeit.

2.9 Klinische Anwendung der FAEP

Nach Beschreibung des methodischen Vorgehens zur Ableitung aller Wellen der AEP sollen die klinischen Einsatzmöglichkeiten der Wellen beschrieben werden. Da nur die FAEP sich in Klinik und Praxis überzeugend durchsetzen konnten, werden nur die Wellen I bis V beschrieben, wobei, was die diagnostische Wertigkeit der SFAEP anbelangt, auf die Kapitel der Kochleographie verwiesen wird. Es werden Erkrankungen des schallaufnehmenden und -verarbeitenden Apparates, des Hörnerven und Schädigungen im Hirnstamm besprochen. Die Gliederung erfolgt entsprechend dem Verlauf der Hörbahn und berücksichtigt dabei das Vorgehen der Tabelle 2.14 mit

Tabelle 2.14. Begriffe und Definitionen bei der Differenzierung von Hörstörungen

Typen der Schwerhörigkeit			
Äußeres Ohr und Mittelohr	Innenohr	Hörnerv	Zentrale Hörbahn
Schallleitungs- oder konduktive Schwerhörigkeit	Sensorische oder kochleäre Hörstörungen	Neurale Hörstörung	Zentrale Hörstörung

Retrokochleäre Hörstörung

Schallempfindungsschwerhörigkeit

Sensorineurale Schwerhörigkeit

Strukturen wie äußeres Ohr und Mittelohr, Innenohr, Hörnerv, Hirnstamm und auditorischer Kortex.

2.9.1 Äußeres Ohr und Mittelohr

Eine häufige Hörstörung des schallleitenden Apparates ist die Schallleitungsschwerhörigkeit, die dazu führt, dass der Reiz mit gedämpftem Schalldruck das Innenohr erreicht. Resultat ist dabei eine der Schallleitungskomponente entsprechende Latenzverzögerung und eine Amplitudenreduktion. Durch Erhöhen der Reizintensität normalisieren sich die Werte. Die Leitzeiten bei einer reinen Schallleitungsschwerhörigkeit sind weitgehend erhalten, da die Impulsfortleitungsstörung in zentralen Strukturen der Hörbahn nicht gestört sind. Abb. 2.24 zeigt FAEP bei einer Patientin mit Schallleitungsschwerhörigkeit bedingt durch eine Otosklerose. Die Amplitudenkennlinie der Welle V wies keinen Steilverlauf auf, wie es bei einer kochleären Schwerhörigkeit als Zeichen des Recruitments normalerweise auftritt.

> **❚** FAEP bei Schallleitungsstörung:
> ❚ Amplitudenreduktion und leichte Latenzverzögerung bei regelrechten Leitzeiten, die sich bei Reizintensitätserhöhung normalisieren.

2.9.2 Innenohr

Merkmal der kochleären Schwerhörigkeit sind eine erhöhte Hörschwelle und eine veränderte Lautheitsempfindung in Form eines Recruitments. Abb. 2.25 zeigt eine Hörstörung mit Recruitment. Während Amplituden und Latenzen bei wenig über der Hörschwelle liegenden Reizpegeln deutlich verändert sind, zeigen die Amplituden bei Erhöhung der Reizintensität

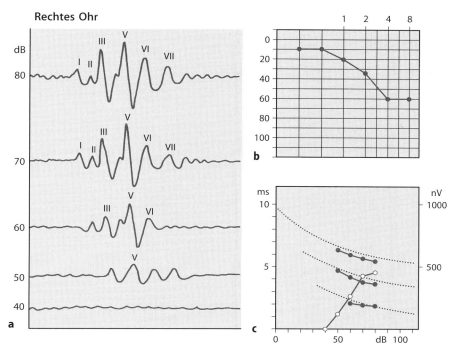

Abb. 2.25 a–c. Veränderungen der FAEP bei kochleärer Hochtonschwerhörigkeit mit Recruitment. **a** FAEP-Aufzeichnung in Abhängigkeit von der Reizintensität; Welle V nimmt oberhalb der Schwelle (50 dB) rasch an Amplitude zu. **b** Tonschwellenaudiogramm. **c** Latenzkennlinien der Wellen I, III und V (—•—) mit Annäherungstendenz an die punktierten Normkennlinien. Amplitudenkennlinie der Welle V (—○—) mit steilem Verlauf oberhalb der Schwelle

eine deutliche Zunahme und die Latenzen eine Abnahme, wobei häufig Normwerte ab Lautstärken von 50–60 dB erreicht werden. Die Kennlinien weisen einen steileren Verlauf bei den Amplituden und ein Einmünden in Normwerte bei den Latenzen auf.

> **❗ FAEP bei Innenohrschwerhörigkeit:**
> deutliche Amplitudenverminderung und Latenzverzögerung
> bei zu geringen Reizstärken; Normalisierung bei Lautheitszunahme

2.9.3 Hochtonhörverlust

Bei Hochtonhörverlusten ab 3000 Hz treten Veränderungen der Welle I in Form einer Latenzverzögerung und Amplitudenreduktion auf. Man sieht dann häufig das Phänomen einer verzögerten Welle I bei einer normalen Latenz der Welle V. Daraus resultiert eine „Verkürzung" der I–V-Leitzeit

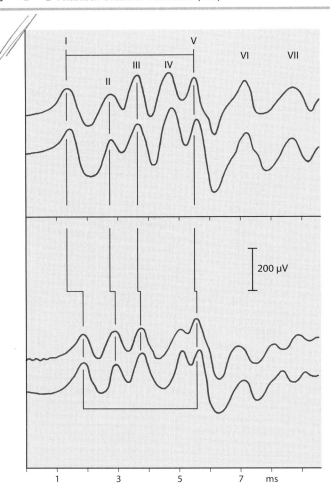

Abb. 2.26. Oben: Ableitung vom linken gesunden Ohr; unten: FAEP rechts. Patientin hatte eine Hochtonschwerhörigkeit ab 3000 Hz. Durch die Verzögerung von I bei normaler Welle V resultiert eine „verkürzte" I–V-Leitzeit

(Abb. 2.26). Die Latenzverzögerung der Welle I lässt sich am ehesten mit dem Ausfall kochleär-basaler Anteile der Basilarmembran erklären. Die verzögerte Welle I bei fast normaler Welle V stellt ein klinisch gut verwertbares Kriterium zur Differenzierung zwischen einer kochleären und einer retrokochleären Hörstörung dar und hebt sich deutlich von einer verlängerten I–V-Leitzeit ab, wie sie beim Akustikusneurinom auftritt.

Während Hochtonstörungen ab 4000 Hz kaum FAEP-Veränderungen hervorrufen, sieht man Wellenalterationen ab 3000 Hz und weniger, wobei die Steilheit des Hochtonabfalls zu berücksichtigen ist. Trotz aussagefähiger Einzelresultate ist aber eine Differenzierung zwischen Hochtonabfall, pankochleärer Hörstörung, Hochton-Senken, kochleär-apikalen Hörstörungen und muldenförmigen Ausfällen mit der herkömmlichen Klick-Reiz-Methode nicht möglich.

> **!** FAEP bei Hochtonhörverlust ab 3000 Hz:
> verlängerte und amplitudengeminderte Welle I bei normaler Welle V
> (Verkürzung der I–V-Leitzeit)

2.9.4 Pantonaler Hörverlust

Im Gegensatz zum Hochtonhörverlust sind bei einem pantonalen Hörverlust alle Komponenten der FAEP betroffen. Meistens handelt es sich um Verzögerungen, wobei eine Normalisierung bei höheren Reizpegeln selten auftritt. Die I–V-Leitzeit ist bei erkennbaren Wellen entweder normal oder selten verkürzt. Im Rahmen einer eigenen Untersuchung waren bei 60 Patienten (76 Ohren) bei mittelgradiger Hörstörung entweder normale Wellen, Wellen mit verminderter Reproduzierbarkeit oder verzögerte Wellen ableitbar, während bei mittel- bis schwergradiger Hörstörung nur noch die Wellen IV und V bzw. keine Wellen mehr nachweisbar waren.

> **!** Ein pantonaler Hörverlust betriff alle Wellen der FAEP vorwiegend im Sinne von Latenzverzögerungen und Amplitudenabnahmen

2.9.5 Tieftonschwerhörigkeit

Mit üblicher Klick-Reizung bei einem Frequenzgehalt zwischen 2 und 4 kHz traten bei einer Tieftonschwerhörigkeit meist normale FAEP auf. Die theoretisch zu erwartende Verkürzung der Welle V, bedingt durch den Wegfall der apikalen Potentialanteile spielt klinisch keine Rolle.

2.9.6 Morbus Menière

Beim Morbus Menière ist es wichtig, Kennlinienverläufe für Latenz und Amplituden anzufertigen, da wegen des Recruitments bei überschwelliger Stimulation normale Wellen I bis V zu erwarten sind. Die FAEP leisten wertvolle Dienste bei der Differentialdiagnose Morbus Menière/Akustikusneurinom, da sich die verlängerte I–V-Leitzeit bei retrokochleären Läsionen von der normalen I–V-Leitzeit beim Morbus Menière deutlich abhebt.

2.9.7 Hochgradiger Hörverlust und Hörrestigkeit

Wie zu erwarten lassen sich verwertbare Wellen I bis V bei der sog. „Surditas" nicht ableiten. Kontralaterale Vertäubung verhinderten ein Überhören bei einseitiger Taubheit. Auch bei Taubheit lohnt sich die Ableitung der FAEP v. a. bei jüngeren Patienten zum Ausschluss einer retrokochleären

Störung. Intrameatale Akustikusneurinome z. B. können frühzeitig zu einer ausgeprägten Hörstörung bis hin zur Taubheit führen, wobei gelegentlich noch eine Welle I nachweisbar ist. Außerdem kann ein tieffrequentes Restgehör vorhanden sein, das sich dann allerdings am ehesten mit der 40-Hz-Antwort erfassen lässt.

2.9.8 Hörsturz

Bei 25 Patienten mit der Diagnose Hörsturz war die Ableitbarkeit der Wellen I bis V vom Ausmaß der Hörstörung abhängig. Bei leicht- bis mittelgradigen Hörstörungen sah man Kurvenbilder, wie sie schon bei der pantonalen Hörstörung beschrieben wurden, mit verzögerter und reduzierter Welle I bei normaler I–V-Leitzeit, gelegentlich allerdings auch mit Verkürzungen. Wesentlich beim Hörsturz sind Verlaufskontrollen, die sich auch zur Objektivierung von Therapiemaßnahmen eignen (Abb. 2.27).

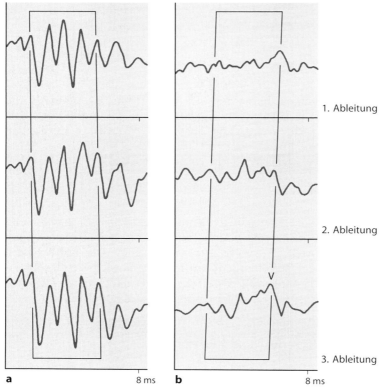

a 8 ms   b 8 ms

1. Ableitung

2. Ableitung

3. Ableitung

Abb. 2.27. Verlaufskontrolle bei einem Patienten mit Hörsturz. Die FAEP wurde in Abständen von jeweils 3 Tagen angefertigt. **a** Gesundes Ohr; **b** befallenes Ohr mit Verkürzung der Latenzen in Verbindung mit einer Amplitudenzunahme der Welle V

2.9.9 Seltene Erkrankungen aus dem HNO-Bereich

Aus einem Kollektiv von insgesamt 800 eigenen Fällen mit Erkrankungen aus dem HNO-Bereich, bei denen FAEP-Ableitungen vorliegen (Tabelle 2.15) zählten zu den seltenen Erkrankungen der Herpes zoster oticus, der auf der befallenen Seite bei normaler Welle I vermindert reproduzierbare Wellen II bis V bei einer verzögerten I–V-Leitzeit aufwies. Der Befund wurde im Sinne einer Impulsleitungsstörung am Hörnerven gedeutet. Bei 4 Fällen mit einer Neuronitis vestibularis waren die FAEP normal. Bei einem Patienten mit Cogan-Syndrom ließ sich mit Hilfe der FAEP die ausgeprägte Hörstörung als peripher einstufen. Zu seltenen Ursachen von Hörstörungen gehören toxische Einflüsse, wobei hier vorwiegend Medikamente zu nennen sind, die in Tabelle 2.16 aufgelistet sind.

Tabelle 2.15. Auflistung von Erkrankungen aus dem HNO-Bereich (n = 800), bei denen FAEP durchgeführt wurden

Diagnose	Fallzahl
Schallleitungsschwerhörigkeit	26
Kombinierte Schallleitungs-Schallempfindungs-Schwerhörigkeit	36
Hochtonabfall	58
Pankochleärer Hörverlust	60
Surditas	34
Hörsturz	25
Morbus Menière	32
Einseitige Innenohrschwerhörigkeit	300
Doppelseitige Innenohrschwerhörigkeit	109
Unklare Hörstörung	120
Gesamt	**800**

Tabelle 2.16. Ototoxische Substanzen

- Aminoglykosid-Antibiotika
- Chinin
- Salicylsäure
- Etacrynsäure
- Furosemid
- Cisplatin
- Anilin
- Arsen
- Benzol
- Quecksilber- u. Bleiverbindungen
- Bakterientoxine
- Endogene Ototoxine bei Stoffwechselkrankheiten (z. B. Diabetes mellitus, Nierenerkrankungen)

2.9.10 Erkrankungen des Hörnerven

Hier sind v. a. Tumore im Kleinhirnbrückenwinkel, speziell Akustikusneurinome (AKN) zu nennen. Dadurch, dass Welle I distal vom Tumorwachstum entsteht, stellen die FAEP derzeit eine der aussagefähigsten nichtinvasiven Verfahren dar, um ein Akustikusneurinom im Frühstadium zu erfassen. Voraussetzung ist allerdings, dass vom Tumor ausgehend eine Druckwirkung auf den Hörnerv ausgeübt wird und sich dadurch typische Wellenveränderungen ergeben. Um die Wertigkeit der FAEP beim AKN zu überprüfen, wurde eine Gruppe von 44 operativ und computertomographisch gesicherten Fällen analysiert und die Potentialveränderungen systematisiert. 37 Patienten hatten ein unilaterales und 4 ein bilaterales Neurinom. In 3 Fällen lag ein andersartiger Prozess im Kleinhirnbrückenwinkel vor. In 10 Fällen bestand der Verdacht auf ein Neurinom.

Alle Patienten zeigten auf der Tumorseite Wellenveränderungen, die eine Zuordnung zu Gruppen mit bestimmten Potentialmerkmalen ermöglichten (Abb. 2.28). Bei der Gruppe A handelte es sich um Normalbefunde, die auf der Tumorseite selten auftraten. Gruppe B beinhaltete eine normale Welle I bei Veränderungen ab Welle II in Form von Latenzverzögerungen und/oder Amplitudenreduktionen. Bei ausgeprägtem Tumordruck auf den Hörnerven trat bisweilen ein charakteristisches Wellenmuster auf, das schematisch unter B2 angegeben ist, d.h. normale Welle I bei Abbruch der Potentialkette danach. Bei Patienten der Gruppe C war auch die Welle I beeinträchtigt. Die Veränderungen der nachfolgenden Wellen waren mit denen von Gruppe B identisch, d.h. auch hier konnte die Wellenkette nach Potential 1 abreisen. Wellenveränderungen, die unter D eingeordnet wurden, ließen keinerlei Wellen I bis III erkennen; es verblieb lediglich eine verzögerte Welle V bzw. ein IV–V-Komplex. Im Fall E traten auf der Tumorseite keine Potentiale mehr auf. Gruppe F betraf die Potentiale der Gegenseite. Bei großen Tumoren mit Zeichen eines gesteigerten Hirndrucks waren die Potentiale der Gegenseite oft in der Form verändert, dass die Wellen I bis IV normal waren, während V, also die Mittelhirnantwort, verzögert und amplitudenreduziert erschien.

Zusammenfassend sah man somit auf der Tumorseite Wellenveränderungen, die sich mit einer Druckschädigung auf den N. acusticus vereinbaren ließen. In allen Fällen, in denen eine Welle I erkennbar war, war eine sichere Differenzierung zwischen einer kochleären und retrokochleären Hörstörung möglich. Dies war beim vorliegenden Kollektiv bei 73% der Neurinom-Patienten der Fall. Bei 27% ergab sich bei Fehlen der Welle I lediglich eine richtige positive Aussage ohne die Möglichkeit einer topischen Zuordnung. Das Wellenmuster der Gruppe F erlaubte darüber hinaus oft eine Aussage über die Ausdehnung des Tumors, da diese Wellenformation nur bei sehr großen Neurinomen mit Hirnstammkompression gefunden wurde. Bei Patienten mit Wellenveränderungen der Gruppe F traten auf der nicht befallenen Seite somit Hörstörungen auf, die nur mittels FAEP aufgezeigt werden konnten, schwellenaudiometrisch jedoch meist nicht in Erscheinung traten.

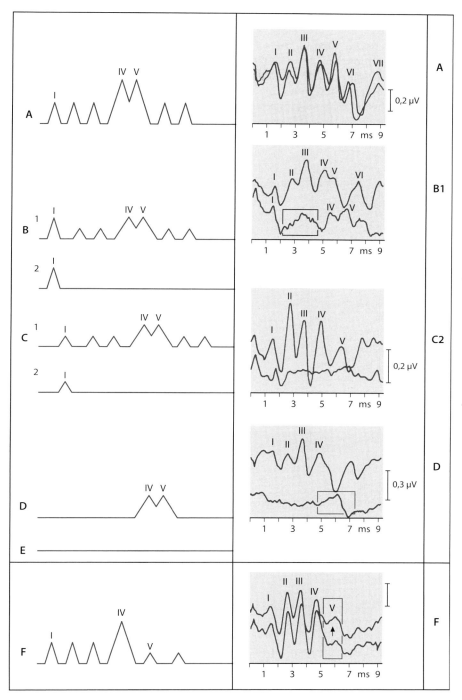

Abb. 2.28. Wellenveränderungen beim Akustikusneurinom. Linker Teil: schematische Darstellung, rechter Teil: FAEP Originalkurven. (Aus Maurer et al., J Neurol 227, 1982)

Die Frage der Frühdiagnose stellte sich v. a. in einer Ära, als die bildgebenden Verfahren wie CT und MRT noch nicht das räumliche Auflösungsvermögen aufwiesen, um auch kleinere Prozesse im Kleinhirnbrückenwinkel nachzuweisen. Beim derzeitigen Stand der Wissenschaft haben aber die FAEP ihre
vorrangige Bedeutung bei der subklinischen Früherkennung und besonders
bei der Frage der Indikation einer weiterführenden neuroradiologischen Untersuchung behalten. Wie aussagefähig die FAEP-Methode bei der Früherkennung von Akustikusneurinomen ist, zeigt Abb. 2.29; eine Patientin mit normalem Hörvermögen hatte ein intrameatales Akustikusneurinom.

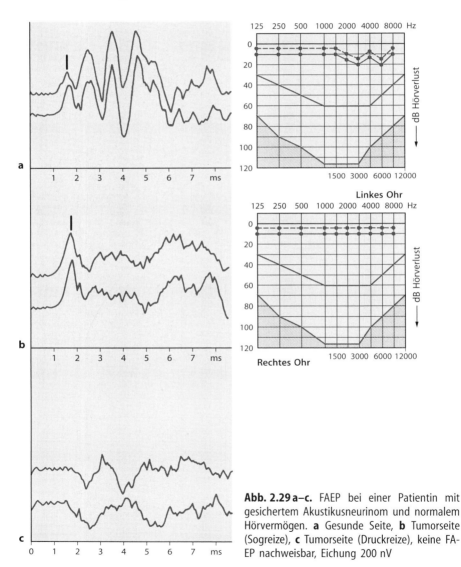

Abb. 2.29 a–c. FAEP bei einer Patientin mit
gesichertem Akustikusneurinom und normalem
Hörvermögen. **a** Gesunde Seite, **b** Tumorseite
(Sogreize), **c** Tumorseite (Druckreize), keine FA-
EP nachweisbar, Eichung 200 nV

2.9.11 Hirnstammerkrankungen

Eine topologische Zuordnung der FAEP-Befunde zu verschiedenen Hirnstammerkrankungen ist möglich, da die Wellen II bis V recht genau umrissenen Hirnstammstrukturen zugeordnet werden können. Die Erkrankungen und deren Wellenveränderungen sollen zu größeren nosologischen Einheiten zusammengefasst werden. Gegenstand einer detaillierteren Beschreibung sind dabei Gefäßprozesse, Entzündungen, Tumore und degenerative Erkrankungen, wobei der Hirnstamm sowohl isoliert betroffen sein kann als auch im Rahmen einer generalisierten Erkrankung eine Mitbeteiligung erfahren kann. Der multiplen Sklerose soll wegen der diagnostischen Bedeutung der FAEP ein eigenständiges Kapitel zugestanden werden. Seltene Befunde finden am Schluss in Form einer Tabelle ihre Erwähnung.

Beim Vorliegen von Hörstörungen (Schallleitungs- und Innenohrschwerhörigkeit), die v. a. im höheren Alter gehäuft auftreten, ist eine Hirnstammdiagnostik oft noch möglich, wenn nicht Absolutlatenzen, sondern Leitzeiten zwischen den Wellen zur Befunderhebung herangezogen werden.

Das Festlegen auf eine Reizintensität (meist 70–80 dB) ist ratsam, da bei topodiagnostischen Fragestellungen Faktoren wie Polarität des Reizes (Sog und Druck) eine größere diagnostische Aussage besitzen als reizintensitätsbedingte Veränderungen. Entgegen früheren Darstellungen werden in diesem Buch nur bei differentialdiagnostischer Relevanz Kurvenbeispiele abgebildet, die auch FAEP-Bilder vom kontralateralen Ohr zeigen. Die FAEP-Kurvenbeispiele beziehen sich somit fast ausschließlich auf Wellen, die auf der Seite entstehen, auf der der akustische Reiz appliziert wird.

2.9.11.1 Gefäßprozesse

Die FAEP stellen eine diagnostische Hilfe bei der Lokalisation von Durchblutungsstörungen im vertebrobasilären Bereich dar. Die Gefäßversorgung des Hirnstamms beschreibt Abb. 2.30. Bei umschriebenen Krankheitsbildern lassen sich auch kleinere vaskuläre Defekte lokalisieren (z. B. beim Wallenberg-Syndrom). Hirnstammsyndrome, bei denen umschriebene Veränderungen der FAEP zu erwarten sind, sind in Tabelle 2.17 aufgelistet. Die bekannteren klinischen Syndrome sind dabei das Wallenberg-, das Brissaud- und gelegentlich auch das Millard-Gubler-Syndrom.

Der Fall eines Wallenberg-Syndroms ist in Abb. 2.31 wiedergegeben. Wellenveränderungen ab Komponente II entsprechen der Gefäßversorgung, wie sie in Abb. 2.30 dargestellt ist. Bei den oft jüngeren Patienten korrelieren die Wellenverbesserungen meist mit dem klinischen Zustand. Abb. 2.32 zeigt FAEP-Wellen bei einem weiteren umschriebenen gefäßbedingten Hirnstammsyndrom, dem Millard-Gubler-Syndrom, bei dem die kaudale Brückenhaube betroffen ist.

Definiert man weitere FAEP-Veränderungen entsprechend der Gefäßversorgung der Abb. 2.30 ist auch die A. auditiva zu nennen, die meist aus der A. cerebelli inferior posterior, gelegentlich auch aus der A. basilaris di-

Tabelle 2.17. Auflistung der gefäßbedingten Hirnstammsyndrome

Bezeichnung	Lokalisation
▊ Millard-Gubler	Kaudale Brückenhaube
▊ Brissaud-Syndrom	Kaudale Brückenhaube
▊ Foville-Syndrom	Kaudale Brückenhaube
▊ Wallenberg-Syndrom	Dorsolaterale Oblongata
▊ Céstan-Chenais-Syndrom	Laterale Oblongata
▊ Avellis-Syndrom	Laterale Oblongata
▊ Schmidt-Syndrom	Laterale Oblongata
▊ Tapia-Syndrom	Laterale Oblongata
▊ Vernet-Syndrom	Laterale Oblongata
▊ Jackson-Syndrom	Untere Oblongata

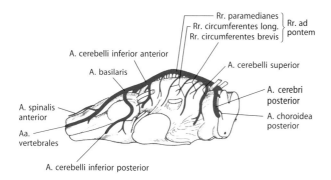

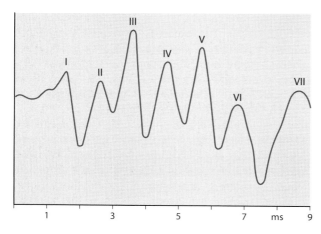

Abb. 2.30. Durchblutungsverhältnisse im vertebrobasilären Stromgebiet. Die Spitzen der vertexpositiven Wellen (I–VII) zeigen ungefähr die Orte ihrer Entstehung an

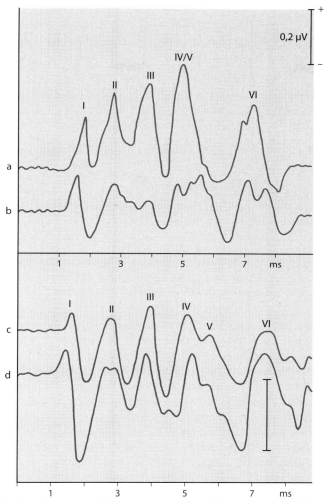

Abb. 2.31. FAEP beim Wallenberg-Syndrom: **a** Wellen von der nicht befallenen Seite; **b** Wellen von der befallenen Seite mit normaler Welle I und Desynchronisation ab Welle II; **c** und **d** Verlaufskontrolle mit Normalisierung der vormals veränderten Wellen unter **a** und **b**

rekt entspringt. Eine Veränderung der Durchblutung zum Innenohr führt zu Wellenveränderungen, wie sie schon in dem Kapitel 2.9.2 beschrieben wurden (entsprechende Alterationen der Welle I).

Was die vertebrobasiläre Insuffizienz selbst anbelangt, kann auf ein eigenes Kollektiv von 12 Patienten zurückgegriffen werden. Die Tabelle 2.18 vermittelt, dass eine recht gute elektroklinische Korrelation zu Beschwerden, wie Drehschwindelattacken, okzipitale Kopfschmerzen, Doppelbilder, Sensibilitätsstörungen im Gesicht, vorübergehend kortikale Sehstörungen,

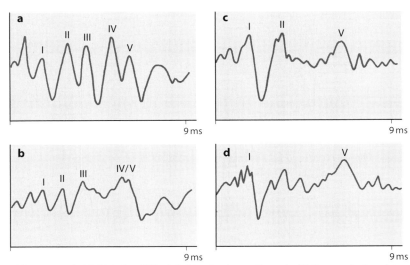

Abb. 2.32 a–d. FAEP beim Millard-Gubler-Syndrom. Normale Wellen nach Sog (**a**) und Druck (**b**) auf der nichtbefallenen Seite; unter **c** und **d** bei normaler Welle I Veränderungen ab Welle II mit Verzögerung der Welle V (6,3 ms) auf der erkrankten Seite

Sprechstörungen, Parästhesien und Paresen der Extremitäten mit gelegentlichem kurz dauerndem atonischem Hinstürzen („drop seizures"), besteht. Entsprechend der klinischen Symptomatik traten dann in den entsprechenden Hirnstammetagen Wellenveränderungen auf. Die Befunde, was vertebro-basiläre Insuffizienz anbelangt, wurden 1983 von Maurer in erweiterter Form dargestellt. Von insgesamt 58 Fällen gelang in 32 eine topologische Zuordnung, in 16 waren die Wellen nicht genügend reproduzierbar und in 10 Fällen wurden normale Wellen beobachtet.

Wellenveränderungen der FAEP fanden sich auch bei dem seltenen Krankheitsbild eines Megadolichobasilaris-Syndroms. Klinisch im Vordergrund stand eine Verschlechterung der Gehfähigkeit, Drehschwindelattacken, verwaschene Sprache und eine verwackelte Schrift. Neurologisch sah man eine Hypakusis rechts, links betonte Beineigenreflexe und einen auffälligen breitbeinigen Gang mit Fallneigung und starkem Schwanken. HNO-ärztlich war das rechte Gleichgewichtsorgan ausgefallen, die Stenvers-Aufnahme zeigte rechts einen aufgeweiteten inneren Gehörgang. Die FAEP waren rechts wegen der Schwerhörigkeit nicht verwertbar, links hingegen ergaben sich bei normalen Wellen I bis III bei einer amplitudenreduzierten Welle IV eine fehlende Mittelhirnantwort. In der Brachialisangiographie zeigte sich eine A. megadolichobasilaris bei einem allgemein sklerotischen Gefäßsystem.

Die FAEP-Wellen eignen sich bei akuten Gefäßprozessen zur Verlaufskontrolle und zum Monitoring von Therapiemaßnahmen. Hacke berichtete über Patienten mit Verschlüssen der A. basilaris (Abb. 2.33). Die FAEP waren dabei bevorzugt im pontomesenzephalen Bereich verändert. Unter ei-

Tabelle 2.18. Auflistung klinischer Daten und FAEP-Befunde bei 12 Patienten mit einer vertebrobasilären Insuffizienz

Fall	Alter	Sex	Neurologische Ausfälle	FAEP links	FAEP rechts
1	52	m	„Drop attacks"	o. B.	o. B.
2	60	m	Paroxysmales Auftreten von Schwindel und Doppelbildern	o. B.	o. B.
3	29	m	Symptomatik eines Wallenberg-Syndroms	o. B.	Medullär
4	63	m	„Drop attacks"; Gangunsicherheit	Medullopontin	Medullopontin
5	60	m	„Drop attacks"; Ophthalmoplegie; Schwindel; okzipitale Kopfschmerzen	Medullopontin	Medullopontin
6	57	m	„Drop attacks"; optokinetischer Nystagmus; Hypakusis bds.	Pontomesenzephal	Pontomesenzephal
7	58	m	Taubheit linke Gesichtshälfte; links Fazialisparese	Pontomesenzephal	Pontomesenzephal
8	51	m	Hemiparese rechts; Hypalgesie N. V$_{II}$ links	Pontomesenzephal	Medullopontin
9	63	w	Vertikale Ophthalmoplegie	Mesenzephal	Mesenzephal
10	38	w	Doppeltsehen; Taubheit linke Gesichtshälfte	Mesenzephal	Mesenzephal
11	59	m	„Drop attacks"	Medullopontin	Reproduzierbarkeit ↓
12	69	m	Generalisierte Arteriosklerose; vertebrobasiläre Symptome	Reproduzierbarkeit ↓	Reproduzierbarkeit ↓

ner Streptokinase-Therapie zeigte sich eine Normalisierungstendenz der Wellen, die in der Folgezeit anhielt. Der Vorteil der FAEP-Methode liegt im nichtinvasiven Vorgehen und in der Möglichkeit, beliebige Verlaufskontrollen anzufertigen.

2.9.11.2 Multiple Sklerose (MS)

Neben den Erkrankungen des 8. Hirnnerven, insbesondere dem Akustikusneurinom, ist die MS die zweitwichtigste Erkrankung, bei der die FAEP diagnostisch sehr hilfreich sind. Zahlreiche Studien liegen vor (Tabelle 2.19). Da bei der MS bei einem Befall des 8. Hirnnerven bevorzugt Symptome von Seiten des vestibulären Anteils in Form von Schwindel und Nystagmus auftreten, zeigen die FAEP oft klinisch stumme Läsionen des Hörnerven an. Dies ist um so wertvoller, da MS-Patienten selten über Hörstörungen klagen. Durch das Auffinden eines weiteren Krankheitsherdes wird durch

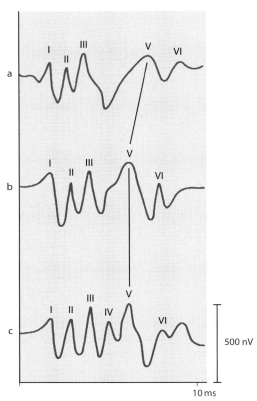

Abb. 2.33 a–c. FAEP beim akuten Verschluss der A. basilaris: **a** FAEP vor Streptokinasetherapie mit Verzögerung der Welle V; **b** FAEP nach Therapie mit 200 000 I.E. Streptokinase mit Rückbildung der vormals veränderten Latenz der Welle V; **c** FAEP nach Therapie mit 320 000 I.E. Streptokinase mit vollständiger Normalisierung der Welle V; Ableitung am linken Ohr mit einer Lautstärke von 80 dB. (Aus Hacke et al., Arch Psychiatr Nervenkr 232, 1982, 544)

die FAEP der disseminierende Charakter der Erkrankung bestätigt, wobei eine bessere Zuordnung zu den Gruppen „sicher", „wahrscheinlich" und „fraglich" gelingt. Durch das Auffinden von sog. „stummen Herden" können suspekte Fälle in ihrer diagnostischen Sicherheit um eine Stufe angehoben werden. Dieses Vorgehen wird als „Reklassifikation" bezeichnet und wurde v. a. von Lowitzsch und Maurer in die MS-Diagnostik eingeführt. Die Darstellung der nachfolgenden MS-Befunde erfolgt nach topologischen Gesichtspunkten.

■ **Peripherie (Kochlea und Hörnerv).** Eigene Untersuchungen über FAEP-Veränderungen in peripheren Anteilen der Hörbahn liegen von Hopf und Maurer vor. Es wurde bei 71 Patienten mit einer klinisch sicheren und/oder wahrscheinlichen Form einer MS die Welle I einer exakten Analyse unterzogen. Veränderungen der Welle I in Form einer verzögerten Latenz oder einer re-

Tabelle 2.19. Häufigkeit pathologischer FAEP-Befunde (%) bei Encephalomyelitis disseminata (aus Stöhr 1992)

Literatur	Hirn-stamm-symptome	Klassifizierung nach McAlpine (1972)				
		Total	Sicher	Wahrscheinlich	Möglich	Verdächtig
Chiappa et al. (1980)		202 (32%)	81 (47%)	67 (21%)	54 (22%)	
	+	(37%)	(57%)	(21%)	(21%)	
	−	(21%)	(19%)	(21%)	(24%)	
Tackmann et al. (1980)		55 (24%)	23 (26%)	13 (23%)	9 (33%)	9 (11%)
Robinson u. Rudge (1977)	+	(79%)				
	−	(51%)				
Robinson u. Rudge (1980)	+		18 (78%)	10 (70%)	12 (83%)	12 (67%)
	−		14 (71%)	10 (20%)	32 (41%)	15 (7%)
Maurer et al. (1980)			27 (89%)	9 (56%)	5 (0%)	
Kjaer et al. (1980)		129 (64 %)	58 (83%)		135 (23%)	
Stockhard u. Sharbbrough (1980)		135 (23%)			135 (23%)	
Fischer et al. (1981)		155	33 (67%)	54 (41%)	68 (19%)	

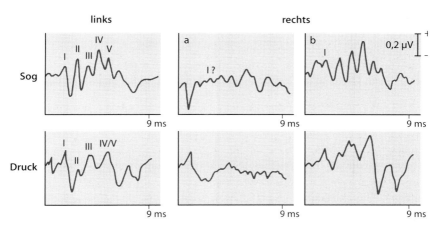

Abb. 2.34. FAEP bei MS mit Hinweis für einen Befall des Hörnerven. Links: nichtbefallene Seite mit normalen Wellen I–V in der Sog- und Druckphase; rechts: **a** Erstuntersuchung während eines akuten Schubs mit vermindert reproduzierbaren Wellen I–V nach Sog und nicht erkennbaren Wellen nach Druck; **b** Kontrolle nach Rückbildung der akuten Symptomatik 10 Monate später mit völliger Normalisierung der Wellen I–V nach Sog und Druck; Eichung 200 nV

duzierten Amplitude wurden in 15 Fällen gesehen. Ein Beispiel eines Ausfalls der FAEP-Komponenten zeigt Abb. 2.34. Die Studie erlaubte den Rückschluss, dass bei der MS in ca. 10% der Fälle auch der periphere Anteil der Hörbahn befallen sein kann, ohne dass dies immer von den Patienten bemerkt wird. In zwei Fällen zeigten sich bei Verlaufskontrollen Veränderungen der Welle I, wobei dieses Potential eine enge Korrelation zum aktuellen klinischen Zustandsbild aufwies.

▌ **Veränderungen der Hirnstammkomponenten.** 1980 wurden von unserer Arbeitsgruppe MS-Patienten untersucht, um aufzuzeigen, dass die Hörbahn in den drei wichtigsten Hirnstammetagen Medulla, Pons und Mittelhirn befallen sein kann. Die Veränderungen waren bei monauraler Beschallung und ipsilateraler mastoidaler Ableitung sowohl unilateraler als auch bilateraler Natur. Bei beidseitigen Schädigungen konnten die Läsionen symmetrisch in gleicher Höhe oder in verschiedenen Hirnstammetagen stattfinden. In der sicheren Gruppe (N = 27) hatten 24 (89%) Wellenveränderungen, wobei diese Alterationen 13-mal bilateral und 11-mal unilateral auftraten. Für jeden Hörbahnabschnitt soll im Folgenden ein Beispiel die topologische Aussagekraft der FAEP bei der MS demonstrieren.

▌ **Läsionen mit Befall ab Welle II.** Beeinträchtigungen der Welle II führten meist zu einer Hörminderung und pathologischen Befunden bei den audiologischen Untersuchungen. Bei den FAEP in Abb. 2.35 waren zunächst bei einer Lautstärke von 70 dB nur Wellen I und V nachweisbar, die I–V-Leitzeit war normal. Es handelte sich somit um eine singuläre Amplitudenreduktion der Wellen II, III und IV. Bei höherer Reizintensität (80 bzw. 90 dB) normalisierte sich das Kurvenbild weitgehend. Der Befund lässt sich unter der Hypothese interpretieren, dass bei normalen Wellen I und V bei Fehlen der Wellen II, III und IV von einem kaudalen pontinen Hirnstammprozess ausgegangen werden kann, der die Verbindungen zwischen den Kochleariskernen und der oberen Olive befällt, aber direkte Verknüpfungen zwischen den Kochlea-

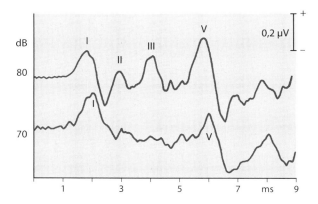

Abb. 2.35. FAEP bei Reiz rechts. Bei 70 dB nur Nachweis einer Welle I und V; bei 80 dB Auftreten der Wellen II und III; Eichung 200 nV. (Aus Maurer, Schäfer, Hopf, Leitner, J Neurol 223, 1980, 52)

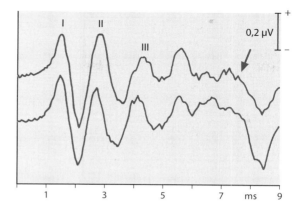

Abb. 2.36. Bilaterale symmetrische pontomesenzephale Schädigung. Verzögerung der Welle III; IV und V waren nicht sicher identifizierbar; Eichung 200 nV. (Aus Maurer, Schäfer, Hopf, Leitner, J Neurol 223, 1980, 53)

riskernen und den Colliculi inferiores unbeeinflusst lässt. Da die Abnormität nur bei 70 dB auftrat, wird an diesem Beispiel verdeutlicht, dass es sich lohnt die Reizintensität zu reduzieren, um latente Wellenveränderungen aufzudecken.

Läsionen mit Befall der Wellen III und IV. Der Entstehungsbereich dieser beiden Wellen wird in Hirnstammanteilen, wie Pons und Mittelhirn, vermutet. Sieben Patienten hatten Veränderungen dieser beiden Komponenten. Beim Fall der Abb. 2.36 waren Wellen I und II beidseits normal, was einen ungestörten kochleären „Output" und eine normale Impulsfortleitung am N. acusticus bekundete. Die Verarbeitung der Impulswelle in unteren Anteilen des Hirnstamms war ebenfalls nicht beeinträchtigt. Die Wellen III und IV waren eindeutig verzögert und amplitudenreduziert, Welle V (Pfeil) fraglich nachweisbar. Es handelte sich hier um einen symmetrischen bilateralen Befall der Hörbahn mit von distal nach proximal abnehmenden Amplituden und zunehmenden Latenzen, wobei das Kurvenbild ab 6 ms keine eindeutigen Komponenten mehr aufwies.

Läsionen mit Befall der Welle V. Sieben Patienten hatten eine veränderte Mittelhirnantwort. Abb. 2.37 zeigt dies an einem Beispiel einer chronisch langsam progredienten MS mit zwischenzeitlich sechs Schüben. Die FAEP zeigten normale Wellen I bis IV. Welle V war beidseits erheblich amplitudenreduziert bzw. nicht nachweisbar als Hinweis für eine klinisch damals nicht manifeste Mittelhirnschädigung. Ausgestanzte Amplitudenreduktionen bzw. Ausfälle der Welle V sind bei der MS durchaus geläufig und wurden von vielen Autoren beschrieben.

Als Gesamtresultat dieser Studie konnte aufgezeigt werden, dass das akustische System, nimmt man die FAEP zu Hilfe, bei der MS häufiger befallen ist, als man aufgrund klinischer Untersuchungsergebnisse annehmen konnte. So wurden Wellenveränderungen ohne entsprechende Hirnstammzeichen bei 9 von insgesamt 47 Patienten gefunden, was als Hinweis dafür

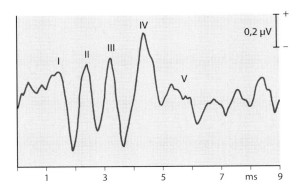

Abb. 2.37. Isolierte Amplitudenreduktion der Welle V bei normalen Wellen I bis IV; Eichung 200 nV. (Aus Maurer, Schäfer, Hopf, Leitner, J Neurol 223, 1980, 54)

gedeutet werden kann, dass klinisch nicht nachweisbare Läsionen, sog. „stumme Herde", sich mit dieser Methode erfassen lassen.

2.9.11.3 Hirnstammtumore

Bei Hirnstammtumoren, die vorwiegend im Kindesalter auftreten, lassen die Wellen II bis V eine zuverlässige Topodiagnostik zu. Erleichternd kommt noch hinzu, dass die Wellen II bis V bei Kindern meist eine bessere Ausprägung als bei Erwachsenen zeigen und altersbedingte periphere Hörstörungen eine untergeordnete Rolle spielen. Auf reifebedingte Veränderungen ist allerdings zu achten. Ab dem 3. bis 4. Lebensjahr kann meist auf Normwerte von Erwachsenen zurückgegriffen werden.

Eigene Ergebnisse über ein Kollektiv von 23 Kindern mit Hirntumoren liegen vor. Zehn Kinder hatten ein Medulloblastom, 7 ein zerebelläres Astrozytom und 6 einen andersartigen Hirnstammtumor. In allen Fällen korrelierten Veränderungen der Wellen II bis V mit entsprechenden neurologischen Ausfällen. Da Hörstörungen subjektiv meist nicht als unangenehm empfunden werden und bei Kindern oft übersehen werden, eignen sich die FAEP bei unklaren neurologischen Symptomen in Verbindung mit Schwindel, Gangunsicherheit und Übelkeit zur Früherfassung von Hirnstammtumoren.

Die Abb. 2.38 und 2.39 zeigen exemplarisch FAEP-Veränderungen, wie sie bei Hirnstammtumoren beobachtet werden. Wellenveränderungen bei erhaltener Welle I weisen auf jeden Fall auf eine gravierende ZNS-Störung hin, die in diesem Alter entweder an einen entzündlichen oder raumfordernden Prozess im Hirnstamm denken lässt.

2.9.11.4 Entzündungen

FAEP-Befunde bei entzündlichen Erkrankungen des Hirnstamms sind spärlich, obwohl bei vielen Entzündungen des ZNS in vielfältiger Art Hirnstamm, Kleinhirnbrückenwinkel und auch der Hörnerv befallen sein können. So kennt man Hörstörungen z.B. bei Röteln, Masern, Poliomyeli-

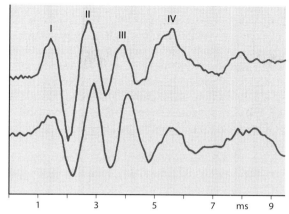

Abb. 2.38. Obere Ableitung vom linken und untere Ableitung vom rechten Ohr. Auf beiden Seiten normale Wellen I bis III, verplumpte Welle IV und fehlende Welle V. Hinweis für eine pontomesenzephale Läsion

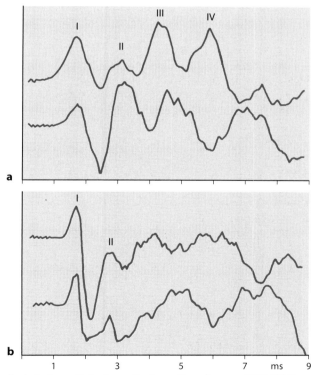

Abb. 2.39 a, b. Verlaufskontrolle bei einem Patienten mit einem Ponsgliom. **a** FAEP-Ableitung bei der Klinikeinweisung; bei normaler Welle I Welle II verzögert, III und IV zudem in der Potentialdauer verlängert; **b** Kontrolle 6 Monate später; deutliche Progredienz mit Verschwinden der Wellen IV und III, bei II war der aufsteigende Schenkel noch erhalten

tis, Coxsackie-Infektionen u.a. Am häufigsten entstehen Hörstörungen im Kindesalter bei Meningitiden, Masern und Mumps. Bei einem eigenen Krankengut von 30 entzündlichen Erkrankungen fand sich in den meisten Fällen eine Beeinträchtigung der Welle I als Hinweis für einen Befall der Kochlea und des Hörnerven im Rahmen des entzündlichen Geschehens.

FAEP bei einer Pneumokokken-Meningitis sind in Abb. 2.40 wiedergegeben. Lediglich am linken Ohr gelang die Darstellung einer verzögerten und amplitudenreduzierten Welle I. Die Abbildung zeigt, in welchem Ausmaß das auditive System bei entzündlichen Erkrankungen betroffen sein kann.

Was virale Meningitiden bzw. Meningoenzephalitiden betrifft, wurden acht Patienten untersucht. Im Rahmen einer lymphozytären Meningitis mit Mitbeteiligung der Hirnnerven VII und VIII in Form einer peripheren Fazialisparese, einer linksseitigen Schwerhörigkeit und eines Labyrinthausfalls kamen die FAEP der Abb. 2.41 zur Darstellung. Bei normalem FAEP rechts trat links eine verzögerte Welle I mit Normalisierungstendenz der nachfolgenden Wellen auf, was als sicheres Zeichen einer kochleären Mitbeteiligung ohne Hirnstammaffektion gedeutet werden konnte.

Bei einem Patienten mit normalen Wellen I bis IV (Abb. 2.42) war eine auffällig verzögerte Welle V darstellbar. Damit konnte mit Hilfe der FAEP

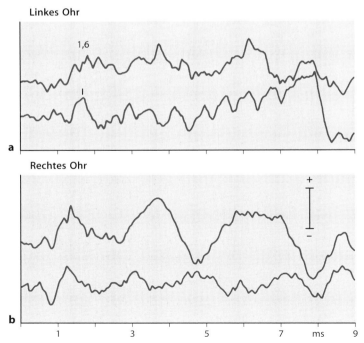

Abb. 2.40. FAEP bei Pneumokokken-Meningitis. Linkes Ohr (*oben*): fragliche Welle I bei 1,6 ms; rechtes Ohr (*unten*): keine sicheren Wellen ableitbar; Eichung 200 nV

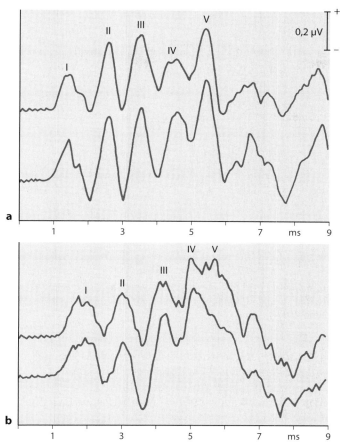

Abb. 2.41 a, b. Patientin mit einer lymphozytären Meningitis. **a** Ableitung rechts; **b** Ableitung links mit verzögerter und desynchronisierter Welle I; Eichung 200 nV

zusätzlich zu der Meningitis eine subkortikale enzephalitische Komponente objektiviert werden. Eine Verlaufskontrolle ließ identische FAEP-Muster erkennen, so dass in Verbindung mit einem Kopf- und Extremitätentremor – Symptome die während des gesamten Krankheitsverlaufes nachweisbar waren – sich eine persistierende pontomesenzephale Läsion bestätigen ließ.

Ein Fall einer außergewöhnlich selten auftretenen Candida-Meningitis soll ebenfalls Erwähnung finden, da die FAEP Wertvolles zur Lokalisationsdiagnostik beitrugen. Bei vollständig erhaltener Welle I (Abb. 2.43) waren Komponenten danach im akuten Krankheitsstadium nicht mehr nachweisbar. Da gravierende Hirnstammsymptome nicht vorlagen, wird man in diesem Fall von einer neuralen Schädigung am Hörnerven bzw. auch in der Kochlea ausgehen können. Nach Abklingen des entzündlichen Geschehens zeigte sich ca. ein halbes Jahr später nur noch eine blande Impulsfortlei-

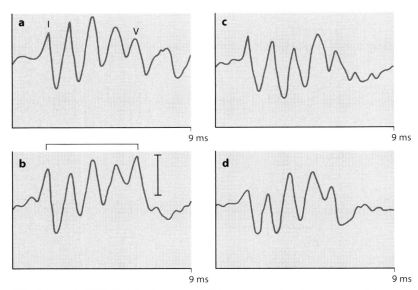

Abb. 2.42 a–d. FAEP bei Meningoenzephalitis. **a** und **c** Erstableitung am linken und rechten Ohr (Sog); **b** und **d** Kontrolle mit Persistenz der Verzögerung der Welle V; I–V-Leitzeit 4,7 ms; Eichung 200 nV

tungsstörung am Hörnerven in Form eines Doppelgipfels der Welle II bei ansonsten normalen Wellen aus dem Hirnstamm.

Zusammenfassend war es somit mittels FAEP möglich, sowohl bei bakteriellen als auch bei viralen Meningitiden/Enzephalitiden auch klinisch stumme Hörstörungen topisch exakt zuzuordnen. Die Zuordnung zu rezeptiven neuralen und zu zentralen Bereichen der Hörbahn gelang meist nur mittels FAEP, während die subjektiven audiologischen Untersuchungen in diesen Fällen weitgehend normal ausfielen.

2.9.11.5 Seltene neurologische Krankheitsbilder

Die FAEP können vielfältig eingesetzt werden. Eine Auflistung erfolgt gegen Ende dieses Kapitels in Tabelle 2.20. Da die FAEP-Befunde unspezifisch sind, allenfalls als typisch bezeichnet werden können, z. B. Veränderungen beim Akustikusneurinom, ist eine Einzeldarstellung nicht in allen Fällen nötig. Nur außergewöhnliche FAEP-Veränderungen lohnen sich, dargestellt zu werden. Hierzu gehören heredodegenerative Erkrankungen des Gehirns mit der Friedreich-Ataxie, die olivopontozerebelläre Atrophie und die Dystrophia myotonica. FAEP bei einer Friedreich-Ataxie zeigen die in Abb. 2.44 amplitudenreduzierten Wellen links bei normaler Latenz der Welle I; rechts konnte nur noch Welle I sicher reproduzierbar nachgewiesen werden. Die verlängerte I–V-Leitzeit (4,8 ms) wies auf eine pontomesenzephale Läsion hin.

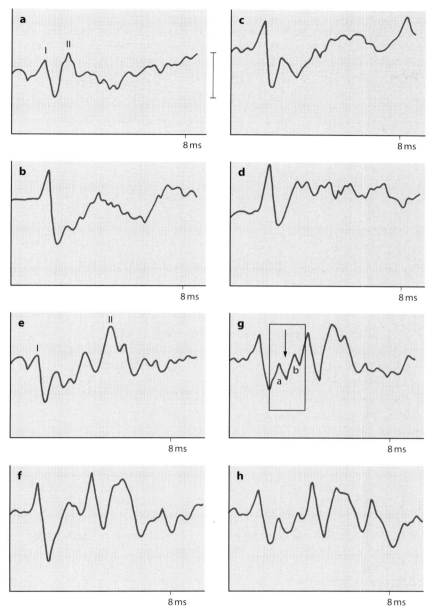

Abb. 2.43 a–h. FAEP-Verlauf bei einer Candidameningitis. **a–d** Erstuntersuchung mit Ableitung einer reproduzierbaren Welle I sowohl links (**a**, **b**) als auch rechts (**c**, **d**). Unter **a**, **c** Sogreize; unter **b**, **d** Druckreize; **e–h** Kontrolluntersuchung mit Normalisierung der vormals veränderten Wellen. Doppelgipfel der Welle II unter **g** mit Pfeil markiert. **e**, **f** Ableitung am linken und **g**, **h** Ableitung am rechten Ohr. Unter **e**, **g** Sogreize, unter **f**, **h** Druckreize

Tabelle 2.20. Auflistung von neurologischen, otologischen und neuropädiatrischen Krankheitsbildern, bei denen die „FAEP" zur Anwendung gelangten. Bei Krankheitsbildern, die bereits beschrieben wurden, wird auf die entsprechenden Kapitel verwiesen. N: Normalbefund, P: pathologisches FAEP. Die Gesamtzahl wird in Klammern angegeben

Diagnose	FAEP		Literaturhinweise
	N	P	
Traumatische Hirnschädigung			
Schädel-Hirn-Trauma (15)	10	5	Greenberg et al. 1976, Rowe und Carlson (1980), Tsubokawa et al. (1980)
Entzündliche Erkrankungen (2.9.11.4)			
Lues (5)	4	1	
Progressive Paralyse (2)	2	–	
Toxoplasmose (2)	–	2	
Zirkulationsstörungen (2.9.11.1)			
Zerebrale Anoxie und	2	5	Ebner et al. (1980), Goldie et al.
Apallisches Syndrom (7)			(1979), Starr (1976), Uziel et al.
Hirntod (5)	–	5	(1982)
Vaskuläre Hirnstammsyndrome (2.9.11.1)			
Brissaud-Syndrom (5)	2	3	Fischer et al. (1982)
Foville-Syndrom (1)	–	1	Maurer et al. (1979)
Millard-Gubler-Syndrom (1)	–	1	Stockard und Rossiter (1977)
Wallenberg-Syndrom (4)	2	2	
Megadolichobasilaris-Syndrom (1)	–	1	
Pseudobulbärparalyse (2)	2	–	
Spinozerebelläre Systemerkrankungen (2.9.11.5)			
Zerebelläre Heredoataxien (Friedreich-Ataxie) (10)	5	5	Satya-Murti et al. (1980), Satya-Murti und Cacace (1982), Stockard und
Neurale Muskelatrophie (Charcot-Marie-Tooth-Syndrom)	–	2	Sharbrough (1980), Stöhr et al. (1982)
Degenerative und heredodegenerative Erkrankungen des Rückenmarks und des Gehirns			
ALS (10)	10	–	
Alzheimer-Krankheit (1)	1	–	
Creutzfeldt-Jakob-Krankheit (1)	1	–	
Hirnatrophischer Prozess (6)	6	–	
Spastische Spinalparalyse (1)	1	–	
Syringomyelie und -bulbie (3)	1	2	
Extrapyramidale Syndrome			
Chorea Huntington (3)	3	–	
Parkinson-Syndrom (6)	6	–	

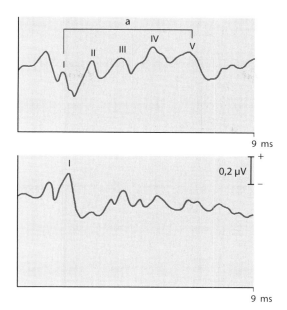

Abb. 2.44. FAEP bei einer Friedreichschen Ataxie. Oberer Teil: Ableitung links; I–V-Leitzeit 4,8 ms (*a*); unterer Teil: Ableitung rechts; Eichung 200 nV

Im Falle einer olivopontozerebellären Atrophie mit Befall bevorzugt der Ponsganglien und Zelluntergängen in der Olive traten extreme FAEP-Veränderungen auf (Abb. 2.45). Bei anderen Patienten beobachtete man bei nur leicht veränderter Welle I stark verzögerte Wellen II. Es gelang nur noch ein rudimentärer Nachweis der Wellen III, IV und V. Wegen einer verzögerten Leitgeschwindigkeit am Hörnerven waren am N. acusticus ähnliche neuropathische Veränderungen zu diagnostizieren wie in der Peripherie.

Bei der Dystrophia myotonica (Curschmann-Steinert-Syndrom) gelangen Ableitungen bei zwei Patienten. Ein Fall mit normalem Hörvermögen zeigte bei normalen Wellen I bis III Verzögerungen der Wellen IV und V, so dass eine pontomesenzephale Schädigung zu diagnostizieren war (Abb. 2.46).

2.9.12 FAEP bei Erkrankungen im Kindes- und Jugendalter

Eine Auflistung von FAEP-Befunden bei 56 repräsentativen neuropädiatrischen Krankheitsbildern findet sich in Tabelle 2.21. FAEP-Veränderungen im Kindesalter sind klinisch besonders aussagefähig bei Hirnstammtumoren, Schädelhirntraumen, ZNS-Entzündungen, beim Hydrozephalus und bei Entmarkungskrankheiten. Bis zum 3. Lebensjahr müssen reifebedingte Veränderungen der FAEP berücksichtigt werden. Ab dem 3. Lebensjahr können dann Normwerte von Erwachsenen verwendet werden. Die Abb. 2.47 und Abb. 2.48 zeigen exemplarisch FAEP-Veränderungen bei der metachromatischen Leukodystrophie und bei einer Pelizaeus-Merzbacher-Krankheit.

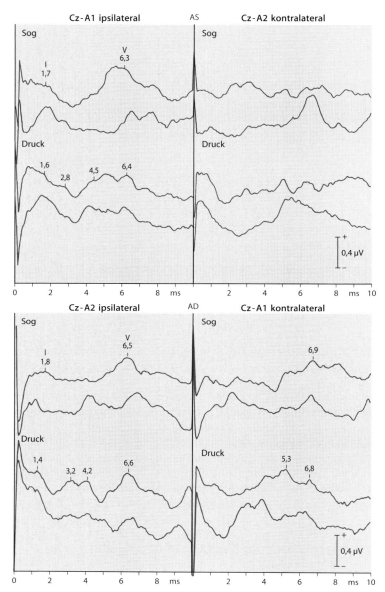

Abb. 2.45. FAEP bei olivopontozerebellärer Atrophie. Ableitungen sowohl vom ipsi- als auch kont-ralateralen Ohr. Linkes Ohr (*AS*) ipsilateral: nach Sog bei erkennbarer Welle I nur noch verzögerte Welle V (6,3 ms) ableitbar; nach Druck verminderte Reproduzierbarkeit aller Wellen bei eindeutiger Verzögerung der Welle V (6,4 ms); kontralateral nach Sog Bestätigung einer verzögerten Welle V, nach Druck keine eindeutig identifizierbaren Wellen erhältlich. Rechtes Ohr (*AD*) ipsilateral: nach Sog nur Wellen I, III und V ableitbar mit eindeutiger Verzögerung von V (6,5 ms); nach Druck verzö-gerte Wellen II–V bei weitgehend normalem Potential I; kontralateral nach Sog und Druck bei feh-lenden Wellen I–III Bestätigung der Verzögerungen von Welle V (6,9 und 6,8 ms)

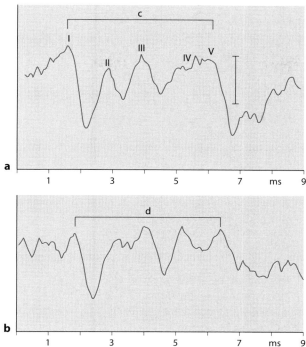

Abb. 2.46. FAEP bei myotonischer Dystrophie. **a** Ableitung vom linken Ohr mit Verzögerungen ab Welle IV; I–V Leitzeit auf 4,8 ms verlängert (c); **b** Ableitung vom rechten Ohr mit identischem Befund; I–V Leitzeit verlängert (d)

2.9.13 Ereigniskorrelierte Potentiale

Die Klassifizierung und Beschreibung der Wellen der AEP erfolgte bisher entsprechend ihrem zeitlichen Auftreten, wobei Wellen mit frühen, mittleren und späten Latenzen unterschieden wurden. Neben dieser zeitorientierten Klassifikation ist noch ein Vorgehen sinnvoll, das die Wellen in „reizkorrelierte" oder „exogene" und „ereigniskorrelierte" oder „endogene" Wellen einordnet (Abb. 2.49). Während exogene Wellen von den Reizqualitäten abhängen, lassen sich endogene Potentiale durch Stimulusparadigmen auslösen und unterliegen psychologischen Faktoren.

Da nur die Welle P300 bislang in Klinik und Praxis Einzug fand und den diagnostischen Prozess verbessert, soll in diesem Buch lediglich auf die Welle P300 der ereigniskorrelierten Potentiale eingegangen werden.

2.9.13.1 Klassifizierung der ereigniskorrelierten Potentiale

Tabelle 2.22 zeigt den Versuch einer Klassifikation. Die P300 ist von allen aufgeführten Wellen klinisch die bedeutsamste. Der Vollständigkeit halber

Tabelle 2.21. Tabellarische Auflistung neuropädiatrischer Krankheitsbilder, bei denen die FAEP zum Einsatz gekommen sind (n = 56)

Krankheit	Fallzahl	FAEP
▨ Hirnstammtumoren	17	pathologisch
▨ Zustand nach Schädel-Hirn-Trauma	4	o. B.
▨ Zustand nach Aspiration mit Atemlähmung	1	o. B.
▨ Hydrozephalus	2	pathologisch
▨ Angeborene Toxoplasmose	1	o. B.
▨ Rötelnembryopathie	2	o. B.
▨ Anenzephalie	1	o. B.
▨ Pelizaeus-Merzbacher-Krankheit	1	pathologisch
▨ Verdacht auf hochspinalen Prozess	1	o. B.
▨ Zustand nach Operation einer Enzephalozele mit einem Lipom, das bis zum Balken reichte	1	o. B.
▨ Mannosidose	1	o. B.
▨ Epilepsie	7	o. B.
▨ Metachromatische Leukodystrophie	1	pathologisch
▨ Morbus Spielmeyer-Vogt-Stock	1	o. B.
▨ Verdacht auf Janski-Bielschowsky-Syndrom	1	o. B.
▨ Taubheit (retrokochleär)	1	pathologisch
▨ Heredoataxie (2 Brüder)	2	o. B.
▨ Cholesteatom mit epitympanaler Perforation	1	pathologisch
▨ Meningitis mit Taubheit	2	pathologisch
▨ Unklare Myoklonien	3	o. B.
▨ Ataxie unklarer Genese	2	o. B.
▨ Morbus Alexander	1	pathologisch
▨ Rhabdomyosarkom	1	o. B.
▨ Lipofuszinose	1	o. B.
▨ **Gesamt**	$\sum$ **56**	

sollen aber auch weitere Komponenten, wie die Verarbeitungsnegativität und die N400, erwähnt werden.

Bei der Verarbeitungsnegativität handelt es sich um Veränderungen an der N1-Komponente, die sich in Form einer Amplitudenzunahme bemerkbar machen. Werden z. B. Tonserien in zufälliger Folge entweder am rechten oder linken Ohr angeboten und werden die Probanden angehalten, nur auf die links präsentierten Reize zu achten, zeigen die Antworten auf die Töne links bei getrennter Mittelung höhere Amplituden. Ähnlich verhält es sich bei hohen oder tiefen Tönen. Bei Beachtung entweder der hohen oder tiefen Töne sind die N1-Antworten nach Zielreizen höheramplitudig. Die Verarbeitungsnegativität gibt somit Prozesse der selektiven Aufmerksamkeit wieder. Die Verarbeitungsnegativität fand im klinischen Bereich bis-

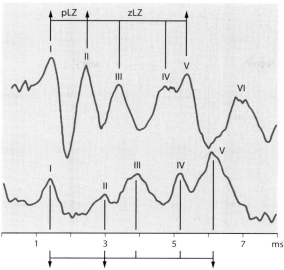

Abb. 2.47. FAEP bei einer MLD. Obere Ableitung FAEP einer Kontrollperson; untere Ableitung: FAEP bei der MLD. Auffällig ist die Verlängerung der I–II-Leitzeit und auch eine Verzögerung in zentralen Strukturen (z. B. zwischen IV und V) (pLZ: periphere Leitzeit; zLZ: zentrale Leitzeit)

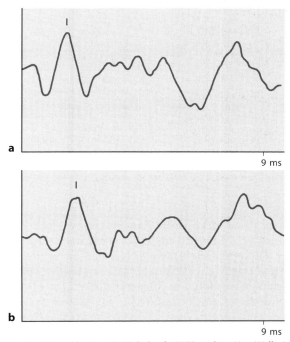

Abb. 2.48 a, b. FAEP bei Pelizaeus-Merzbach-Krankheit. **a** FAEP links; **b** FAEP rechts. Nur Welle I beidseits erkennbar mit leichter Verzögerung und Verbreiterung der Potentialdauer. Eventuell bei ca. 8 ms verzögerte Mittelhirnantwort (V) beidseits

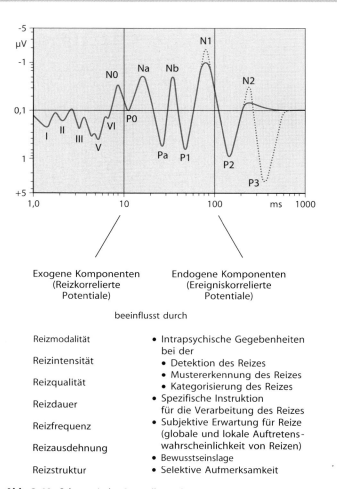

Abb. 2.49. Schematische Darstellung der exogenen und endogenen AEP-Komponenten mit ihren jeweiligen modalitätsspezifischen Beeinflussungsmöglichkeiten. (Aus Olbrich HM (1987); Nervenarzt)

lang keine allzu große Anwendung, weshalb eine weitergehende Darstellung in diesem Rahmen nicht vorgenommen wurde.

Zu sprachrelevanten Komponenten gehört die N400-Welle. Als Stimulus verwendet man 7-Wort-Sätze, die mittels Diaprojektoren Wort für Wort dargeboten werden. Die hirnelektrischen Antworten nach den einzelnen Worten und nach dem letzten Wort, das entweder sinngerecht oder sinndiskrepant ist, sind unterschiedlich. Die ereignisbezogenen Aktivitäten auf das letzte Wort lassen nur bei semantischer Inkongruenz eine negative Komponente bei ca. 400 ms erkennen. Die Anwendung der N400 bei Patienten mit Sprach- und Lesestörungen war naheliegend, wobei auch bei dieser Welle eine breitgefächerte Etablierung im klinischen Bereich nicht erfolgte.

Tabelle 2.22. Zusammenstellung ereigniskorrelierter Potentiale. (Aus Olbrich 1989)

	Komponente	Latenz-bereich[a]	Kognitiver Aspekt	Literatur
Verarbeitungs-negativität	Nd (N1-Effekt)	50–400 ms	Selektive Aufmerk-samkeit	Näätänen und Michie (1979) Hillyard et al. (1973)
	Selection negativities	100–300 ms	Selektive Aufmerk-samkeit	Harter et al. (1982)
N2-Gruppe	Mismatch negativity	80–300 ms	Orientierungs-reaktion	Näätänen et al. (1978)
	N2b	um 290 ms	Orientierungs-reaktion	Renault u. Lesèvre (1978)
	„Classification" N2	um 310 ms	Stimulus-klassifikation	Ritter et al. (1983)
P3-Komplex	Novel P3	um 370 ms	Orientierungs-reaktion	Courchesne et al. (1975)
	P3a	um 250 ms	Orientierungs-reaktion	Squires et al. (1975)
	P3b	um 340 ms	Kontextaktuali-sierung	Donchin (1981)
	SW	350–1000 ms	?	Ruchkin et al. (1988)
Sprachrelevante Komponenten	N400	um 400 ms	Semantische Verarbeitung	Kutas und Hillyard (1980)

[a] Die Latenz hängt u.a. ab vom Reizmaterial und Probandenalter. Die aufgeführten Werte finden sich in den zitierten Arbeiten.

2.9.13.2 P300

Die P300 erfuhr in den letzten Jahren eine zunehmende Bedeutung und wird derzeit neben VEP, SEP, MEP und FAEP am häufigsten eingesetzt. Die P300 ist, was die Methode betrifft, einfach und das Wellenbild reproduzierbar abzuleiten. Das Stimulus-Design erfordert allerdings eine Mitarbeit von Seiten der Patienten, weshalb Ableitungen bei Kindern und hirnleistungsbeeinträchtigten Erwachsenen mitunter problematisch sind. Bei korrekter Durchführung entsteht mit 15–20 µV eine der größtamplitudigen Wellen der klinischen Neurophysiologie (Abb. 2.50). Bei Psychosen und Demenzen vermag die P300 das Ausmaß einer Störung der Informationsverarbeitung zuverlässig wiederzugeben.

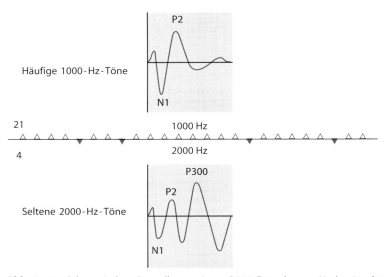

Abb. 2.50. Schematische Darstellung einer P300-Entstehung. Nach 21 häufigen Tönen (1000 Hz) Ausbildung eines Primärkomplexes (N1 und P2) ohne P300; nach Applikation von 4 seltenen Tönen (2000 Hz), die mitgezählt wurden, P300-Welle deutlich erkennbar (△: 1000-Hz-Reizung; ▼: 2000-Hz-Reizung)

2.9.13.3 Methodischer Ablauf

Zur Ableitung ist ein geräuschgeschützter Raum nötig. In der Praxis hat sich das akustische „2-Stimulus-Diskrimination-Paradigma" auch „Oddball-Paradigma" bewährt. Dem Patienten werden binaural mit einem Kopfhörer Töne unterschiedlicher Frequenz angeboten. Die tiefen Töne (z. B. 1000 Hz) werden häufig und die hohen Töne (z. B. 2000 Hz) nur gelegentlich ausgelöst, wobei sich ein Verhältnis von 80% tiefen und häufigen zu 20% hohen und seltenen Tönen bewährt hat (Abb. 2.50). Wichtig ist die sog. randomisierte Auslösung, um eine Vorhersagbarkeit der Tonereignisse auszuschließen; das Interstimulusintervall liegt dabei zwischen 0,5 und 2 s. Achtet der Proband/Patient nur auf die seltenen hohen Töne und zählt er sie innerlich mit, entsteht nach getrennter Mittelung nach den seltenen hohen Tönen eine hochamplitudige Welle bei ca. 300 ms. Das Wahrnehmen des seltenen hohen Tonereignisses kann auch per Tastendruck bestätigt werden. Der Abgriff der P300-Welle gelingt in einem relativ großflächigem Areal im Vertexbereich, wird aber am besten bei Pz direkt vorgenommen. Die beiden Ohr- bzw. Mastoidelektroden können dabei zusammengeschaltet werden, da die P300 weniger von Reizqualitäten als von psychologischen Faktoren, wie z. B. Neuigkeit und Überraschung des Reizes, abhängt. Der Hauptgipfel wird im Gegensatz zu den SAEP mit seiner Positivität nach oben gehend aufgetragen.

Einzelheiten des methodischen Ablaufes sind in Tabelle 2.23 wiedergegeben. Normwerte werden in den Tabellen 2.10 und 2.22 präsentiert. Was

Tabelle 2.23. Ereignisbezogenes Potential P300

▌ **Ableitmodus:** Ähnlich wie bei den SAEP

▌ **Stimulation:** Sinustöne (Dauer 50 ms, Anstieg und Abfall 10 ms) – Lautstärke 70 dB – Frequenz des häufigen Tons 1000 Hz und des seltenen Tons 2000 Hz

▌ **Reizmodus:** Eine Gesamtzahl von ca. 100 Reizen ist ausreichend – die 1000-Hz-Töne werden dabei z. B. 80-mal (80%) und die seltenen 2000-Hz-Töne 20-mal (20%) in randomisierter Folge dargeboten – die Amplitude der Welle P300 erhöht sich, wenn die seltenen 2000-Hz-Töne mitgezählt werden

▌ **Analysenzeit:** 500 ms

▌ **Filtereinstellung:** 0,1 Hz–70 Hz

▌ **Signalverarbeitung:** Die evozierten Potentiale nach den 1000-Hz-Tönen und 2000-Hz-Tönen werden getrennt voneinander gemittelt und getrennt dargestellt

▌ **Anwendungsbereich:** Psychologie, Psychiatrie, speziell Gerontopsychiatrie – Neurologie

die Latenzen anbelangt, wurden bei Älteren mit 328,4±42,1 ms etwas längere Werte als bei Jüngeren gemessen (289,0±29,6 ms). Die Amplituden waren bei den Älteren mit 9,4±4,0 µV etwas niedriger als bei Jüngeren (14,9±4,4 µV).

Da die P300 sehr anfällig gegen exogene und endogene Artefakte ist, müssen die Bewegungen der Augäpfel und des Lidschlags mitregistriert werden (Abb. 2.51). Bei geschlossenen Augen können angefeuchtete Tupfer das Blinzeln unterdrücken, bei offenen Augen sollte der Patient einen Punkt an der Wand fixieren. Die Test-Retest-Reliabilität erweist sich als gut, so dass der klinische Einsatz bei Wiederholungsuntersuchungen aussagefähig ist. Eine Zusammenfassung des methodischen Ablaufs findet sich in Tabelle 2.23.

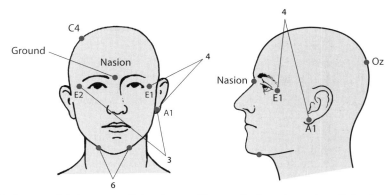

Abb. 2.51. Modus zum Anbringen von Elektroden zur Messung horizontaler und vertikaler Augen- und Lidbewegungen

2.9.13.4 Klinische Anwendung der P300-Welle

Die Auswertung und klinische Beurteilung der Welle P300 gestaltet sich einfacher als z.B. im Falle der FAEP. Der topologische Ansatz mit Hinweis auf eine P300-Entstehung im Hippocampus ist weitgehend gesichert und erfolgt mehrdimensional unter Kenntnis einer hippocampalen Läsion und von Neurotransmittereinflüßen (Abb. 2.52).

Läsionen im Hippocampus wurden bei der Schizophrenie und bei Demenzen gut dokumentiert und zeigten v. a. in der Regio entorhinalis, im Nucleus amygdala und in der Hippocampusformation neuropathologische Veränderungen. Die P300-Wellenalteration bei der Schizophrenie und bei der Demenz kann somit größtenteils auf neuronale Läsionen zurückgeführt werden. Was Neurotransmitter betrifft, liegen die Ursprungszellen für Noradrenalin im Locus coeruleus LC, für Dopamin DA im ventralen Tegmentum TV, für Acetylcholin-Ach im medialen Septum MS und im Nucleus basalis Meynert NbM und für Serotonin 5-HT im Nucleus dorsalis raphe NDR. Der für die P300-Befunde und deren Interpretation wichtige Kreislauf der Abb. 2.52 beinhaltet die Regio entorhinalis, in welcher alle sensorischen Informationen zusammenlaufen und zum Nucleus amygdala und der Hippocampusformation weitergeleitet werden.

In Klinik und Praxis genügt die Erfassung von Amplitudenerniedrigungen und Latenzverzögerungen, die bei der Schizophrenie und den Demenzen, aber auch bei der Depression Resultate der Tabelle 2.24 a, b und c er-

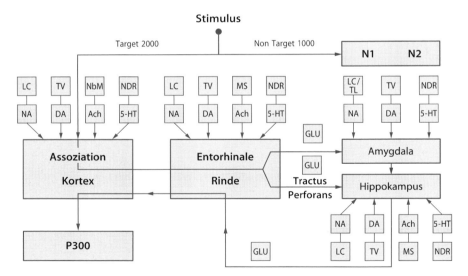

Abb. 2.52. Schematische Darstellung der P300-Entstehung nach Ziel-Reizen (2000 Hz) unter Einbeziehung neuroanatomischer Strukturen wie entorhinale Rinde, Amygdala und Hippocampus. Mit einbezogen sind Neurotransmitterauswirkungen und deren Ursprungszellen (*LC* Locus coeruleus; *TV* ventrales Tegmentum; *MS* mediales Septum; *NDR* Nucleus dorsalis raphe; *NbM* Nucleus basalis Meynert)

bringen. Bei der Schizophrenie sieht man als reproduzierbarsten Befund an den Abgriffstellen Fz, C7, Cz und Pz eine Amplitudenreduktion bei weitgehend normaler Latenz (Abb. 2.53). Tabelle 2.24 a zeigt P300-Befunde bei schizophrenen Patienten mit Angaben von Amplituden- und Latenzdifferenzen. Bei der Demenz findet sich recht zuverlässig eine Verlängerung der P300-Latenz (Tabelle 2.24 b).

Tabelle 2.24 a. P300-Befunde bei schizophrenen Patienten

Autor	Amplitude	Latenz
Roth und Cannon (1972)	–	N
Levit et al. (1973)	–	N
Verleger und Cohen (1978)	N/–	N
Roth et al. (1980)	–	N
Roth et al. (1981)	–	N
Pass et al. (1980)	–	n. u.
Brecher und Begleiter (1983)	–	N
Baribeau-Braun et al. (1983)	–	n. u.
Pfefferbaum et al. (1984b)	N/–	+
Barret et al. (1986)	–	N
Blackwood et al. (1987)	–	+
Brecher et al. (1987a)	–	N
Brecher et al. (1987b)	–	N
Kutcher et al. (1987)	–	+
Koga et al. (1987)	– (Fläche)	+
Duncan et al. (1987)	N/–	+

Abkürzungen: N = normal; + = Zunahme; – = Abnahme; n. u. = nicht untersucht.

Tabelle 2.24 b. P300-Befunde bei Demenzen (DAT: Demenz vom Alzheimer-Typ; MID: Multi-Infarkt-Demenz)

Autor	Diagnosen	Amplituden	Latenzen
Syndulko et al. (1982)	DAT		+
Brown et al. (1983)	DAT, MID		+
Leppler et al. (1984)	DAT, MID		+
Slaets et al. (1984)	DAT, andere Demenzen	–	+
Chayasirisobhon et al. (1985)	DAT	–	+
Olbrich et al. (1986)	DAT	–	+
St. Clair et al. (1985)	DAT	–	+
Kraiuhin et al. (1986)	DAT, MID		+
Polich et al. (1986)	DAT, andere Demenzen		+

Tabelle 2.24 c. P300-Befunde bei der Depression

Autor	Diagnose	Amplitude	Latenz
Levit et al. (1973)	Depression	N	N
Roth et al. (1981)	Major depression disorder	N	N
Pfefferbaum et al. (1984 b)	Depression	–	
Diner et al. (1985)	Major depression disorder	–	N
Blackwood et al. (1987)	Major depression disorder	–	N

– = Abnahme, N = keine Änderung.

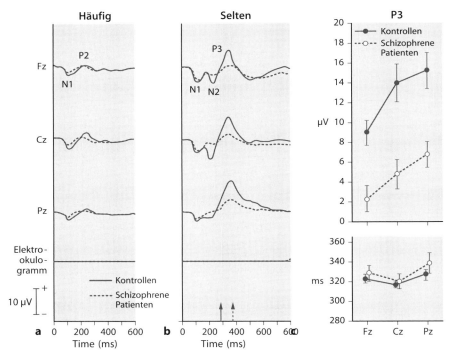

Abb. 2.53 a–c. SAEP nach häufigen (**a**) und seltenen (**b**) Tönen mit einer P 300 unter **b**. **c** Mittelwerte und Standardabweichungen für die Amplituden und Latenzen der Welle P300. Kontrollpersonen (*durchzogene Linie*), schizophrene Patienten (*gestrichelte Linie*). (Aus Roth et al. Psychiat Res 4, 1981, 199)

2.9.13.5 P300 bei anderen psychiatrischen Erkrankungen

Veränderungen der P300-Parameter sind für die Schizophrenie und die Demenz nicht spezifisch. Eine Verminderung der P300-Amplitude und/oder eine Verlängerung der Latenz ist auch bei der Depression, Alkoholabhängigkeit, Oligophrenie und bei Persönlichkeitsstörungen zu beobachten. Von besonderem Interesse sind Befunde bei Kindern schizophrener Patienten (sog. „high-risk children"), bei denen eine niedrigere P300-Amplitude gefunden wurde. Die Befundinterpretation ging sogar soweit, dass von einem möglichen genetischen oder „Vulnerabilitätsmarker" für die Schizophrenie gesprochen wurde.

Bei der Depression sind die P300-Befunde weitgehend normal (Tabelle 2.24 c). Die Veränderungen der P300 bei der Demenz und die weitgehende Normalität bei der Depression sind inzwischen gesicherte differentialdiagnostische Kriterien zur Differenzierung zwischen einer sog. „Pseudodemenz", also einer Depression, und einer Demenz. Die P300 kann somit ambulant in Gedächtnissprechstunden und Memory-Kliniken eingesetzt werden, wo die differentialdiagnostischen Schwierigkeiten „Demenz-Depression" am häufigsten auftreten.

2.9.13.6 P300-Welle in der Psychopharmakotherapie

Die P300 ist nicht nur bei der Schizophrenie und Demenz relevant, sondern verändert sich im Gegensatz zu den FAEP auch nach Gabe von Medikamenten, speziell nach Psychopharmaka und Antidementiva. Dies lässt sich anhand der Wirkungsweise cholinerger und anticholinerger Substanzen belegen, die im Falle eines Cholinergikums eine Amplitudenzunahme und im Falle eines Anticholinergikums eine Reduktion der P300-Amplitude bewirken (Abb. 2.54).

Die Amplitudenzunahme nach Gabe von Physostigmin ist mit dem P300-Modell der Abb. 2.52 erklärbar und geht konform mit der klinischen Beobachtung, dass cholinerge Substanzen die kognitiven Fähigkeiten eher fördern und Anticholinergika wie z. B. das Biperiden, aber auch Psychopharmaka mit anticholinerger Komponente, eher hemmen.

Auf die Praxis übertragen bedeutet dies, dass bei Gabe von Medikamenten mit cholinergem bzw. anticholinergem Wirkmechanismus oder Nebenwirkungen die Welle P300 klinisch relevante Auswirkungen wiedergibt. Bei dementiellen Erkrankungen vermag die P300 anzuzeigen, ob kognitionsfördernde Substanzen, sog. Antidementiva (speziell Cholinesterasehemmstoffe), einen Effekt im Hippokampusbereich in Form einer Amplitudenzunahme der P300 bewirken. Die P300 leistet bei dieser Anwendungsart einen Hinweis auf die Bioverfügbarkeit von antidementiven Substanzen.

2.9.14 FAEP und Koma

FAEP werden intensivmedizinisch zunehmend zur Abschätzung des Funktionszustandes von Hirnstammstrukturen bei komatösen Patienten eingesetzt. Der diagnostische Einsatz der FAEP bei komatösen Patienten hat jedoch hinsichtlich einer Aussagewertigkeit über die Unversehrtheit der Hirnstammstrukturen insofern eine Einschränkung, als dass die FAEP nur die Intaktheit der afferenten Hörbahnstrukturen überprüfen. Über die

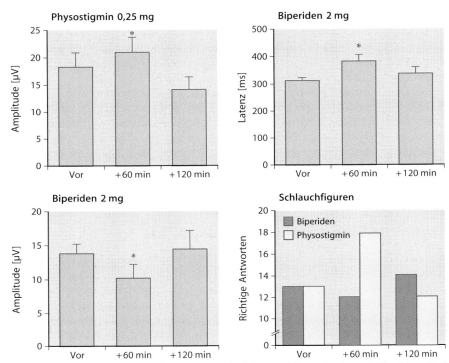

Abb. 2.54. P300-Amplituden und Latenzen nach Gabe von Physostigmin und Biperiden. Nach Physostigmin Zunahme der P300-Amplituden und verbessertes Problemlöseverhalten mittels Schlauchfiguren. Nach Biperiden Abnahme der P300-Amplituden und Zunahme der P300-Latenzen mit Verschlechterung des Problemlöseverhaltens

Funktionstüchtigkeit anderer Hirnstammareale können die FAEP keine Aussage machen. So können die FAEP beispielsweise normal sein, obwohl ein ausgedehnter Hirnstamminfarkt mit Vigilanzverminderung besteht. Trotzdem wertet der Kliniker normale FAEP in der Regel als Hinweis auf einen insgesamt weitgehend intakten Hirnstamm, wenn klinische und zusätzliche apparative Befunde nicht zu einer anderen Interpretation zwingen. In den meisten Fällen wird er damit Recht behalten, da eine isolierte Aussparung der Hörbahn bei zum Koma führender Hirnstammaffektion extrem selten ist. Man muss sich jedoch immer der Einschränkung der Methodik bewusst sein. Ein Koma, das aufgrund einer Funktionsstörung von Strukturen oberhalb des Mittelhirns verursacht wird, wird zunächst normale FAEP erwarten lassen, so dass unter Zuhilfenahme klinischer und neuroradiologischer Verfahren eine grobe Etagendiagnostik von Komaursachen mit den FAEP möglich ist.

Eine sehr wichtige differentialdiagnostische Aussage ist von den FAEP bei metabolischer oder toxischer Verursachung des Komas zu erwarten, da sie bei dieser Ätiologie in der Regel normal oder mit nur wenig verlängerten Latenzen zur Darstellung kommen.

Beim posttraumatischen Koma, bei dem ja in der Regel der Hirnstamm erst durch eine sekundäre Einklemmung bei primärer supratentorieller Hirnschwellung in Mitleidenschaft gezogen wird, zeigt eine sich über mehrere Verlaufsuntersuchungen deutlicher werdende Alteration der FAEP genau diese rostrokaudale Strangulation des Hirnstamms an. So kann es zu einem sukzessiven Verlust der Wellen V, IV und III (evtl. II) bis zum Eintritt des Hirntodes kommen. Aber auch eine bei der ersten FAEP-Registrierung bilateral fehlende Welle V ist nur in seltenen Fällen mit einem späteren Überleben zu vereinbaren. Ein völliges beidseitiges Fehlen der FAEP bereits bei der ersten posttraumatischen FAEP-Registrierung darf nur dann als Hinweis auf einen Totalausfall der Hirnstammfunktion gewertet werden, wenn bewiesen werden kann, dass vor dem Unfall die Hörleistung intakt war und dass während der aktuellen Registrierung die schallaufnehmenden und schallweiterleitenden Strukturen funktionstüchtig waren (z. B. Ausschluss einer frischen bilateralen Felsenbeinfraktur). Unter diesen Voraussetzungen zeigt ein bilaterales Fehlen der Wellen I–V bereits den eingetretenen Hirntod an oder es ist ein Hinweis auf einen bald eintretenden Tod.

Im Gegensatz zur Aussagestärke fehlender oder deutlich beeinträchtigter FAEP bezüglich einer äußerst geringen Überlebenswahrscheinlichkeit ist die prognostische Aussagekraft normaler FAEP bei früher Registrierung nach einem Schädel-Hirn-Trauma gering. Initial normale FAEP verschlechtern sich bei Folgeregistrierungen durch die erst später einsetzende sekundäre Hirnstammkompression und zeigen dann erst die infauste Prognose für ein Überleben an. Bleiben die FAEP auch in der Folgephase unbeeinträchtigt, so ist die Prognose hinsichtlich des Überlebens als sehr günstig anzusehen, eine Beziehung zum Grad der späteren Behinderung lassen dauerhaft normale FAEP nach einem Schädel-Hirn-Trauma jedoch nicht zu.

2.9.15 FAEP bei der Hirntoddiagnostik

Die Registrierung der FAEP kann die Feststellung des Hirntodes bei primär supratentoriellen und sekundären Hirnschädigungen ergänzen. Ihre relative Resistenz gegenüber Psychopharmakaeinflüssen, Hypothermie und Stoffwechselstörungen machen sie zu einem wertvollen ergänzenden diagnostischen Instrumentarium bei der Hirntoddiagnostik.

Wesentlich für den Einsatz der FAEP bei dieser Fragestellung ist der Nachweis eines allmählichen Erlöschens der FAEP im Rahmen von zeitlich eng aufeinanderfolgenden Verlaufsuntersuchungen oder der Nachweis einer Welle I als Marker für die Funktionstüchtigkeit des peripheren schallleitenden und schallaufnehmenden Apparates. Dies bedeutet, dass der sofortige völlige Ausfall aller FAEP-Komponenten als Erstbefund diagnostisch nicht verwertbar ist, da eine solche Befundkonstellation auch durch eine vorbestehende Hörschädigung verursacht sein könnte. Genausowenig sind die FAEP in der Hirntoddiagnostik bei einer primär infratentoriellen Hirnaffektion einsatzfähig, da in diesem Fall ein bilateraler FAEP-Ausfall auch durch eine selektive läsionsbedingte Schädigung der Hörbahn im Hirnstammbereich bedingt sein kann, die mitnichten etwas über die Irreversibilität einer globalen Hirnstammschädigung aussagt.

Bei einer primär supratentoriellen Hirnschädigung, die durch die transtentorielle Herniation zu einem von rostral nach kaudal fortschreitenden Hirnstammausfall führt, kommt es schrittweise zu einem bilateralen Erlöschen der Wellen III–V, die einige Zeit nach eingetretenem Hirntod auch den Verlust der Wellen I und II nach sich zieht.

Folgende Befundkonstellationen sind bei einer primär supratentoriellen Hirnschädigung mit der Diagnose eines irreversiblen Hirntodes vereinbar:
- progredienter, konsekutiver Verlust aller FAEP-Wellen;
- progredienter, konsekutiver Verlust der Wellen mit Erhaltenbleiben der Wellen I oder I und II ein- und beidseitig;
- isoliertes Erhaltensein der Wellen I und I und II ein- oder beidseitig.

❗ Empfehlungen der Deutschen Gesellschaft für klinische Neurophysiologie und funktionelle Bildgebung zur Bestimmung des Hirntodes (10/2000)

▍ Frühe akustisch evozierte Potentiale (FAEP)
Die Ableitungen der FAEP sind als Irreversibilitätsnachweis des Hirnfunktionsverlustes bei primär supratentoriellen und sekundären Hirnschädigungen geeignet und sie können bei Säuglingen, Kleinkindern und Erwachsenen gleichermaßen angewendet werden. Sie bieten sich vor allem dann an, wenn Probleme bei der Elektrodenplatzierung für das EEG durch Kopf- und Gesichtsverletzungen bestehen. Bei primär infratentoriellen Schädigungen sind die FAEP nicht als ergänzende Untersuchung geeignet, da hier noch elektrophysiologisch eine Großhirnfunktion (EEG) nachweisbar sein kann.

Der Nachweis eines bilateralen Ausfalls aller im Hirnstamm generierten FAEP-Komponenten erlaubt den Rückschluss auf einen generellen Funktionsausfall des Hirnstammes, da die akustische Leitungsbahn hierbei parallel zu den übrigen Hirnstammstrukturen funktionslos wird. Damit sind folgende FAEP-Muster mit der Irreversibilität des Hirnfunktionsverlustes vereinbar:
- der progrediente, konsekutive Verlust der Wellen mit schließlich bilateralem Ausfall aller Komponenten,
- der progrediente, konsekutive Ausfall der Wellen mit Erhaltenbleiben der Wellen I oder I und II ein- und beidseitig,
- das isolierte Erhaltensein der Wellen I oder I und II.

Der primäre bilaterale Ausfall aller FAEP-Wellen schon bei der Erstuntersuchung ist nicht als Irreversibilitätsnachweis geeignet.

▍ Stimulation: Geschirmte Kopfhörer mit überprüfter Reizpolarität und bekanntem, vom Hersteller belegtem Frequenzgang (alternativ pneumatisch arbeitende Kopfhörer, wobei die Latenzen um die Laufzeit im Schlauch zu korrigieren sind).
- Klickreize 100 μs Dauer; Reizfrequenz zwischen 10 und 15 Hz; ungerade Wiederholungsrate (z. B. 11,11 Hz) wird empfohlen;

- Sog- und Druckreize müssen getrennt gemittelt und gespeichert werden; falls technisch nicht möglich, sollen nur Sogpulse verwendet werden;
- Schalldruck 95 dB HL; kontralaterales Ohr mit 30 dB unter Klick-Schalldruck verrauschen.

Analysezeit: Zur Standarduntersuchung 10 ms; 20 ms werden zur besseren Artefakt-Abgrenzung (50 Hz) empfohlen.

Filtereinstellung: (bei 6 dB/Oktave Filter); untere Grenzfrequenz 100–150 Hz; obere Grenzfrequenz 3000 Hz.

Elektrodenposition: Vertex (Cz); Referenz am ipsilateralen Ohrläppchen oder Mastoid. Zur besseren Identifikation der Welle I wird eine Ableitung mit einer Nadelelektrode aus dem Gehörgang empfohlen.

Elektrodenarten: Es können sowohl Nadel- als auch Klebe-Elektroden verwendet werden. Der Elektrodenwiderstand soll 5 kΩ nicht überschreiten.

Mittelungsschritte: 1000–2000. Jede Messung muss mindestens einmal wiederholt werden, um die Reproduzierbarkeit der Wellen zu belegen. Überdies ist auf eine wirksame Unterdrückung von Artefakten zu achten.

2.9.16 Intraoperativer Einsatz der AEP

Setzt man die AEP zur intraoperativen Überwachung ein, muss man sich verdeutlichen, dass die FAEP nur die Funktion der Kochlea, der Hörnerven und der Hörbahn im Hirnstamm zwischen dem medullopontinen Übergang und den Colliculi superiores überprüfen kann. Alle Hirnstammläsionen, die die Hörbahn nicht wenigstens indirekt in dieser Region beeinträchtigen, lassen die FAEP unverändert. In diesen Fällen sollte zur exakten Überwachung der Hirnstammfunktion eine kombinierte intraoperative Ableitung von FAEP und SEP angestrebt werden.

Das FAEP-Monitoring wird seit mehr als 15 Jahren bei operativen Eingriffen an der hinteren Schädelgrube eingesetzt. Der Nutzen der intraoperativen FAEP-Ableitung ergibt sich daraus, dass sich die FAEP sehr zeitnah zu operationsbedingten Hirnstammalterationen verändern, so dass bei registrierten FAEP-Verschlechterungen der Chirurg sofort gewarnt und er geeignete Gegenmaßnahmen ergreifen kann. Seit der Einführung der FAEP-Überwachung hat sich die postoperative Mortalität und Morbidität bei Operationen im Bereich der hinteren Schädelgrube gesenkt.

Obwohl die FAEP gegenüber pharmakologischen Einflüssen (Anästhetika, Narkotika usw.) relativ unempfindlich sind, müssen deren mögliche Einflüsse trotzdem berücksichtigt werden. So verlängern einige Narkotika beispielsweise die Latenz von Welle V um bis zu 0,2 ms. Deshalb sollte man nach Narkoseeinleitung ein sog. „Baseline-FAEP" registrieren, dessen Werte dann als Referenz für die intraoperativ erhaltenen FAEP herangezogen werden. Genauso müssen auch Veränderungen der FAEP durch eine herabgesetzte Körpertemperatur bedacht werden. Die vielfältigen Einstreuartefakte, die von den im Operationssaal eingesetzten technischen Geräten auf die FAEP übergehen können, erschweren die Befundinterpretation erheblich. Wenn immer möglich, sollte der Neurophysiologe deshalb Durchläufe „averagen", bei denen kein akustischer Reiz appliziert wird und dieses „Artefaktogramm" dann mit den eigentlichen FAEP vergleichen. So erhält man einen guten Eindruck von den reizunabhängigen Störeinflüssen auf die FAEP.

Die intraoperativen Veränderungen der FAEP betreffen sowohl die Latenzen als auch die Amplituden, wobei bei den FAEP den Latenzen intraoperativ die größere Bedeutung zukommt. Latenzverzögerungen einzelner Wellen (vorwiegend Welle I und V) oder Verlängerungen von Leitzeiten der Wellen I–V (oder auch III–V) sind die wesentlichen Parameter, die intraoperativ kontinuierlich zu überwachen sind. Eine intraoperative Latenzzunahme der Welle V um 0,5 bis 1,5 ms sollte dringend Anlass geben, operative Korrekturmanöver einzuleiten, da bei Persistenz dieser Latenzverzögerung mit einem dauerhaften neuralen Schaden der Hörbahn zu rechnen ist. Obwohl die Latenzen intraoperativ eine besondere Beachtung verdienen, spricht ein deutlicher persistierender intraoperativer Amplitudenabfall (>50%) der FAEP-Wellen I und V prospektiv für einen dauerhaften Schaden der afferenten Hörbahnstrukturen und damit einen bleibenden postoperativen Hörverlust. Einschränkend ist zu betonen, dass die prognostische Wertigkeit der intraoperativen FAEP-Überwachung am größten ist, wenn präoperativ noch eine ausreichende Hörfähigkeit besteht.

2.10 ▌ Literatur zu Kapitel 2

Achor LJ, Starr A (1980a) Auditory brain stem responses in the cat. 1. Intracranial and extracranial recordings. Electroenceph Clin Neurophysiol 48:154–173

Achor LJ, Starr A (1980b) Auditory brain stem responses in the cat. II. Effects of lesions. Electroenceph Clin Neurophysiol 48:174–190

Bergamasco G, Lacquaniti E, Benna P, Gilli M, Troni W (1980) Brainstem auditory evoked potentials and blink reflex in quiescent multiple sclerosis. In: Barber C: Evoked Potentials. Proceedings of an International Evoked Potentials Symposium held in Nottingham 1978. MTP, Lancaster, pp 587–591

Berger H (1929) Über das Elektroencephalogramm des Menschen. I. Arch Psychiat Nervenkr 87:527–570

Blackwood DHR, St Clair DM, Kutcher SP (1986) P300 event-related potential abnormalities in borderline personality disorder. Biol Psychiat 21:557–560

Blackwood DHR, Whalley LJ, Christie JE, Blackbum IM, St Clair DM, McInnes A (1987) Changes in auditory P3 event-related potential in schizophrenia and depression. Brit J Psychiat 150:154–160

Brecher M, Begleiter H (1983) Event-related brain potentials to high-incentive stimuli in unmedicated schizophrenic patients. Biol Psychiat 18:661–674

Brecher M, Porjesz B, Begleiter H (1987a) The N2 component of the event-related potential in schizophrenic patients. Electroenceph Clin Neurophysiol 66:369–375

Brecher M, Porjesz B, Begleiter H (1987b) Late positive component amplitude in schizophrenics and alcoholics in two different paradigmas. Biol Psychiat 22:848–856

Brown WS, Marsh JT, LaRue A (1983a) Exponential electrophysiological aging: P3 latency. Electroenceph Clin Neurophysiol 55:277–285

Brun A, Gustafson L (1976) Distribution of cerebral degeneration in Alzheimer's disease. Arch Psychiat Neurol 223:15–33

Buchwald SJ, Huang SM (1975) Origins of the far-field acoustic response in the cat. Science 189:382–384

Burian K, Gestring GF, Hruby S (1968) Die Interaktion sensorischer Reize im Rahmen der objektiven Hörschwellenbestimmung. Arch Klin Exp Ohr-, Nas- u Kehlk-Heilk 192:116–123

Békésy v G (1942) Über die Schwingungen der Schneckentrennwand beim Präparat und Ohrmodell. Akust Z 7:173

Brunner C, Gall V (1996) Klinische Erfahrungen mit der Notched-Noise BERA. Sprache – Stimme – Gehör 20:187–190

Caton R (1875) The electric currents of the brain. Brit Med J II:278

Chayasirisobhon S, Brinkman SD, Gerganoff S, Pomara N, Green V (1985) Event-related potential in Alzheimer's disease. Electroenceph Clin Neurophysiol 16:48–53

Chiappa KH (1997) Brain stem auditory evoked potentials: methodology. In: Chiappa KH: Evoked potentials in clinical medicine, 3rd edn. Lippincott-Raven, New York

Chiappa KH, Gladstone KJ, Young RR (1979) Brian stem auditory evoked responses; studies of waveform variations in 50 normal human subjects. Arch Neural (Chic) 36:81–87

Chiappa KH, Harrison JL, Brooks EB, Young BR (1980) Brainstem auditory evoked responses in 200 patients with multiple sclerosis. Ann Neurol 7:135–143

Chiappa KH, Hill RA (1997) Brain stem auditory evoked potentials: interpretation. In: Chiappa KH: Evoked potentials in clinical medicine, 3rd edn. Lippincott-Raven, New York

Danilewsky VY (1877) Investigations into the physiology of the Brain. Thesis University of Karkov

Davis PA (1939) Effects of acoustic stimuli in the waking human brain. J Neurophysiol 2:494–499

Davis H (1976) Principles of electric response audiometry. Ann Otol Suppl 85:1–96

Dawson GD (1951) A summating technique for detecting small signals in a large irregular back-ground. J Physiol 115:2

Diner BC, Holcomb PJ, Dykman RA (1985) P300 in major depressive disorder. Psychiat Res 15:175–184

Donchin E, Callaway E, Cooper R, Esmedt JE, Goff WR, Hillyard SA, Sutton S (1977) Publication criteria for studies of evoked potentials in man: report of a committee. Progr Clin Neurophysiol 1:I–II

Duncan CC, Perlstein WM, Morihisia JM (1987) The P300 metric in schizophrenia: effects of probability and modality. In: Johnson Jr R, Rohrbaugh JW, Parasuraman R: Current Trends in Event-related potential Research. Electroenceph Clin Neurophysiol, Suppl 40. Elsevier, Amsterdam, pp 670–764

Ebner A, Scherg M, Dietl H (1980) Das akustisch evozierte Hirnstammpotential in der klinisch neurologischen Anwendung. EEG-EMG 11:205–210

Facco E, Munari M, Gallo F, Volpin SM, Behr AU, Baratto F, Giron GP (2002) Role of short latency evoked potentials in the diagnosis of brain death. Clin Neurophysiol 2002 Nov; 113(11):1855–1866

Fischer C, Manguière E, Echallier JF, Courjon J (1982) Contribution of brainstem auditory evoked potentials to diagnosis of tumors and vascular diseases. In: Courjon J,

Manguière E, Revol M (eds) Clinical Applications of Evoked Potentials in Neurology. Raven, New York, pp 177–185

Forbes A, Thatcher C (1920) Amplification of action currents with the electron tube in recording with the string galvanometer. Amer J Physiol 52:409–471

Friedman D Jr, Vaughan HG, Erlenmeyer-Kimling L (1982) Cognitive brain potentials in children at risk for schizophrenia: preliminary findings. Schizophrenia Bull 8:514–531

Geisler CD, Frishkopf LS, Rosenblith WA (1958) Extracranial responses to acoustic clicks in man. Science 128:1210–1211

Gerull G, Giesen M, Mrowinski D (1978) Quantitative Aussagen der Hirnstammaudiometrie bei Mittelohr-, kochleären und retrocochleären Hörschäden. Laryng-Rhinol 57:54–62

Gordon E, Krainhuin C, Harris A, Meares R, Hewson A (1986a) The differential diagnosis of dementia using P300 latency. Biol Psychiat 21:1123–1132

Goodin DS, Squires KC, Henderson BH, Starr A (1978a) Age related variations in evoked potentials to auditory stimuli in normal human subjects. Electroenceph Clin Neurophysiol 44:447–458

Goodin DS, Squires KC, Starr A (1978b) Long latency event-related components of the auditory evoked potential in dementia. Brain 101:635–648

Halgreen E, Squires NK, Wilson CL, Crandall PH (1982) Brain generators of evoked potentials: the late (endogenous) components. Bull Los Angeles Neurol Soc 47:108–123

Hecox K, Galambos R (1974) Brain stem auditory evoked responses in human infants and adults. Arch Otolaryngol 99:30–33

Hegerl U, Klotz S, Ulrich G (1985) Späte akustisch evozierte Potentiale – Einfluss von Alter, Geschlecht und unterschiedlichen Untersuchungsbedingungen. Z EEG EMG 16:171–178

Hoke M (1979) Grundlagen und diagnostische Möglichkeiten der ERA (Electric Response Audiometry). Akt Neurol 6:53–70

Hopf HC, Maurer K (1983) Wave I of early auditory evoked potentials in multiple sclerosis. Electroenceph Clin Neurol Physiol 56:31–37

Homberg V, Hefter H, Grauseyer G, Strauss W, Lange H, Hennerici M (1986) Event-related potentials in patients with Huntingtons disease and relatives at risk in relation to detailed psychometry. Electroenceph Clin Neurophysiol 63:552–569

Jakob H, Beckmann H (1986) Prenatal developmental disturbances in the limbic allocortex in schizophrenics. J Neural Transmiss 65:303–326

Jewett DL, Romano MN, Williston JS (1970) Human auditory evoked potentials: possible brainstem components detected on the scalp. Science 167:1517–1581

Jewett DL, Williston JL (1971) Auditory evoked far fields averaged from the scalp of humans. Brain 94:681–696

King DW, Green JB (1979) Short latency somatosensory potentials in human. Electroenceph Clin Neurophysiol 46:702–708

Kotagal S, Rosenberg C, Rudd D, Dunkle LM, Horenstein S (1981) Auditory evoked potentials in bacterial meningitis. Arch Neurol Chic 38:693–695

Kraiuhin C, Gordon E, Meares R, Howson A (1986) Psychometrics and event-related potentials in the diagnosis of dementia. J Gerontol 41:154–162

Kutcher SP, Blackwood DHR, St Clair D, Gaskell DF, Muir WJ (1987) Auditory P300 in borderline personality disorder and schizophrenia. Arch Gen Psychiatry 44:645–650

Levit RA, Sutton S, Zubin J (1973) Evoked potential correlates of information processing in psychiatric patients. Psychol Med 3:487–494

Levy SR (1997) Brain stem auditory evoked potentials in pediatrics. In: Chiappa KH: Evoked potentials in clinical medicine, 3rd edn. Lippincott-Raven, New York

Lew HL, Lee EH, Miyoshi Y, Chang DG, Date ES, Jerger JF (2004) Brainstem auditory-evoked potentials as an objective tool for evaluating hearing dysfunction in traumatic brain injury. Am J Phys Med Rehabil 83(3):210–225

Lopez JR (2004) The use of evoked potentials in intraoperative neurophysiologic monitoring. Phys Med Rehabil Clin N Am 15(1):63–84

Lowitzsch K, Maurer K, Hopf HC (1983) Evozierte Potentiale in der klinischen Diagnostik (visuell, akustisch, somatosensibel). Thieme, Stuttgart

Maurer K, Leitner H, Schäfer E, Hopf HC (1979) Frühe akustisch evozierte Potentiale, ausgelöst durch einen sinusförmigen Reiz. Dtsch Med Wschr 104:546–550

Maurer K, Marneros A, Schäfer E, Leitner H (1979) Early auditory evoked potentials (EAEP) in vertebral basilar insufficiency. Arch Psychiat Nervenkr 227:367–476

Maurer K, Leitner H, Schäfer E (1980) Neurological applications of early evoked potentials (EAEP) in acoustic nerve and brainstem disorders. Scand Audiol (Suppl) 11:119–133

Maurer K, Schäfer E, Hopf HC, Leitner H (1980) The location by early auditory evoked potential (EAEP) of acoustic nerve and brainstem demyelination in multiple sclerosis (MS). J Neurol 223:43–53

Maurer K, Schäfer E, Leitner H (1980) The effect of varying stimulus polarity (rarefaction vs condensation) on early auditory evoked potentials (EAEPs). Electroenceph Clin Neurophysiol 50:332–334

Maurer K, Schäfer E, Leitner H (1981) Frühe akustisch evozierte Potentiale (FAEP) in Abhängigkeit von Sog und Druck. Laryng-Rhinol 60:484–487

Maurer K (1982) Wellenveränderungen der frühen akustisch evozierten Potentiale (FAEP) beim Akustikusneurinom (AN). Laryngo-Rhinol-Otol 61:505–509

Maurer K, Lowitzsch K (1982) Brainstem auditory evoked potentials (BAEP) in reclassification of 143 MS patients. In: Courjon J, Manguière F, Revol M: Clinical Application of Evoked Potentials in Neurology. Raven, New York, pp 481–486

Maurer K, Rochel M (1982) Brainstem auditory evoked potential, (BAEP) in childhood – normative data and diagnostic usefullness in children with neoplastic lesions in the brainstem. In: Rothenberger A: Event-Related Potentials in Children Developments in Neurology, Vol G. Elsevier, Amsterdam

Maurer K, Leitner H, Schäfer E (1982) Akustisch Evozierte Potentiale (AEP) Methode und klinische Anwendung. Enke, Stuttgart

Maurer K, Leitner H, Schäfer E (1982) Akustisch evozierte Potentiale bei der Multiplen Sklerose. Akt Neurol 9:191–197

Maurer K, Strümpel D, Wende S (1982) Acoustic tumor detection with early auditory evoked potentials and neuroradiological methods. J Neurol 22:177–185

Maurer K, Mika H (1983) Early auditory evoked potentials (EAEP) in the rabbit. Normative data and effects of lesions in the cerebellopontine angle. Electroenceph Clin Neurophysiol 55:586–593

Maurer K, Riederer P, Heinsen H, Beckmann H (1989) Altered P300 topography due to functional and structural disturbances in the limbic system in dementia and psychoses and to pharmacological conditions. Psychiat Res 29:391–393

Maurer K, Lowitzsch K, Stöhr M (1990) Evozierte Potentiale – Atlas mit Einführungen, 2. Aufl. Enke, Stuttgart

Maurer K, Dierks T (1991) Atlas of Brain Mapping-Topographic Mapping of EEG and Evoked Potentials. Springer, Heidelberg

Mika H, Maurer K (1983) Frühe akustisch evozierte Potentiale (FAEP) nach Läsionen des N cochlearis im Kleinhirnbrückenwinkel. Laryngo-Rhino-Otol 62:160–163

Muller TJ, Kalus P, Strik WK (2001) The neurophysiological meaning of auditory P300 in subtypes of schizophrenia. World J Biol Psychiatry 2(1):9–17

Nuwer MR (1998) Fundamentals of evoked potentials and common clinical applications today. Electroencephalogr Clin Neurophysiol 106(2):142–148

Olbrich HM (1987) Ereigniskorrelierte Potentiale und Psychopathologie. Nervenarzt 58:471–480

Ornitz EM, Walter DO (1975) The effect of sound pressure waveform responses. Brain Res 92:490–498

Pfefferbaum A, Ford JM, Wenegrat BG, Roth WT, Kopell BS (1984a) Clinical application of the P3 component of event-related potentials. I. Normal aging. Electroenceph Clin Neurophysiol 59:85–103

Pfefferbaum A, Wenegrat BG, Ford JM, Roth WT, Kopell BS (1984b) Clinical application of the P3 component of event-related potentials. II. Dementia depression and schizophrenia. Electroenceph Clin Neurophysiol 59:104–124

Picton TW, Hillyard SA (1974) Human auditory evoked potentials Effect of attention. Electroenceph Clin Neurophysiol 36:191–199

Picton TW, Hillyard SA, Krausz HI, Galambos R (1974) Human auditory evoked potentials. I. Evaluation of components. Electroenceph Clin Neurophysiol 36:179–190

Picton TW, Oulette J, Hamel G, Durieux-Smith A (1979) Brainstem evoked potentials to tone pips in notched noise. J Otolaryngol 8:289–314

Pratt H, Aminoff M, Nuwer MR, Starr A (1999) Short-latency auditory evoked potentials. The International Federation of Clinical Neurophysiology. Electroencephalogr Clin Neurophysiol Suppl 52

Pravdich-Neminsky VV (1913) Ein Versuch der Registrierung der elektrischen Gehirnerscheinungen. Zbl Physiol 27:951–960

Ragazzoni A, Amantini A, Rossi L, Pagnini P, Zappoli R (1982) Brainstem auditory evoked potentials and verteloralbasilar reversible ischemic attacks. In: Courjon J, Manguière E, Revol M: Clinical Applications of Evoked Potentials in Neurology. Raven, New York, pp 187–194

Robinson K, Rudge P (1975) Auditory evoked responses in multiple sclerosis. Lancet I:1164–1166

Robinson K, Rudge P (1977) Abnormalities of the auditory evoked potentials in patients with multiple sclerosis. Brain 100:19–40

Robinson K, Rudge P (1978) The stability of the auditory evoked potentials in normal man and patients with multiple sclerosis. J Neurol Sci 36:147–156

Roth WT, Cannon EH (1972) Some features of the auditory evoked response in schizophrenics. Arch Gen Psychiat 27:466–471

Roth WT, Horvath TB, Pfefferbaum A, Kopell BS (1980) Event-related potentials in schizophrenics. Electroenceph Clin Neurophysiol 48:127–129

Roth WT, Pfefferbaum A, Kelly AE, Berger PA, Kopell BS (1981) Auditory event-related potentials in schizophrenia and depression. Psychiat Res 4:199–212

Rowe MJ (1978) Normal variability of brainstem auditory evoked response in young and old adult subjects. Electroenceph Clin Neurophysiol 44:459–470

Salomon G, Elberling C (1971) Cochlear nerve potentials recorded from the car canal in man. Acta Oto-Laryngol 71:319–325

Schäfer E, Maurer K, Leitner H (1980) Programmierbarer Audiostimulator und elektroakustische Wandler. Akustik 18:194–202

Schmerber S, Lavieille JP, Dumas G, Herve T (2004) Intraoperative auditory monitoring in vestibular schwannoma surgery: new trends. Acta Otolaryngol 124(1):53–61

Sklave DA, Lynn GE (1984) Latency of the P3 event-related potential: normative aspects and within-subject variability. Electroenceph Clin Neurophysiol 59:420–424

Sohmer H, Feinmesser M (1967) Cochlear action potentials recorded from the external ear in man. Ann Otol 76:427–435

Sohmer H, Feinmesser M, Szabo G (1974) Source of electrocochleographic responses as studied in patients with brain damage. Electroenceph Clin Neurophysiol 37:663–669

Squires NK, Squires KC, Hillyard SA (1975) Two varieties of long-latency positive waves evoked by unpredictable auditory stimuli in man. Electroenceph Clin Neurophysiol 38:387

Starr A, Achor LJ (1975) Auditory brain stem responses in neurological diseases. Arch Neurol 32:761–768

Starr A (1976) Auditory brain stem responses in brain death. Brain 99:543–554

Starr A, Hamilton AE (1976) Correlations between confirmed sites of neurological lesions and abnormalities of far-field auditory brain stem responses. Electroenceph Clin Neurophysiol 41:595–608

Stockard JJ, Rossiter US (1977) Clinical and pathological correlates of brain stem auditory response abnormalities. Neurology Minneap 27:316–325

Stockard JJ, Stockard JE, Sharbrough EW (1978) Nonpathologic factors influencing brain stem auditory evoked potentials. Amer J EEG Technol 18:177–209

Stockard JJ, Sharbrough EW (1980) Unique contributions of short-latency auditory and somatosensory evoked potentials to neurologic diagnosis. Prog Clin Neurophysiol 7:231–263

Stockard JJ, Stockard JE, Sharbrough EW (1989) Nonpathologic factors influencing brain stem auditory evoked potentials. Amer J EEG Technol 18:177–209

Stöhr M, Dichgans J, Diener HC, Buettner UW (1982) Evozierte Potentiale. Springer, Berlin

Stürzebecher E, Wagner H, Cebulla M, Heine S, Jerzynski P (1993) Rationelle objektive Hörschwellenbestimmung mittels Tonpuls-BERA mit Notched-Noise Maskierung. Audiologische Diagnostik 6:164–176

Sutton S, Braren M, Zubin J, John R (1965) Evoked potential correlates of stimulus uncertainty. Science 150:1187–1188

Terkildsen K, Osterhammel P, Thomsen J (1979) Die Hirnstammpotentiale, ihre audiologische und neurologische Brauchbarkeit. HNO-Prax 4:87–94

Uziel A, Benezech J, Lorenzo S, Monstrey Y, Duboin MP, Roquefeuil B (1982) Clinical applications of brainstem auditory evoked potentials in comatose patients. In: Courjon J, Manguière E, Revol M: Clinical Applications of Evoked Potentials in Neurology. Raven, New York, pp 195–202

Wang JT, Young GB, Connolly JF (2004) Prognostic value of evoked responses and event-related brain potentials in coma. Can J Neurol Sci 31(4):438–450

Zöllner C, Stange G, Marquetand D (1976) Topodiagnostische ERA Befunde einer Patientin mit Hirnstamm-MS. Laryng-Rhinol 55:755–760

Zöllner C, Karnahl T (1977) Registrierung der frühen akustisch evozierten Potentiale bei monauraler und binauraler Beschallung. Laryng-Rhinol 56:925–931

Zöllner C, Keller E (1980) Audiologische Untersuchungen und ihre Wertigkeit bei der Diagnostik eines retrokochleären Schadens (Akustikusneurinom). Audio-Technik 31:16–26

3 Magnetoelektrisch evozierte Potentiale (MEP)

3.1 Einleitung

Bereits 1870 konnten Fritzsch und Hitzig im Tierexperiment zeigen, dass elektrische Reizung an der freigelegten Hirnrinde motorische Reaktionen der kontralateralen Körperhälfte hervorrufen. Den ersten elektrischen Stimulationsversuch am freigelegten menschlichen motorischen Kortex unternahm Barthelow 1874. Paterson und Gualtierotti konnten mit Stimulationselektroden, die auf der Kopfhaut über dem menschlichen Kortex platziert waren, beim wachen Menschen kontralaterale Extremitätenkontraktionen auslösen. Diese Stimulationsmethode war jedoch noch zu schmerzhaft, um Eingang in die klinische Diagnostik zu finden. 1980 stellten Merton und Morton erstmals die nichtinvasive anodale transkranielle elektrische Reizung des zentralmotorischen Systems vor. Die Autoren verwandten Einzelreize mit Spannungen bis zu 2000 Volt, die eine sehr kurze Anstiegssteilheit von weniger als 10 ms hatten. Diese Reizkonfiguration überwand die hohen kapazitiven Widerstände von Dura und Schädelkalotte, wobei die elektrische Erregung des motorischen Kortex eine mehr oder minder selektive kontralaterale Extremitätenmuskelkontraktion hervorrief. Die daraus resultierenden Muskelpotentiale sahen den nach peripherer elektrischer Reizung vom Muskelbauch ableitbaren Muskelsummenpotentialen sehr ähnlich. Diese transkraniell elektrisch evozierten Potentiale konnten prinzipiell von allen peripheren Muskeln abgeleitet werden. Ein entscheidender Nachteil der Methode war jedoch ihre Schmerzhaftigkeit, so dass sie sich in der klinischen Diagnostik nicht durchsetzten.

Das Kapitel über MEP beschränkt sich deshalb auf die Beschreibung der nahezu schmerzfreien magnetoelektrischen Stimulation, die 1985 von Barker et al. zum erstmals präsentiert wurde. Diese MEP-Methode erzeugt intrazerebrale Entladungen der kortikalen Pyramidenzellen, wobei aber auch periphere Nerven, Spinalnervenwurzeln und Hirnnerven erregt werden können. Die durch den magnetoelektrischen Reiz erzeugten motorischen Nervenfasererregungen lassen sich von der peripheren Muskulatur mit handelsüblichen Neurographieoberflächenelektroden oder mit konventionellen EMG-Nadelektroden als Muskelsummenpotentiale oder Potentiale motorischer Einheiten abgreifen. Die Amplituden der Antwortpotentiale liegen im Millivoltbereich, was in der Regel eine Aufsummierung mittels Averaging erübrigt.

Prinzipiell können auch periphere Nerven magnetoelektrisch gereizt werden, wobei sich die meisten Untersuchungen auf die Stimulation peripherer motorischer Nerven beschränken. Es gelingt aber auch eine Reizung sensibler peripherer Nervenfasern, so dass auch spinale und kortikale SEP aufsummiert werden können. Eigene Untersuchungen belegen, dass auch der H-Reflex vom M. triceps surae magnetoelektrisch ausgelöst werden kann. In der Diagnostik des S1-Syndroms zeigte sich die magnetoelektrische Stimulation der konventionellen elektrischen H-Reflex-Auslösung gleichwertig.

Die transkranielle Magnetstimulation (TMS) wird bisher vorwiegend zur Diagnostik und Verlaufsbeobachtung von zentralen motorischen Erkrankungen eingesetzt.

Im Versuchsstadium befindet sich die Anwendung der TMS zur Lokalisierung von epileptischen Herden während der prächirurgischen Epilepsiediagnostik. Mit der TMS gelingt auch eine Reizung des visuellen Kortex; praktische Anwendung hat diese Stimulationsmodalität bisher jedoch nicht gefunden. Ein theoretischer Anwendungsbereich wäre z. B. die Evaluierung verbleibender Restfunktionen bei Sehrindenläsionen. Mit der magnetoelektrischen Störung des Wortgedächtnisses könnte die Methode einen Beitrag zur Lokalisation der Sprachgedächtnisse leisten; eine abschließende Beurteilung für diesen Anwendungsbereich steht jedoch noch aus.

Weitere Anwendungen deuten sich in der nichtinvasiven Abgrenzung des Motorkortex an („mapping of the motor cortex"), eine Technik, die insbesondere zur Festlegung von neurochirurgischen Operationsgrenzen bei Prozessen der Präzentralregion interessant werden kann. Erste, aber noch nicht abschließend zu beurteilende Ansätze der TMS gibt es in der Psychiatrie bei der Behandlung von Depressionen, wobei die TMS ähnlich wie die Elektrokrampftherapie mit dem Vorteil der Nichtinvasivität eingesetzt werden kann.

3.2 Anatomie

Das zentralnervöse motorische System gliedert sich von proximal nach distal in folgende Strukturen:

- Motorkortex mit prämotorischen und supplementären Rindenfeldern,
- Hirnstamm mit Formatio reticularis,
- Rückenmark.

Die großen Pyramidenzellen liegen in der Lamina V des Motorkortex. Von den größten dieser Zellen (Betz-Zellen) laufen schnellleitende Axone im Tractus corticospinalis, einem Teil der Pyramidenbahn, zu den spinalen motorischen Vorderhornzellen. Dabei passieren die schnellleitenden Axone

die innere Kapsel, die Pedunculi cerebri und die rostrale Brücke. Ein kleiner Teil der Axone verläuft als Tractus corticospinalis anterior ungekreuzt
zu den spinalen Umschaltstationen, während der größte Anteil der Axone
in der Medulla oblongata kreuzt (Pyramidenkreuzung) und als Tractus corticospinalis lateralis das Rückenmark erreicht. An den motorischen Vorderhornzellen erfolgt erstmals eine synaptische Umschaltung, und die Neuriten der spinalen Motoneurone erreichen über den (gemischten) peripheren
Nerven die motorischen Endplatten der quergestreiften Muskulatur. Eine
besonders große Anzahl von Betz-Zellaxonen verläuft zu den spinalen Motoneuronen, die die distalen Gliedmaßen versorgen. Nur ca. 2% aller Fasern
der Pyramidenbahn besitzen Leitgeschwindigkeiten von mehr als 50 m/s,
die restlichen Nervenfasern leiten mit (teilweise deutlich) geringerer Geschwindigkeit. Die deszendierenden kortikalen motorischen Bahnen
(Tractus corticobulbaris), die die Hirnnervenkerne versorgen, enden an
den motorischen Hirnnervenkernen im Hirnstamm.

3.3 Physikalische Grundlagen

Die transkranielle Magnetstimulation (TMS) basiert auf dem Prinzip der
elektromagnetischen Induktion. Sind zwei elektrisch leitende Spulen (S1
und S2) parallel zueinander ausgerichtet, und wird S1 von einem elektrischen Strom durchflossen, so wird S1 von einem stationären magnetischen Feld umgeben (Abb. 3.1), ohne dass in S2 ein elektrischer Strom entsteht. Werden S1 und S2 jedoch gegeneinander bewegt oder ändert sich
der Stromfluss in S1, dann wird mit der Änderung des magnetischen Feldes bei Stromzunahme ein gegenüber S1 in entgegengesetzter Richtung
fließender Strom in S2 induziert („Lenz-Regel") (Abb. 3.2). Bei Stromabfall

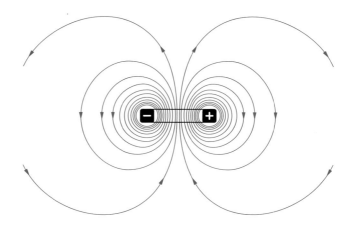

Abb. 3.1. Verlauf des magnetischen Feldes, wie es von einer runden Spule erzeugt wird

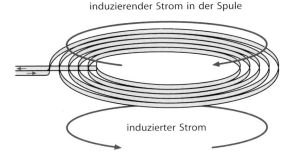

induzierender Strom in der Spule

induzierter Strom

Abb. 3.2. Der Strom aus der Spule fließt in entgegengesetzter Richtung wie der induzierte Strom in einem darunterliegenden Leiter (nach Hess in Stöhr 1996)

in S1 fließt der Strom in S2 umgekehrt zu seiner ursprünglichen Richtung. Die Stärke des induzierten Stromes ist dabei von folgenden Faktoren abhängig:

- der zeitlichen Änderung der Stromstärke in S1 (je höher die zeitliche Änderung der Stromstärke in S1, um so größer ist die Induktion in S2),
- dem Spulenradius und der Windungszahl,
- der Änderungsgeschwindigkeit des magnetischen Feldes in S1 (je schneller sich das magnetische Feld um S1 ändert, desto mehr Strom wird in S2 induziert),
- der Induktivität der Spulen (materialabhängig),
- dem Winkel zwischen den magnetischen Feldlinien um S1 und der Empfängerspule (die Größe des induzierten Stromes ist am größten, wenn die Feldlinien des magnetischen Feldes um S1 und die Schnittstelle der Empfängerspule im rechten Winkel zueinander stehen);
- dem Abstand zwischen Reizspule und Empfängerspule.

Die räumliche Konfiguration des Magnetfeldes um S1 wird durch die Spulenform bedingt, wobei in der Regel die höchste Magnetfelddichte nicht im Zentrum einer kreisförmigen Spule sondern unter den Spulenwindungen liegt. Viele Magnetstimulatoren verwenden zirkulär konfigurierte Kupferspulen, über die durch einen Triggerimpuls mehrere kapazitative Elemente des Reizgerätes gleichzeitig entladen werden. Dadurch baut sich um die Spule ein sich rasch änderndes Magnetfeld auf, das im Gewebe die elektromagnetische Induktion bewirkt. Die zeitliche Änderung des induzierten Stroms ist proportional zur zeitlichen Änderung des Magnetfeldes (Abb. 3.3).

Bei der magnetoelektrischen Kortexreizung repräsentiert das Hirngewebe die Spule S2 und die Stimulatorspule die Spule S1. Da die Stärke des Induktionsstromes der Gewebsleitfähigkeit direkt proportional ist, entstehen in Gewebsstrukturen mit einem hohen spezifischen Widerstand (Haut-, Fett-, Knochengewebe) nur geringe Induktionsströme. Hohe Ströme und damit hohe Stromdichten (10–20 mA/cm^2) treten dagegen in Geweben mit einer großen elektrischen Leitfähigkeit auf (Liquor, Nervenzellen, Nervenfasern). Im ZNS wird durch die induzierten Ströme eine Erregung neurona-

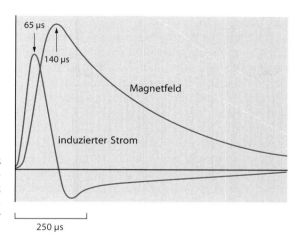

65 µs

140 µs

Magnetfeld

induzierter Strom

250 µs

Abb. 3.3. Zeitlicher Verlauf des Magnetfeldes und des induzierten Stroms. Reizpulse mit 12 mΩ Impedanz und 35 µH Selbstinduktion (nach Hess in Stöhr 1996)

ler Strukturen möglich, wobei die physikalischen Abläufe der elektromagnetischen Induktion bewirken, dass bei der magnetoelektrischen Kortexstimulation der Reizstrom am Wirkort, also im Hirngewebe selbst, entsteht. Der Reizimpuls in S1 (Reizspule) hat eine sehr rasche Anstiegssteilheit (<10 µs), wobei er nur langsam abfällt (300–500 µs). Während der schnellen Anstiegsphase des Reizes wird intrazerebral ein kurzer Induktionsstrom generiert, der das Nervengewebe erregt. Der zweite Induktionsstrom, der während der langen Reizabfallphase dem ersten Induktionsstrom entgegenfließt, ist dann nicht mehr stark genug, um nochmals neural reizwirksam zu sein, und löst somit keine weitere Muskelkontraktion aus. Einige Geräte verwenden biphasische Reize, die im Gewebe eine Änderung der Stromflussrichtung in der entgegengesetzten Schwingungsphase des Stromflusses bedingen.

Die Höhe, der zeitliche Verlauf und die lokale Verteilung des induzierten Reizstromes wird durch biologische Parameter beeinflusst, wobei die lokalen anatomischen Verhältnisse eine große Rolle spielen. So werden die Stromlinien z. B. in biologischen Kanälen (z. B. Foramina intervertebralia u. a.) fokussiert, so dass dort auf kleinem Raum eine höhere Stromdichte als in der Umgebung erreicht wird. An dieser Stelle wird das Nervengewebe (Spinalnerven) bevorzugt gereizt.

3.4 Biologische Grundlagen

Die physikalischen Eigenschaften der elektromagnetischen Induktion bedingen, dass Magnetfelder durch Schädelstrukturen (Haare, Haut, Knochen) nicht wesentlich abgeschwächt werden. Die Schmerzlosigkeit der Methode ist durch die hohen spezifischen Widerstände der Haut- und Schädelstrukturen bedingt. Es entstehen nur äußerst geringe Induktionsströme, die nicht ausreichen, um Schmerzrezeptoren elektrisch zu erregen. Am leichtesten lassen sich die kortikalen motorischen Repräsentationsareale der Handmuskeln reizen. Die Reizschwellen der Motorkortexareale der proximalen Arm- und Beinmuskulatur hingegen liegen deutlich höher, weswegen zur transkraniellen magnetoelektrischen Reizung dafür höhere Reizstärken verwendet werden müssen.

Liegt die Stimulatorspule auf der Schädelkonvexität, werden Ströme induziert, deren Stromlinien parallel zur Reizspule in einer konzentrischen Bewegung durch beide Hirnhälften fließen, wobei die Flussrichtung des Stromes in der Reizspule darüber entscheidet, welche Hirnhälfte vorzugsweise stimuliert wird (Abb. 3.4). Ein Reizstrom, der im Uhrzeigersinn in der Stimulatorspule fließt, erregt in erster Linie linksseitige Kortexstrukturen. Zur Reizung der kontralateralen Hirnhälfte genügt es, die flache Stimulatorspule einfach umzudrehen. Während der Reizapplikation ist zu beachten, dass die flache Stimulatorspule der Schädeloberfläche direkt aufliegt, um eine möglichst hohe Eindringtiefe des Magnetfeldes in das Hirngewebe zu gewährleisten. Mit zunehmendem Abstand von der Reizspule nimmt die Stärke des Magnetfeldes rasch ab.

Wird die Reizstärke am Magnetstimulator erhöht, nimmt die Amplitude und die integrierte Fläche des peripheren Muskelsummenpotentials zu, während die Anfangslatenz der peripheren Reizantwort abnimmt. Ausgelöst wer-

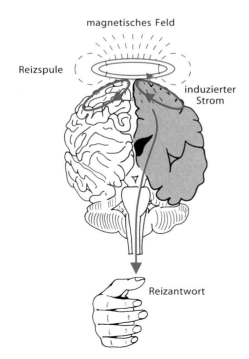

Abb. 3.4. Durch den schnellzunehmenden Stromfluss in der Reizspule wird ein Magnetfeld aufgebaut, das die Schädelkalotte durchdringt und Reizströme in das Hirngewebe induziert. Die induzierten Ströme fließen in umgekehrter Richtung zum Induktionsstrom (nach Claus in Jörg 1993)

den die Amplitudeneffekte durch die größere Anzahl erregter kortikaler Neurone. Die deszendierenden Erregungen der zusätzlich gereizten Kortexneurone bedingen eine Zunahme der zeitlichen und räumlichen Summationseffekte an den spinalen Motoneuronen, wodurch sich die Amplitude des peripheren Muskelsummenpotentials erhöht. Die Latenzverkürzung bei höherer Reizstärke entsteht dadurch, dass dann mehr schnellleitende deszendierende kortikale Motoneurone aktiviert werden und der stärkere Reizimpuls tiefer gelegene kortikale Strukturen mit einer kürzeren Laufzeit zum Rückenmark erregt.

Nach direkter elektrischer motorischer Kortexstimulation bei Affen und Katzen weisen bulbäre Pyramidenstrukturen zwei unterschiedliche Arten von Entladungen auf. Zunächst kann eine zeitlich stabile, frühe „D-Welle" registriert werden, auf die mehrere unterschiedlich konfigurierte Salven von „I-Wellen" mit einer variablen Latenz folgen. „D-Wellen" sind dabei Ausdruck direkter Erregungen kortikaler Pyramidenbahnzellen im Bereich des Perikaryons, der basalen Dendriten oder früher Axonabschnitte im Kortex oder in der weißen Substanz. „I-Wellen" haben eine längere Leitzeit, eine höhere Exzitationsvulnerabilität bei traumatischen Kortexläsionen oder Asphyxie, und da „I-Wellen" nur durch Mikrostimulation der grauen Substanz hervorgerufen werden, vermutet man, dass die „I-Wellen transsynaptische Pyramidenzellentladungen" darstellen. Dabei werden die Pyramidenzellen durch eine indirekte präpyramidale Interneuronenaktivierung angeregt.

Die kurze Anfangslatenz der peripheren Muskelsummenpotentiale nach magnetoelektrischer Kortexreizung weist darauf hin, dass die frühen motorischen Reizantworten über schnellleitende kortikospinale Bahnen mit monosynaptischem Kontakt zu den spinalen α-Motoneuronen vermittelt werden. Diese Bahnen stellen Gruppierungen von Fortsätzen der großen kortikalen Betz-Pyramidenzellen dar. Dabei werden die kortikalen Pyramidenzellen im speziellen Fall der magnetoelektrischen transkraniellen Reizung vorwiegend über vorgeschaltete Interneurone erregt, d.h. es werden Salven deszendierender „I-Wellen" erzeugt. Inzwischen gibt es aber auch Hinweise dafür, dass bei Verwendung von besonders gestalteten Spulen und bei Beachtung von speziellen Spulenpositionen über dem Schädeldach und hohen Reizstärken auch mit dem Magnetstimulator „D-Wellen" entstehen können, die dann mit entsprechend kürzerer Latenz die spinalen Vorderhornzellen erreichen.

3.5 Der Fazilitationseffekt

Im Gegensatz zur elektrischen Stimulation eines peripheren motorischen Nerven, bei dem eine überschwellige Reizung zu immer identischen Muskelsummenpotentialen (MSP) führt, sind nach transkranieller magnetoelektrischer Motorkortexreizung die peripher registrierten MSP variabel konfiguriert.

Grundsätzlich genügt ein einzelner kortikospinaler Impuls nicht, um die motorischen Vorderhornzellen so weit zu depolarisieren, dass es zu einer Impulsweiterleitung zur peripheren Muskulatur kommt. Erst durch räumliche und zeitliche Summation deszendierender Impulse am α-Motoneuron, die durch salvenartige Entladungen von Pyramidenzellen entsteht, gelingt eine überschwellige Depolarisation der motorischen Vorderhornzelle. Durch Addition der salvenartig wiederholten Depolarisationen von spinalen Motoneuronen wird die mechanische Kraftentfaltung im Zielmuskel gesteigert.

Der räumliche und zeitliche Summationseffekt am α-Motoneuron kann „physikalisch" durch eine Erhöhung der Reizintensität des transkraniellen Stimulus bewirkt werden. Hierdurch kann einerseits die Zahl der schnell aufeinanderfolgenden absteigenden Salven erhöht und andererseits die Anzahl der insgesamt erregten Pyramidenzellen vergrößert werden. Einen wesentlichen Einfluss auf die räumlichen und zeitlichen Summationsvorgänge der konvergierenden Erregungen an den motorischen Vorderhornzellen hat „biologisch" eine leichte Vorinnervation der Zielmuskulatur. Die mit der Vorinnervation der Zielmuskeln vor der transkraniellen magnetoelektrischen Reizapplikation zusammenhängenden neurophysiologischen und biomechanischen zentral- und peripher-motorischen Vorgänge werden als „Fazilitation" bezeichnet. An den distalen Extremitätenmuskeln bewirkt bereits eine Präinnervation mit 5–10% der absolut möglichen Kraftentwicklung einen maximalen Fazilitationseffekt. Über spinale und supraspinale Desinhibitions- und Exzitationseffekte führen die Fazilitationsmanöver zu einer Latenzverkürzung, Amplitudenerhöhung und zu einer Zunahme der Gesamtdauer des ableitbaren Muskelsummenpotentials (Abb. 3.5 und s. Abb. 3.16). Außerdem senkt die Fazilitation die kortikale Reizschwelle, d.h.

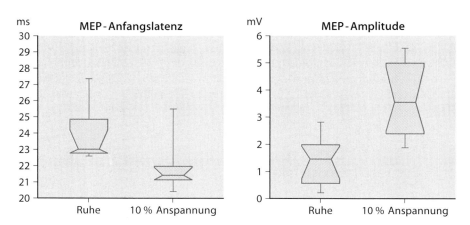

Abb. 3.5. Fazilitationseffekt: MEP vom M. abductor digiti quinti rechts; Ableitung der Potentiale in Ruhe und bei 10% Willküranspannung; unter Anspannung Verkürzung der Latenz und Erhöhung der Amplitude (aus Claus et al. 1991)

die Reizstärke, die mindestens benötigt wird, um ein reproduzierbares Antwortpotential zu erhalten. Unter Muskelruhe ist die kortikale Reizschwelle deutlich höher. Der exponentielle Verlauf der Fazilitationseffekte an den distalen Extremitätenmuskeln macht unter klinischen Bedingungen eine Kraftmessung entbehrlich. Im Gegensatz dazu existiert an den proximalen Zielmuskeln eine lineare Korrelation zwischen Fazilitationsanspannung und der Potentialamplitude, was im Einzelfall eine Messung der Kraftentwicklung in der Vorinnervationsphase wünschenswert macht.

Der Fazilitationseffekt tritt bei Anspannung der homologen kontralateralen Muskulatur ebenfalls auf, am deutlichsten zeigt er sich jedoch bei Kontraktion der Zielmuskulatur selbst. Die kontralaterale Fazilitation kann genutzt werden, wenn die elektromyographische Aktivität der Vorinnervation der homologen Muskeln zu sehr in das abzuleitende Potential einstreut und der Potentialabgang schwer festzulegen ist, was bei niedrigen Amplituden des MEP der Fall sein kann oder wenn MEP von plegischen Muskeln registriert werden. Fazilitierend wirken auch Vibrationseffekte am Zielmuskel oder eine elektrische Stimulation des peripheren Nerven in einem adäquaten zeitlichen Abstand zum transkraniellen magnetoelektrischen Reiz. Bei bewusstseinsgetrübten Patienten, die zu einer willkürlichen Vorinnervation nicht in der Lage sind, kann dieser Effekt genutzt werden.

3.6 Sicherheit für Patient und Untersucher

Bei einer Reizfolge im 3-Sekundenabstand wirkt auf das Gewebe bei höchster Stimulationsintensität des Magnetstimulators eine Energie von ca. 53 µJ/s. Dies ist 10^5 mal weniger Energie, als der basale Hirnstoffwechsel mit etwa 13 J/s. Mit dieser Energie kann eine maximale Gewebserwärmung von $2 \times 10^{-6}\,°C$ verursacht werden. Die beim diagnostischen Routineeinsatz der transkraniellen Magnetstimulation verwendeten Reizparameter haben keinen Einfluss auf die Gedächtnisleistung.

Im Tierversuch wurden Hörschäden durch wiederholte Reizung in der Nähe des Ohres verursacht. Grund waren nicht die magnetoelektrischen Impulse, sondern lediglich die Lautheit der Reizspulenentladung. Obwohl beim Menschen Hörschädigungen bislang nicht nachgewiesen werden konnten, ist das Tragen von Ohrstöpseln bei Patient und Untersucher ggf. anzuraten. Die Entladung der Stimulationsspule führt zu einer deutlich spürbaren abrupten Kontraktion der Gesichtsmuskeln und der paravertebralen Muskulatur. Als Folge können die Untersuchung überdauernde Kopfschmerzen und Wirbeldislokationen bei vorbestehenden instabilen Wirbelsäulenfrakturen entstehen. Da die transkranielle Magnetstimulation potentiell epileptische Herde aktivieren kann und die Auslösung eines zerebralen Krampfanfalles bei bekanntem Anfallsleiden nicht auszuschließen ist, ist eine erhöhte Krampfbereitschaft eine relative Kontraindikation zur Untersuchung des motorischen Systems. Ausgenommen ist selbstredend eine Magnetstimulation zur Aktivierung epileptischer Foci aus diagnostischen Gründen, z.B. prächirurgische Epilepsiediagnostik. Wegen denkbarer Effekte auf das kardiale Reizverarbeitungssystem ist die Magnetstimulation bei frischem Myokardinfarkt oder bei höhergradigen kardialen Arrhythmien ebenfalls nicht einzusetzen. Genausowenig darf sie bei Trägern von Herzschrittmachern angewandt werden. Wegen der möglichen Kraftwirkung auf Metallimplantate darf die Magnetreizung nicht bei Trägern von intrakraniellen Metallclips oder metallischen Ohrimplantaten eingesetzt werden. Hörgeräte sind vor der Reizapplikation abzulegen. Auf metallische Zahnfüllungen hat die transkranielle Magnetstimulationen keine Auswirkungen.

Um Gerätestörungen zu vermeiden, soll der Magnetstimulator nicht in der Nähe von z.B. Quarzuhren oder Taschenrechnern entladen werden. Elektronische Speichermedien (z.B. Computerdisketten), die sich in der Nähe einer entladenden Reizspule befinden, können beschädigt werden. Sowohl Anwender als auch Untersuchte sollten deshalb vor den Untersuchungen entsprechende Gegenstände, z.B. auch elektronische Scheckkarten, ablegen. Um Unfälle zu vermeiden, darf die Reizspule niemals in der Nähe von leitenden Metallen betätigt werden.

> **❗** Die Magnetstimulation darf nicht eingesetzt werden bei:
> - ▌ instabilen Wirbelsäulenfrakturen;
> - ▌ kardialen Reizleitungsstörungen, frischem Myokardinfarkt;
> - ▌ Trägern von Herzschrittmachern;
> - ▌ Trägern von (intrakraniellen oder vertebralen) Metallimplantaten;
> - ▌ erhöhter zerebraler Krampfbereitschaft (relative Kontraindikation).

3.7 Methodik

Die nach transkranieller magnetoelektrischer Reizung von der peripheren Muskulatur registrierbaren Potentiale beinhalten sowohl die Leitung über zentral deszendierende Bahnen als auch im peripheren Nerven. Zur Bestimmung der Laufzeit im zentralen motorischen System ist somit immer die periphere Übertragungszeit (PmL) mit zu messen, die dann von der Gesamtleitzeit (CmL-Leitung im zentralen und im peripheren System) subtrahiert wird. Das Ergebnis dieser Subtraktion wird zentralmotorische Übertragungszeit (CMCT) genannt und ist ein Maß für die Impulsübertragungszeit im zentralen Nervensystem (Abb. 3.6).

> **❗** CMCT = CmL–PmL (ms)

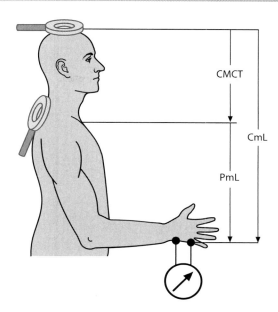

Abb. 3.6. Berechnung der CMCT nach magnetoelektrischer Reizung des Kortex und der achten Spinalnervenwurzel bei Ableitung der MEP vom M. abductor digiti quinti. Die CMCT errechnet sich aus der Differenz von CmL–PmL

3.7.1 Allgemeine Voraussetzungen

Die Untersuchung sollte in einem wohl temperierten, schall- und elektrisch abgeschirmten Raum stattfinden. Die Magnetreizung kann am liegenden, halbliegenden oder sitzenden Probanden vorgenommen werden. Wenn lediglich transkraniell gereizt und peripher abgeleitet wird (d. h. alleinige Bestimmung der CmL), ist wegen der Temperaturabhängigkeit der peripheren Nervenleitung auf eine ausreichend hohe Hauttemperatur des Untersuchten zu achten. Eindeutige Temperatureffekte auf die CMCT gibt es bei den beim wachen Menschen vorkommenden Körperkerntemperaturen nicht.

Um eine gute Mitarbeit zu gewährleisten, sollte vor der Reizapplikation der Untersuchungsablauf erläutert werden. Insbesondere sollte der Patient über die Lautheit der Spulenentladung und die Sensation der unwillkürlichen Kontraktion der Ziel- und Nackenmuskulatur informiert werden. Wegen einer möglichen Beeinflussung der Potentiale durch asymmetrisch-tonische Nackenreflexe ist der Kopf des Untersuchten gerade zu halten. Eine Änderung der Kopfposition zwischen den einzelnen Reizen eines Untersuchungsablaufes ist zu vermeiden.

3.7.1.1 Ableitorte, Erdung, Verstärkereinstellung, Filter- und Zeitbasis

Prinzipiell kann ein MEP aller peripheren Muskeln registriert werden. Zur Potentialregistrierung werden die zur peripheren Neurographie üblicherweise verwendeten Oberflächenelektroden eingesetzt. Die Ableitelektroden werden nach der „Belly-tendon"-Technik so auf den Muskelbauch positioniert, dass die differente Elektrode über der Endplattenregion und die indifferente über der Ansatzsehne des Muskels zu liegen kommt. Die Erdelektrode sollte zwischen Reiz- und Ableitort angebracht werden.

Üblicherweise reicht eine Verstärkung von 0,5–2 mV/div aus. Bei Krankheitsprozessen, die mit einer deutlichen Amplitudendepression der Potentiale einhergehen, sind höhere Auflösungen zu wählen (z. B. 0,2 mV/div). Der Untersucher sollte immer bemüht sein, den Verstärker so einzustellen, dass die vollständige Amplitude des MEP abgebildet wird. Es ist wichtig, darauf zu achten, dass für alle Stimulationsorte (transkraniell, spinal, peripher) immer die gleiche Verstärkereinstellung zur Potentialmessung gewählt wird. Eine Filtereinstellung von 20–2000 Hz ist für alle Potentialarten ausreichend.

Wenn MEP von Muskeln der oberen Extremität registriert werden, empfehlen wir eine Gesamtanalysezeit von 100 ms, bei Ableitung von der unteren Extremität 200 ms.

3.7.1.2 Reizstärke

Die meisten kommerziell erhältlichen Magnetstimulatoren geben die Reizstärke in Prozent der maximalen Ausgangsleistung des Reizgerätes an. Zunächst wird bei der *transkraniellen Stimulation* die „aktive Reizschwelle", d. h. die minimale Reizstärke, die unter einer ca. 10%igen Vorinnervation zu einer reproduzierbaren peripheren Muskelantwort führt, bestimmt. Danach wird die Reizstärke in 5%-Schritten so lange erhöht, bis keine entscheidende Latenzverkürzung und/oder Amplitudenerhöhung des MEP mehr auftritt. Dieses Vorgehen ist nur bei den distalen Extremitätenmuskeln exakt einzuhalten, da für die proximale Muskulatur in der Regel keine Amplitudensättigung unter den oben genannten Reizbedingungen erreicht wird. Andere Autoren verwenden eine Reizstärke, die 20% über der Schwellenreizstärke liegt. Grundsätzlich sollten 5 Muskelantworten registriert werden. Auf jeden Fall sind überhöhte Reizstärken zu vermeiden, da sonst bei transkranieller Stimulation ein Überspringen der Erregung auf tieferliegende zerebrale motorische Strukturen zu befürchten ist und so bei Erkrankungen, die typischerweise mit einer Latenzverlängerung einhergehen, falsch-negative Befunde erhoben werden.

Bei der magnetoelektrischen *Stimulation der Nervenwurzeln* ändert eine Vorinnervation die peripheren Muskelantworten nicht, so dass die Schwelle in Ruhe bestimmt wird und dann mit der 1,3fachen Schwellenreizstärke gereizt wird. Auch hier darf nicht mit zu hohen Reizstärken gearbeitet werden, da insbesondere bei distaler lumbaler Stimulation ein Überspringen des Reizortes auf die proximalen Anteile der Cauda equina nicht ausgeschlossen werden kann. Bei der Nervenwurzelreizung werden ebenfalls 5 Antworten aufgenommen.

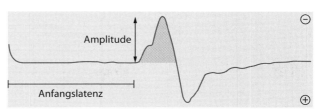

Abb. 3.7. Ausmessen der MEP – Anfangslatenz (erster negativer Abgang von der Grundlinie) und der Base-to-peak-Amplitude

3.7.1.3 Potentialausmessung

Von fünf ausgelösten Potentialen wird immer die Latenz des schnellsten und die Amplitude des größten Potentials ausgemessen. Dabei können die Latenzen und Amplituden von unterschiedlichen MEP stammen. Latenzen und Amplituden werden mit dem systemintegrierten Cursor unter visueller Kontrolle auf dem Bildschirm der Aufnahmeeinheit vermessen. Als Latenz wird der erste eindeutige negative Abgang von der vorangehenden Grundlinie bestimmt (Abb. 3.7).

Die Amplitude kann von der Grundlinie zur negativen Hauptkomponente („base-to-peak") oder von negativer zu positiver Hauptkomponente („peak-to-peak") vermessen werden. In manchen Fällen wird die Fläche des Potentials als Amplitudenmaß herangezogen. Entscheidend ist letztlich ein einheitliches Vorgehen. Die Amplituden der peripheren Muskelsummenpotentiale nach transkranieller Reizung streuen inter- und intraindividuell stark. Aussagekräftigere Amplitudenwerte erhält man, wenn man die Amplitude des transkraniellen Potentials mit der Amplitude der peripher konventionell elektrisch ausgelösten M-Antwort des Zielmuskels vergleicht und die Unterschiede in Prozent angibt. Da die Amplituden vom Grad der Vorinnervation abhängen, raten manche Autoren dazu, bei jeder Amplitudenvermessung auch die Muskelkraft anzugeben, die über einen Kraftaufnehmer gemessen wurde. Da jedoch unserer Meinung nach der dafür erforderliche Aufwand zu groß ist und das Resultat der Untersuchung sich nicht wesentlich ändert, verzichten wir auf dieses Vorgehen.

3.7.1.4 Kortikale Stimulation

Die *zirkuläre Reizspule* wird flach auf die Kalotte aufgelegt. Werden z. B. linksseitige Kortexareale stimuliert und somit von Muskeln der rechten Extremität abgeleitet, muss der Strom in der Spule im Uhrzeigersinn (physikalische Stromrichtung) fließen. Zur Stimulation des kontralateralen Motorkortex wird die Spule umgedreht. Bei Verwendung eines Reizgerätes mit biphasischem Reizverlauf erübrigt sich das Umdrehen der Spule.

Werden die kortikalen Repräsentationsgebiete der Handmuskeln gereizt, liegt das Zentrum der Spule über dem Vertex. Zur Stimulation der Beinmuskelareale liegt das Spulenzentrum in der Sagittalebene etwas weiter rostral, ungefähr bei Fz (Abb. 3.8). Zur Feinabstimmung des optimalen

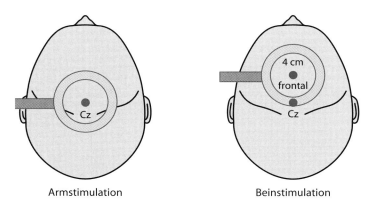

Armstimulation   Beinstimulation

Abb. 3.8. Korrekte Position der großen Rundspule zur Reizung der Arm- und Beinmuskelareale im Kortex

Reizortes wird die Spule unter leichter Vorinnervation so weit verschoben, bis die Muskelantwort mit der niedrigsten Reizschwelle erscheint. Gelegentlich verschiebt sich bei Ableitung von der Handmuskulatur die Platzierung der Spule um wenige Zentimeter nach kontralateral und frontal gegenüber Cz. Genauso kann bei Registrierung von der unteren Extremität eine ausgedehntere Reizspulenverschiebung nach kontralateral und frontal relativ zu Fz nötig werden.

Es gilt immer, dass bei der zirkulären Spule die mittleren Spulenwindungen über den zu reizenden motorischen Kortexstrukturen liegen sollten.

Mit der *achtförmigen Reizspule* ist eine besser umschriebene Stimulation der kortikalen motorischen Zentren möglich. Nachteilig wirkt sich in der Routinediagnostik oft ein langwieriges Optimieren des Reizortes aus. Bei Handmuskelreizung liegt die sagittale Spulentaille ca. 4–5 cm neben dem Vertex kontralateral zur Ableitseite, der Spulengriff zeigt im 45° Winkel nach dorso-lateral. Die Reizspule wird zur Reizung der gegenseitigen Extremität nicht umgedreht, sondern spiegelbildlich über der anderen Hemisphäre positioniert.

3.7.1.5 Spinale Wurzelstimulation

Bei der Reizung der spinalen Nervenwurzeln wird der Spinalnerv in Höhe desjenigen Foramen intervertebrale gereizt, in welchem die Feldlinien des induzierten Stromes fokussieren. Bei der Wurzelreizung sind die Latenzen zur peripheren Muskulatur kürzer als eine halbe F-Wellen-Laufzeit. Daraus kann geschlossen werden, dass bei spinaler Magnetreizung der exakte Reizort einige Zentimeter distal vom Austritt der motorischen Nervenfasern aus dem Rückenmark liegt. Im Gegensatz zur transkraniellen Reizung ist bei spinaler Magnetreizung der Ort der Nervenfasererregung für die elektrische und die magnetoelektrische Stimulation ähnlich. Eine Abhängigkeit der Muskelantworten vom Grad der Vorinnervation besteht nicht.

Reizung der Zervikalwurzeln. Die motorischen Anteile der zervikalen Spinalnerven werden mit dem Magnetstimulator sicher gereizt. Dabei ist die *zirkuläre Reizspule* so zu platzieren, dass die horizontal verlaufenden Spulenwindungen parallel zum Wurzelaustritt liegen. Der physikalische Stromfluss in diesen horizontal liegenden Spulenanteilen muss zum Rückenmark hin gerichtet sein. Soll die rechte Wurzel C8 stimuliert werden, liegt bei Verwendung einer großen Rundspule das Spulenzentrum über dem Dornfortsatz von HWK6 und die unteren horizontalen Spulenanteile liegen in Höhe von HWK8. Durchfließt der physikalische Stromfluss nun im Uhrzeigersinn die Spule, wird der rechte 8. Spinalnerv gereizt (Abb. 3.9). Liegt das Zentrum

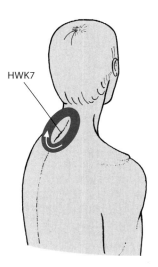

Abb. 3.9. Die zirkuläre Reizspule muss die Vertebra prominens (C 7) umschließen; das untere, für die Reizung relevantere Segment, soll kräftig angedrückt werden, damit die dort den Spinalkanal verlassenden, quer verlaufenden Wurzeln C 8 gereizt werden. In diesem Fall werden die Muskeln der rechten Hand gereizt (aus Hess in Stöhr 1996)

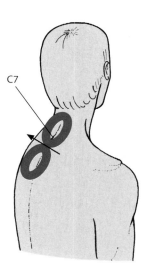

Abb. 3.10. Erregung der Handmuskeln der rechten Seite bei Verwendung einer Doppelspule (Zwillingsspule) (aus Hess in Stöhr 1996)

der Spule in Höhe der Dornfortsätze der oberen Thorakalwirbel, muss die Spule dementsprechend gedreht werden, da in diesem Fall die oberen, horizontal verlaufenden Spulenanteile die Spinalnervenreizung bewirken.

Eine ungenaue Lokalisation der Reizspule führt zu einer Amplitudenabnahme der peripheren Muskelsummenpotentiale, wobei die Anfangslatenzen der Potentiale aber unverändert bleiben. Eine supramaximale Reizung der Vorderwurzeln ist mit dem Magnetstimulator nicht möglich. Ein Amplitudenvergleich zwischen supramaximal peripher elektrisch evozierten und spinal magnetoelektrisch gereizten Muskelsummenpotentialen ist deshalb nur mit Vorbehalt möglich.

Mit der *achtförmigen Doppelspule* werden bei Spinalnervenreizung gleiche Latenzen wie bei der Stimulation mit der großen Rundspule erreicht, die Amplituden sind jedoch größer. Zur optimalen Reizung liegt die Spulentaille quer in Höhe der zu reizenden Wurzel, der Strom durch die Spulentaille muss auf das Rückenmark zufließen (Abb. 3.10).

▌ **Reizung der Lumbalwurzeln.** Die motorischen Nervenwurzelanteile der Cauda equina werden ähnlich wie bei der zervikalen Nervenwurzelstimulation in Höhe des Foramen intervertebrale gereizt, d. h. die „periphere" Strecke vom Austritt der motorischen Vorderwurzeln aus dem Rückenmark bis zum Reizort beträgt ca. 10–15 cm. Grundsätzlich gelten für die lumbale Wurzelstimulation die gleichen Prinzipien wie für die Reizung der Zervikalwurzeln.

Sollen die MEP vom M. quadriceps femoris abgeleitet werden (Wurzel L4), liegt bei Verwendung einer großen Rundspule das Spulenzentrum über dem Dornfortsatz von LWK3. Für den M. tibialis anterior wird das Spulenzentrum bei LWK 4 aufgelegt (Abb. 3.11). Bei Ableitung vom M. extensor

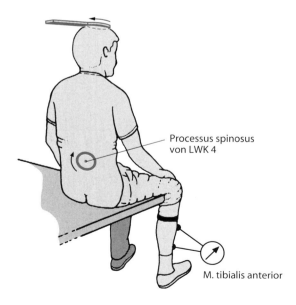

Processus spinosus von LWK 4

M. tibialis anterior

Abb. 3.11. Bei Ableitung vom rechten M. tibialis anterior liegt das Spulenzentrum über dem Dornfortsatz von LWK 4

digitorum brevis (L5/S1) wird das Zentrum der Reizspule in Höhe von LWK 5 aufgesetzt. Für die Stimulation der rechts- oder linksseitigen Muskeln gelten die gleichen Regeln wie bei der zervikalen Wurzelreizung. Auch bei lumbaler Wurzelstimulation sollten überhöhte Reizstärken vermieden werden, um ein Überspringen des Reizpunktes auf intravertebrale Anteile der Cauda equina zu verhindern.

Nach unserer Erfahrung lassen sich beim Gesunden die lumbalen Nervenwurzeln immer zuverlässig magnetoelektrisch reizen. Bei Erkrankungen des peripheren Nervensystems oder der Cauda equina ist die Magnetstimulation allerdings der elektrischen anodalen Nervenwurzelreizung unterlegen, da der kranke Nerv höhere Reizschwellen benötigt, die mit dem Magnetstimulator nicht erreicht werden.

Steht keine elektrische anodale Stimulationseinheit zur Verfügung, so kann die peripher motorische Laufzeit auch mit der F-Wellen-Technik gemessen werden (s. unten).

3.7.1.6 Hirnnervenstimulation

Den klinisch wichtigsten Einsatz im Bereich der Hirnnerven findet die Magnetstimulation in der Diagnostik von zentralen und peripheren Läsionen der mimischen Muskulatur (N. facialis). Es gelingt nämlich mit der transkraniellen Magnetstimulation die sichere topographische Läsionszuordnung einseitig zentral bedingter Gesichtslähmungen, da die transkranielle magnetoelektrische Reizung die zentralen kortikalen Repräsentationsgebiete des N. facialis stimuliert. Daneben gelingt auch eine Stimulation des N. facialis in seinem peripheren Verlauf mittels der magnetoelektrischen Reizung.

Transkraniell magnetoelektrisch evozierte Muskelsummenpotentiale können auch vom M. masseter (N. trigeminus), M. sternocleidomastoideus (N. accessorius) und vom M. genioglossus (N. hypoglossus) registriert werden.

Wie schon beschrieben, wird bei der magnetoelektrischen Reizung der kortikalen Repräsentationsareale des N. facialis auch eine Vorinnervation vorgenommen. Dabei muss die optimale Position der Reizelektrode oft lange gesucht werden, wobei sie in der Regel etwa 4–5 cm kontralateral zu Cz über dem Sulcus centralis liegt. Der N. facialis kann magnetoelektrisch auch in seinem peripheren Verlauf im Canalis facialis aktiviert werden. Die Reizspule liegt hierfür 6–7 cm lateral von Cz auf der Seite, auf der die Muskelsummenpotentiale der Gesichtsmuskeln registriert werden. Da es sich um eine Reizung eines „peripheren" Nerven handelt, erübrigt sich hier eine Vorinnervation (Abb. 3.12).

Letztlich ist mit der magnetoelektrischen Reizung auch eine Stimulation des N. facialis in Höhe des Tragus möglich. Der Reizort entspricht in diesem Fall der konventionellen elektrischen Neurographie des N. facialis. Um bei der Registrierung Einstreuungen von Muskeln zu vermeiden, die von zufällig mitgereizten Nerven versorgt werden, erweist sich im Hirnnervenbereich die Ableitung mit Nadelelektroden als vorteilhaft.

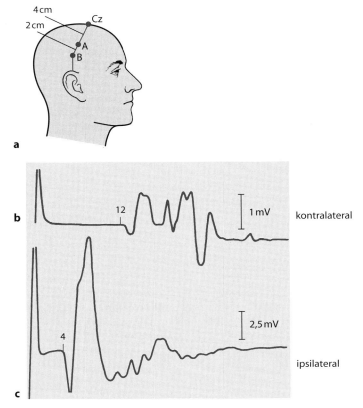

Abb. 3.12 a–c. Hirnnervenreizung: Normalbefund vom M. orbicularis oris. Bei Reizung an Positi-on A (4 cm lateral von Cz) entsteht kontralateral das über den Tractus corticonuclearis geleitete Potential mit langer Latenz (**b**). Bei Reizung an Position B (ipsilateral von Cz) entsteht ipsilateral das Potential mit Latenz als Ausdruck einer direkten Reizung des ipsilateralen N. facialis im Meatus internus (**c**) (nach Meyer 1992)

3.7.1.7 Stimulation peripherer Nerven

Der Vorteil der Magnetstimulation peripherer Nerven ergibt sich aus den physikalischen Eigenschaften der Reizmethode. Sie kann neurale Struktu-ren erregen, die sich wegen ihrer anatomischen Lage der konventionellen elektrischen Nervenfaserreizung entziehen. So können z. B. tieferliegende Nerven oder Plexusstrukturen (N. ischiadicus, Plexus lumbalis) gereizt werden. Da die Reizspule keinen direkten Kontakt zur Hautoberfläche braucht, gelingt eine Nervenreizung auch durch Gipsverbände hindurch oder es kann über infizierten Hautarealen ohne direkten Hautkontakt sti-muliert werden. Vorteilhaft ist auch die geringe Schmerzhaftigkeit der Me-thode. Nachteilig im Vergleich zur elektrischen Nervenstammstimulation ist jedoch, dass der Reizpunkt bei peripheren Nerven mittels magnetoelektrischer Stimulation schlecht zu definieren ist. Maximale Reizantworten sind mit der Magnetspule nur bei oberflächlich gelegenen Nerven möglich, wobei dann meist ein langes Justieren der Reizspule notwendig ist. Die physikalischen Eigenschaften des Reizes bedingen, dass nicht selten benachbarte Nerven miterregt werden.

Reizmethodik der peripheren Nervenreizung. Wenn die physikalische Stromrichtung in einer Rundspule mit einer monophasischen Reizkonfiguration im Uhrzeigersinn fließt, liegt der Reizpunkt weiter distal am peripheren Nerven als wenn der Strom gegen den Uhrzeigersinn fließt. Außerdem wird nur bei Stromfluss im Uhrzeigersinn ein maximales Muskelsummenpotential bei distalem Potentialabgriff erreicht.

Die Rundspule wird dergestalt flach über den Verlauf des Nerven gelegt, dass die äußeren Spulenwindungen parallel zum Nerven positioniert sind. Eine exakte Spulenlage ist wichtig, um eine Koaktivierung benachbarter Nerven zu vermeiden.

Die Reizstärke ist nur so hoch zu wählen, wie sie zur Registrierung einer M-Antwort mit maximal kurzer Anfangslatenz nötig ist. In der Regel sollte die Reizstärke 20% der Intensität, die eine maximale Antwort generiert, nicht überschreiten.

Zur Berechnung der Nervenleitung sollten Punkte an der Hautoberfläche und an der Spule markiert werden, von denen aus nach distaler und proximaler Reizung die Distanz zwischen den Stimulationsorten gemessen werden kann. Bei diesem Vorgehen fällt der Ungenauigkeitsfaktor des Reizortes nicht ins Gewicht.

Nach unserer Einschätzung ist bei dem gegenwärtigen Stand der Technik jedoch die konventionelle elektrische periphere Nervstimulation zur Messung der Nervenleitgeschwindigkeit vorzuziehen, da sie auf einfache Art und Weise exakte Resultate liefert und die Nerven sicher supramaximal erregt werden. Die Bestimmung von Plexuslatenzzeiten mit der magnetoelektrischen Reizmethodik stellt aber möglicherweise eine Bereicherung der neurographischen Techniken dar, da sie die Schädigungsorte von Plexusläsionen näher eingrenzen kann, wenn sowohl an proximalen als auch an distalen Plexusorten stimuliert wird.

3.7.1.8 F-Wellen-Ableitung

Die zentralmotorische Überleitungszeit kann entweder mit Hilfe der spinalen Wurzelreizung oder mit der Bestimmung der F-Wellen-Latenzen errechnet werden. F-Wellen gehen auf Entladungen motorischer Vorderhornzellen durch antidrome Reizleitung im motorischen Nerven nach peripherer Stimulation zurück. Die Erregung des α-Motoneurons wird dann wieder regelhaft orthodrom in die Peripherie geleitet und kann vom Zielmuskel registriert werden. Charakterisiert sind F-Wellen durch eine mäßige Variabilität von Latenz und Amplitude und dadurch, dass nicht jeder antidrome Impuls eine F-Wellen-Entladung hervorruft. Am leichtesten lassen sich

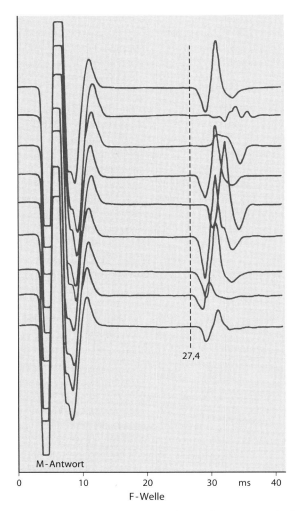

Abb. 3.13. F-Wellen nach Reizung des N. ulnaris am Handgelenk und Ableitung vom M. abductor digiti quinti; die erste Antwort ist die M-Antwort (orthodrome Reizung von der Stimulationsstelle zum peripheren Muskel), die zweite Antwort ist die F-Welle. Beachte: unterschiedliche Latenzen der F-Wellen (aus Stöhr, Bleithardt 1987)

F-Wellen nach Erregung von Nerven generieren, die die kleinen Hand- und Fußmuskeln versorgen (N. medianus, N. ulnaris, N. tibialis, N. peronaeus) (Abb. 3.13).

F-Wellen lassen sich bei höhergradigen (proximalen) peripheren Neuropathien oder bei Erkrankungen der spinalen Motoneurone (z. B. amyotrophe Lateralsklerose) nicht immer zuverlässig evozieren. In diesen Fällen ist zur Berechnung der CMCT die spinale Wurzelstimulation der F-Wellen-Technik vorzuziehen.

> **!** Die Gesamtlatenz einer F-Welle beinhaltet folgende Zeitabschnitte:
> - die Leitungszeit von der Reizelektrode zum Rückenmark
> - die Umschlagzeit an der motorischen Vorderhornzelle (pauschal 1 ms),
> - die Leitungszeit von der motorischen Vorderhornzelle zum Zielmuskel.

Methodik der F-Wellen-Ableitung. Am Handgelenk werden der N. medianus oder der N. ulnaris, am Fußgelenk der N. tibialis oder der N. peronaeus gereizt. Zur Stimulation muss die Reizkathode proximal lokalisiert sein. Die F-Wellen-Potentiale werden mit den schon zur transkraniellen Reizung platzierten Oberflächenelektroden von peripheren Zielmuskeln registriert. Insgesamt werden 10 F-Wellen kaskadenförmig auf dem Bildschirm aufgenommen. Die Bildschirmverstärkung sollte 0,1–0,2 mV/div betragen. Für die obere Extremität wird eine Zeitachse von 5 ms/div und für die untere Extremität eine Zeitbasis von 10 ms/div gewählt. Von den 10 F-Wellen wird die F-Welle mit der kürzesten Latenz ausgemessen und zur Berechnung der zentralmotorischen Überleitungszeit (CMCT) herangezogen. Um die Gesamtlaufzeit von Zielmuskel bis zum Rückenmark und zurück zu berechnen, muss zusätzlich noch die distal motorische Latenz (dmL) vermessen werden. Zur Stimulation muss die Reizkathode dazu distal positioniert werden. Durch die Addition der distal motorischen Latenz zur F-Wellen-Latenz, geht die Leitungszeit der gesamten peripheren motorischen Strecke zweimal in die Gesamtlatenz ein.

> **!** Die einfache Leitungszeit (peripher motorische Leitungszeit = PmL) vom Rückenmark zum Zielmuskel errechnet sich daher nach folgender Formel:
>
> $$PmL = \frac{(\text{F-Wellen-Latenz} + dmL) - 1\,ms}{2}$$

Eine Millisekunde wird in dieser Formel subtrahiert, damit die Umschlagzeit (turnaround) am α-Motoneuron nicht in die zentralmotorische Leitzeit eingeht.

Tabelle 3.1. Obere Grenzwerte der F-Wellen verschiedener Arm- und Beinmuskeln (ms) (nach Stöhr, Bluthardt 1987)

Körpergröße	1,47–1,60 m	1,63–1,75 m	1,78–1,93 m
M. extensor digiti brevis (N. peronaeus)	52,7 ms	56,9 ms	61,2 ms
M. flexor hallucis brevis (N. tibialis)	54,5 ms	58,0 ms	63,6 ms
M. abductor pollicis brevis (N. medianus)	31 ms (für alle Größen)		
M. abductor digiti minimi (N. ulnaris)	31 ms (für alle Größen)		

3.7.1.9 Berechnung der zentralmotorischen Leitungszeit (CMCT)

Die CMCT ist ein Maß für die Güte der zentralen motorischen Erregungsleitung. Grundvoraussetzung zur Berechnung der CMCT ist, dass neben der Bestimmung der Gesamtlatenz nach transkranieller Reizung auch ein Zeitmaß für die Dauer der peripheren motorischen Leitung registriert wird. Dies kann entweder mit Hilfe der magnetoelektrischen Nervenwurzelstimulation oder mit dem Registrieren der F-Wellen-Latenzen geschehen.

░ Berechnung der CMCT nach spinaler Nervenwurzelstimulation

> ▯ CMCT (ms) = Gesamtlatenz – PmL

Um die Übertragungszeit der schnellstleitenden motorischen Fasern zu bestimmen, wird die längste PmL (Erregung des Spinalnerven nahe des Rückenmarks) von der kürzesten Gesamtlatenz abgezogen.

Zu bedenken ist, dass bei der CMCT-Bestimmung nach magnetoelektrischer Wurzelreizung eine kurze periphere Strecke vom Austritt der motorischen Vorderwurzelfasern bis zum Spinalnerven enthalten ist. Dies kommt insbesondere bei der Untersuchung der Beine zum Tragen. Erkrankungen, die eine Verlangsamung proximaler Abschnitte der peripheren Nervenleitung verursachen, führen somit dazu, dass eine verlängerte CMCT berechnet wird. Dementsprechend müssen die Normgrenzen der CMCT beim Vorliegen peripherer Neuropathien nach oben korrigiert werden.

Für den Potentialabgriff vom M. abductor digiti minimi gibt Claus folgende Korrekturwerte an, die sich an der realen peripheren motorischen Nervenleitgeschwindigkeit (NLG) orientieren:

> ▯ ░ motorische NLG = 50 m/s: Erhöhung des oberen Grenzwertes der CMCT um 0,11 ms
> ░ motorische NLG = 40 m/s: 0,24 ms
> ░ motorische NLG = 30 m/s: 0,46 ms
> ░ motorische NLG = 20 m/s: 0,89 ms

Entsprechende Korrekturwerte wurden ebenfalls von Claus für die Potentialableitung vom M. tibialis anterior angegeben:

> ▯ ░ motorische NLG = 50 m/s: Erhöhung des oberen Grenzwertes der CMCT um 0,2 ms
> ░ motorische NLG = 40 m/s: 0,5 ms
> ░ motorische NLG = 30 m/s: 0,9 ms
> ░ motorische NLG = 20 m/s: 1,9 ms

Berechnung der CMCT mit der F-Wellen-Methode

$$CMCT \ (ms) = CmL - \left(\frac{(\text{F-Wellen-Latenz} + dmL) - 1}{2} \right)$$

In diesem Fall wird die kürzeste Gesamtlatenz und die kürzeste F-Wellen-Latenz zur Errechnung der CMCT herangezogen, um die Leitungszeit der schnellsten motorischen Fasern zu bestimmen. Da die F-Welle die gesamte periphere Strecke bis zum Rückenmark durchläuft, ist sie selbst bei neuropathischen Krankheiten verlängert, so dass in diesem Fall zur Berechnung der CMCT keine mathematischen Korrekturen in Abhängigkeit vom Schweregrad der peripheren Neuropathie berücksichtigt werden müssen.

Wird die CMCT mit der F-Wellen-Methode errechnet, so ist in dieser CMCT, im Gegensatz zur Bestimmung mit der magnetoelektrischen Wurzelstimulation, keine Leitzeit in peripheren Nerven enthalten. Demnach ist die CMCT nach der F-Wellen-Reizung kürzer als nach magnetoelektrischer Wurzelstimulation.

3.7.1.10 Triple-/Penta-Stimulation

Die Amplituden peripherer Muskelsummenaktionspotentiale nach transkranieller Stimulation variieren nicht nur interindividuell sondern auch intraindividuell stark. Dies liegt vor allem an der Chronodispersion der kortikospinalen Überleitung und der daraus resultierenden Phasenkanzellation. Eine einfache und pragmatische Lösung dieses Problems ist die oben beschriebene Bildung eines Quotienten aus transkraniell und peripher evozierten Potentialen, der dann im Seitenvergleich oder im Vergleich mit einer Normalpopulation beurteilt werden kann. Eine physiologisch wesentlich exaktere, aber auch aufwändigere Methode ist die so genannte Triple- oder Penta-Stimulation (Abb. 3.14). Hierbei werden 3 bzw. 5 sequentielle Reize mit genau festgelegten Intervallen gegeben, wobei es zu mehreren Kollisionen der Reizweiterleitung kommt. Als erstes erfolgt ein transkranieller Magnetreiz, gefolgt von 2 bzw. 4 supramaximalen peripheren Reizen, zunächst distal, dann weiter proximal an der zu untersuchenden Extremität.

Mittels Triple-Stimulation lässt sich die kortikospinale Überleitung zum M. abductor digiti minimi (ADM) untersuchen. Nach dem transkraniellen magnetischen Reiz erfolgt elektrisch ein zweiter Reiz über dem N. ulnaris am Handgelenk. Als Latenz nimmt man die kürzeste gemessene CmL (abgerundet auf ganze Millisekunden) minus die längste gemessene dmL vom Handgelenk (aufgerundet auf ganze Millisekunden). Die deszendierenden, durch TMS evozierten Aktionspotentiale kollidieren im Arm mit aufsteigenden Aktionspotentialen des zweiten, verzögert gegebenen distalen Reizes und lassen nur ein „negatives Abbild" der deszendierenden Erregung durchlaufen. Schließlich wird der dritte Reiz proximal über dem Plexus brachialis am Erb'schen Punkt gegeben. Als Latenz zwischen Handgelenks- und Plexusstimulation nimmt man die kürzeste gemessene Latenz nach Plexusstimulation (abgerundet auf ganze Millisekunden) minus die längste gemessene dmL vom Handgelenk (aufgerundet auf ganze Millisekunden). Die Aktionspotentiale der Plexusstimulation kollidieren mit dem aufsteigenden „negativen Abbild" und erzeugen nun eine „positive" synchronisierte Antwort im Muskel. Diese reflektiert die motorischen Einheiten, die ursprünglich durch den transkraniellen Stimulus erregt wurden. Für Untersuchungen der Bahnen zur unteren Extremität eignet sich der M. abductor hallucis. Peripher sollte hier distal der N. tibialis am Innenknöchel und proximal der N. ischiadicus in der Glutealfalte gereizt werden. Letzterer lässt sich am ehesten mit einer monopolaren Nadel stimulieren, die in die Nähe des Nerven gebracht wird, um die zur supramaximalen Reizung nötige Stromstärke gering zu halten.

Möchte man statt des anatomisch relativ isoliert gelegenen ADM andere intrinsische Handmuskel als Zielmuskel untersuchen, z. B. den M. abductor pollicis brevis (APB), kann es durch Volumenleitung benachbarter Muskeln zu einer Kontamination des abgeleiteten Potentials kommen. Eine Lösung dieses Problems bietet die so genannte Penta-Stimulation. Hierbei werden gleichzeitig mit der peripheren distalen Stimulation des den Zielmuskel versorgenden Nerven (im Falle des APB der N. medianus) 2 weitere Reize über einem „nerve of no interest" (im Falle des APB der N. ulnaris) gegeben. Diese beiden Reize erfolgen mit einer Latenz von 6 ms und dienen der Auslöschung deszendierender, durch transkranielle und Erb-Stimulation evozierter Aktionspotentiale in Bahnen, die nicht zum Zielmuskel projizieren.

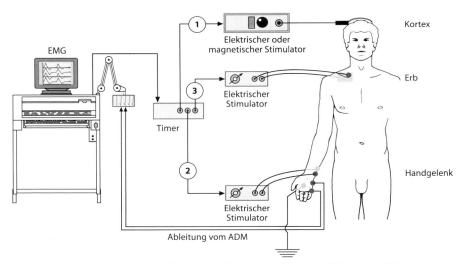

Abb. 3.14. Methodik der Triple-Stimulation. Mod. nach Magistris MR, Rosler KM, Truffert A, Myers JP (1998) Transcranial stimulation excites virtually all motor neurons supplying the target muscle. Brain 121:437–450

3.8 | Normalbefunde

Die Gesamtlatenz (CmL) eines magnetoelektrisch transkraniell evozierten Potentials, das vom peripheren Zielmuskel registriert wird, kann in folgende Zeitintervalle unterteilt werden:

- (transsynaptische) Pyramidenzelldepolarisation (inklusiv der vorgeschalteten zentralen Synapsenzeiten),
- Leitung über die deszendierende Pyramidenbahn,
- Synapsenzeit an der motorischen Vorderhornzelle,
- efferente Leitung über den Neuriten des α-Motoneurons,
- Überleitungszeit an der motorischen Endplatte der quergestreiften Muskulatur,
- Leitung im Zielmuskel.

Die meisten Normwerte für die CmL nach magnetoelektrischer transkranieller Stimulation und die daraus errechneten zentralmotorischen Latenzzeiten (CMCT) werden für ein kortikales Stimulationsmanöver unter fazilitierender leichter Vorinnervation der Zielmuskulatur angegeben (Abb. 3.17). Die Normwerte für die peripher motorische Leitzeit (PmL) nach magnetoelektrischer spinaler Wurzelreizung und für die peripheren neurographischen Messungen hingegen sind unter Muskelruhe erstellt, da in beiden Fällen Fazilitationsmanöver die Latenzen nicht verändern und somit entfallen.

> ❗ Folgende Kriterien sind bei der Beurteilung der MEP zu berücksichtigen:
> - *Potentialverlust;* dabei muss bedacht werden, dass ein fehlendes Potential nach transkranieller Reizung nicht unbedingt eine komplette Unterbrechung der zentralen Leitung bedeutet. Es besteht auch die Möglichkeit, dass die spinale oder die kortikale Erregbarkeit herabgesetzt ist und die Reizstärke des transkraniellen magnetoelektrischen Impulses nicht ausreicht, um eine überschwellige Erregung der motorischen Vorderhornzellen zu gewährleisten;
> - Gesamtlatenz (*CmL*), peripher motorische Leitzeit (*PmL*) und die berechnete zentralmotorische Leitungszeit (*CMCT*);
> - *Seitendifferenzen der CmL, der PmL und der CMCT;*
> - Absolute *Amplituden und Seitendifferenzen der Amplituden;* pathologische Seitenunterschiede der Amplituden nach transkranieller Reizung lassen nur dann einen Rückschluss auf eine zentral bedingte Amplitudendepression des Potentials zu, wenn die Muskelsummenpotentiale nach Wurzelreizung und/oder nach peripherer elektrischer Nervenstammreizung normamplitudig zur Darstellung kommen.
> - *Potentialkonfiguration;* hier kann die Zahl der Nulldurchgänge eines Potentials nach transkranieller Reizung als Maß der Synchronizität der Erregungsübertragung beurteilt werden;
> - *Potentialdauer;* die Dauer eines Muskelsummenpotentials nach transkranieller magnetoelektrischer Reizung hängt entscheidend vom Grad der Vorinnervation und von den gewählten Filtern ab, so dass dieser Parameter methodenbedingt schlecht zu validieren ist;

> *mittlere konsekutive Differenz der Latenzzeiten* nach transkranieller Stimulation; die Beurteilung dieses Parameters muss nach unserer Einschätzung mit äußerster Zurückhaltung vorgenommen werden, da methodenbedingt bereits im Normalfall erhebliche Variationen der Anfangslatenzen auftreten.

> **!** Zum gegenwärtigen Zeitpunkt sollten für eine Routineuntersuchung folgende Parameter berücksichtigt werden:
> - Potentialverlust;
> - CmL, PmL, CMCT;
> - Seitendifferenzen der CmL, der PmL und der CMCT;
> - relative Amplitudenwerte;
> - Seitendifferenzen der Amplituden (mit den oben angeführten Einschränkungen).

Die Latenzen der MEP sind ein Maß für die Güte der zentralen und peripheren Erregungsübertragung. Dabei sind für jeden Zielmuskel eigene Normwerte zu bestimmen (s. Normwerttabellen). Es ist nicht zulässig, die Maßangaben benachbarter Muskeln als Normwerte heranzuziehen. So hat beispielsweise der M. abductor pollicis brevis andere Normwerte als der M. abductor digiti minimi.

Mit dem Vermessen der Amplituden erhält der Untersucher eine Aussage über die Synchronizität der zentralen und peripheren Erregungsleitung und über die Quantität der Erregungsvorgänge. Auch hier müssen für jeden Muskel individuelle Normwerte bestimmt werden. Da durch die zentrale magnetoelektrische Reizung eine sichere supramaximale Reizung aller einen peripheren Zielmuskel versorgenden motorischen Nervenfasern nicht möglich ist, hat sich zur Beurteilung der Amplituden der Amplitudenquotient zwischen zentraler magnetoelektrischer und peripherer supramaximaler Reizung bewährt. Er muss für den M. abductor digiti quinti über 0,15 und für den M. tibialis anterior über 0,13 liegen. Eine Alternative stellt die unter Punkt 3.7.1.10 beschriebene Triple- bzw. Pentastimulation dar.

3.8.1 Beeinflussungsmöglichkeiten bei Gesunden

3.8.1.1 Körpergröße

Insbesondere, wenn MEP von Muskeln der unteren Extremitäten registriert werden, ist bei der Beurteilung der CmL die Körpergröße des Untersuchten zu berücksichtigen. Zur Zielmuskulatur der unteren Extremität besteht eine hochsignifikante positive Korrelation der CmL mit der Körpergröße (Abb. 3.15). Dabei bedingt vornehmlich die Länge der peripheren motorischen Impulsleitung die Größenabhängigkeit der CmL. Die Korrelation der CMCT mit der Körpergröße ist wesentlich geringer und kommt in manchen Normkollektiven gar nicht zum Ausdruck. Deshalb dürfen die CmL

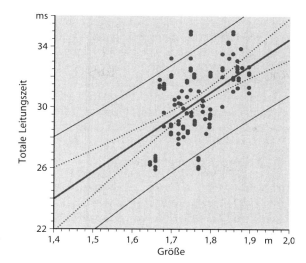

Abb. 3.15. Einfluss der Körpergröße auf die CmL

(und mit Einschränkung auch die CMCT) nur unter Berücksichtigung der individuellen Körpergröße interpretiert werden. Bei den meisten Normwerten liegen die Größengrenzen im Bereich von 1,60–1,80 m.

3.8.1.2 Alter

In Untersuchungen wurde eine Zunahme der CmL und der CMCT mit steigendem Alter festgestellt. Beim M. tibialis anterior nahm die CmL in einer Altersgruppe von 20–60-Jährigen jährlich um 0,08 ms zu (Abb. 3.16). Die

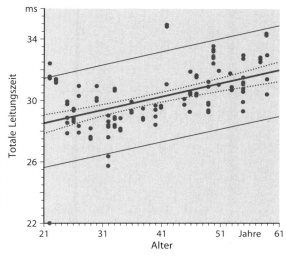

Abb. 3.16. Korrelation der CmL zum Alter (Männer); die Korrelation wurde körpergrößenkorrigiert berechnet. Die CmL wurde nach magnetoelektrischer Kortexreizung vom M. tibialis anterior rechts bestimmt. Die mittlere jährliche Latenzzunahme beträgt 0,08 ms

Amplituden der transkraniell ausgelösten Antwortpotentiale nehmen bei älteren Menschen ab. Beim Vergleich zweier gesunder Probandengruppen im Alter von 16–35 und von 51–86 Jahren, bei denen transkraniell evozierte MEP von Hand- und Fußmuskeln abgeleitet wurden, stieg die Reizschwelle mit zunehmendem Alter signifikant an. Dieser Befund konnte jedoch von anderen Untersuchern nicht bestätigt werden und sollte mit Zurückhaltung bewertet werden. Ein signifikanter Alterseffekt auf die Seitendifferenzen von CmL, PmL und CMCT konnte nicht nachgewiesen werden.

3.8.1.3 Geschlechtsunterschiede

An Zielmuskeln der unteren Extremitäten bestehen geringe, aber signifikante Geschlechtsunterschiede der CmL auch dann noch, wenn die unterschiedliche Körpergröße von Frauen und Männen in der statistischen Analyse berücksichtigt wurde. Die Anfangslatenzen der CmL zum M. tibialis anterior liegen bei Frauen auch nach einer Größenkorrektur um bis zu 1 ms niedriger als bei Männern. Signifikante geschlechtsabhängige Unterschiede der MEP von Zielmuskeln der oberen Extremitäten bestehen nicht. Ein Geschlechtsunterschied hinsichtlich der altersbedingten Latenzzunahme existiert nicht.

> ❗Bei der Befundung der MEP ist die Körpergröße des Untersuchten immer zu beachten. Vor allem bei grenzwertigen Resultaten der MEP-Untersuchung müssen auch das Alter und das Geschlecht des Probanden bei der Beurteilung berücksichtigt werden.

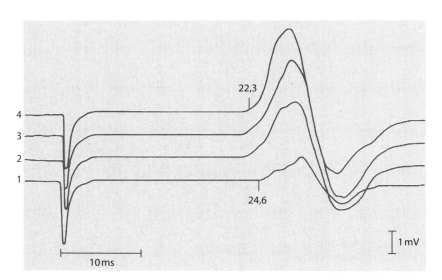

Abb. 3.17. MEP vom M. abductor digiti quinti links mit ansteigender Stimulationsintensität bei einer gesunden 40-jährigen Versuchsperson. Die Amplitude nimmt mit zunehmender Stimulationsintensität kontinuierlich zu

3.8.2 Normwerte

Wichtig ist, dass für jeden Muskel bzw. jede Muskelgruppe individuelle Normwerte erstellt werden. Besondere Beachtung verdient die Seitendifferenz von CmL, PmL und CMCT, die ein empfindlicher Parameter zum Nachweis einer (subklinischen) Läsion der deszendierenden motorischen Bahnen sein kann. Bei leichten Veränderungen dieser Bahnsysteme können die Absolutwerte von CmL, PmL und CMCT noch im Normbereich liegen, eine pathologische Seitendifferenz weist in diesen Fällen aber auf Schäden im entsprechenden Bahnabschnitt hin. Seitendifferenzen der absoluten oder relativen Amplituden sollten mit Vorsicht interpretiert werden, da eine zweifelsfreie supramaximale Reizung häufig weder nach transkranieller Stimulation noch nach Wurzelreizung gelingt. Amplitudenseitendifferenzen, die bei adäquater Reiztechnik 50% überschreiten, werden in unserem Labor als Indiz für eine Bahnschädigung angesehen. Allerdings sollten hierbei über beiden Seiten identische Reizstärken verwendet werden, da die Amplituden in hohem Maße von der Stimulationsintensität abhängen (Abb. 3.17). Einschränkend ist darüber hinaus zu erwähnen, dass die meisten Rechtshänder über dem linken Motorkortex eine niedrigere Reizschwelle als rechts aufweisen, und somit bei beidseits gleicher Stimulationsintensität

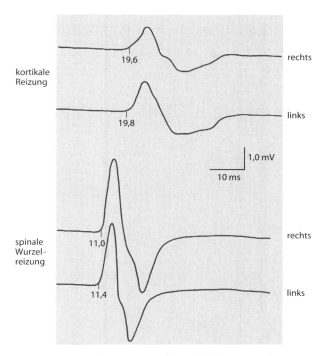

Abb. 3.18. Magnetoelektrische evozierte Potentiale einer gesunden 40-jährigen Versuchsperson. Die Potentiale wurden vom M. abductor digiti quinti registriert

Tabelle 3.2. Mittelwert ±1 Standardabweichung der CmL, PmL und CMCT (ms) zu verschiedenen Armmuskeln

Muskel	Alter (Jahre) (MW)	Größe (m) (MW+1 SD)	CmL (ms) (MW+1SD)	PmL (ms)	CMCT (ms)	Absolute Amplitude (mV)	Relative Amplitude (mV)	Zahl der Nulllinien-durchgänge	Bestimmung der PmL	
M. interosseus dorsalis I	≤29	1,54–1,96	20,6+1,8	14,0+1,3	5,8+1,0	7,0+3,7	42,2+17,9	1,6+0,6	Spinale Wurzelreizung	Kloten et al. (1992)[a]
	30–59		20,7+1,4	14,6+1,3	6,0+0,9	5,8+2,8	42,4+13,4	1,1+0,4		
	≥60		21,2+1,6	14,9+1,4	6,5+1,1	5,8 +2,6	45,0+17,0	1,2+0,6		
M. abductor pollicis brevis			20,4+1,5		6,7+1,2	6,0+2,6	46,1+23,5		F-Wellen-Stimulation	Eisen et al. (1990)[a]
M. abductor pollicis brevis	21–65	1,68–1,95	21,4+2,0	14,8+1,2	6,6+1,4	2,2+1,2			Spinale Wurzelreizung	Ludolph et al. (1989)[b]
M. abductor digiti quinti	17–35	1,65+0,49	19,3+1,2	12,3+1,2	7,0+1,0				Spinale Wurzelreizung	Chu (1989)[b]
M. abductor digiti quinti	19–59	1,56–1,91	14,0+1,5		6,0+0,9				Spinale Wurzelreizung	Claus (1993)
M. abductor quinti					5,8+0,8				F-Wellen-Reizung	Claus (1993)
M. biceps brachii	21–65	1, 68–1,95	11,4+1,0	5,5+0,4	5,9+1,0				Spinale Wurzelreizung	Ludolph et al. (1989)
M. biceps chii	≤29	1,54–1,96	10,8+1,3	6,3+0,9	4,5+1,0	2,5+1,4		1,3+0,7	Spinale Wurzelreizung	Kloten et al. (1992)[a]
	30–59		10,8+1,0	6,4+1,1	4,6+0,9	2,3+1,6		1,3+0,6		
	≥60		11,4+0,9	6,8+0,9	4,6+0,9	2,2+1,4		1,2+0,6		
M. extensor carpi radialis	≤29	1,54–1,96	14,4+0,9	8,5+0,9	5,5+0,8	3,2+1,7	49,5+18,5	2,5+1,0	Spinale Wurzelreizung	Kloten et al. (1992)[b]
	30–59		15,2+0,9	9,5+0,8	5,6+0,9	3,1+1,4	54,3+18,5	2,6+1,0		
	≥60		15,4+1,1	9,1+1,1	6,3+0,9	3,1+1,3	50,8+14,7	2,4+0,8		
M. extensor digitorum communis			15,2+1,5		6,4+1,2	5,8+3,3	37,2+22,1		F-Wellen-Bestimmung	Eisen et al. (1990)[a]

[a] Amplitudenmessung „peak to peak", [b] Amplitudenmessung „base to peak".

Tabelle 3.3. Rechts-Links-Differenzen der CmL, PmL und CMCT (MW+1SD) verschiedener Armmuskeln (ms)

Muskel	Alter (Jahre)	CmL	PmL	CMCT	Autor
▌ M. interosseus dorsalis I	30–69	0,6+0,4	0,3+0,3	0,5+0,4	Kloten et al. (1992)
▌ M. abductor pollicis brevis	21–65	1,0+0,5	0,2+0,4	0,9+0,6	Ludolph et al. (1992)
▌ M. biceps brachii	30–69	0,4+0,3	0,4+0,3	0,5+0,4	Kloten et al. (1992)
▌ M. extensor carpi radialis	30–69	0,6+0,4	0,3+0,2	0,5+0,4	Kloten et al. (1992)

links relativ zur Schwelle eine höhere Reizstärke verwendet wird. Dies macht deutlich warum eine sichere Aussage über die Amplituden, d.h. über die axonale Integrität des kortikospinalen Traktes, letztlich nur mittels Triple- bzw. Pentastimulation gemacht werden kann.

3.8.2.1 Normalwerte zur oberen Extremität

In den Tabellen 3.2 und 3.3 werden die Normwerte zu den am häufigsten verwendeten Zielmuskeln der Arme angegeben. In allen Fällen wurde transkraniell magnetoelektrisch gereizt; zur Berechnung der CMCT verwendeten die Autorengruppen entweder die spinale Wurzelreizung oder die F-Wellen-Technik (Abb. 3.18).

Für die relativen Amplituden (Amplitude des kortikal evozierten Potentials/Amplitude der elektrisch ausgelösten peripheren Muskelantwort) können lediglich untere Normgrenzen festgelegt werden. Nach Kloten et al. 1992 sind für den M. extensor carpi radialis und den M. interosseus dorsalis I relative Amplituden von <15% der peripheren Muskelantwort pathologisch.

3.8.2.2 Normalwerte zur unteren Extremität

Nach unserer Erfahrung lassen sich bei Gesunden die lumbosakralen Wurzeln magnetoelektrisch immer zuverlässig reizen, so dass Berechnungen der CMCT an Muskeln der unteren Extremitäten möglich sind (Abb. 3.19). Den Tabellen 3.4 und 3.5 sind die Normwerte der Leitzeiten und der Amplituden zu entnehmen. Zu beachten ist, dass bei adäquater Stimulationstechnik die lumbosakralen Wurzeln erst im Bereich des Foramen intervertebrale depolarisiert werden. Somit geht die gesamte periphere Strecke der Cauda equina in die Berechnung der CMCT mit ein. Mit der F-Wellen-Methode, die die periphere Laufzeit bis zu den Vorderwurzeln misst, errechnen sich kürzere CMCT-Latenzen. Die unteren Normgrenzen der Amplitudenquotienten für den M. tibialis anterior liegen zwischen 10 und 18% und für den M. extensor digitorum brevis bei 5%. Die absoluten Amplituden nach transkranieller Reizung sollten beim M. biceps brachii und beim M. vastus medialis größer als 1 mV sein.

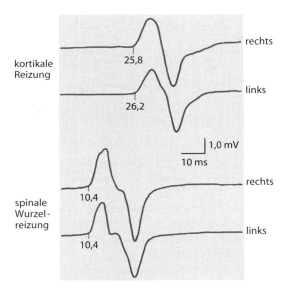

Abb. 3.19. Magnetoelektrisch evozierte Potentiale einer gesunden 40-jährigen Versuchsperson. Die Potentiale wurden vom M. tibialis anterior registriert. Die kortikalen MEP wurden unter leichter Vorinnervation abgeleitet

3.8.2.3 Normalbefunde zu den Hirnnerven

Im Bereich der Hirnnerven wird die transkranielle magnetoelektrische Reizung am häufigsten zur Diagnostik von Erkrankungen der fazialisinnervierten Muskulatur eingesetzt. Wie bereits unter 2.7.1 erwähnt kann der N. facialis sowohl in seinen kortikalen Repräsentationsgebieten als auch im kanalikulären (Canalis facialis) und im peripheren oberflächlichen Verlauf stimuliert werden (Abb. 3.12). Die exakte Reizlokalisation bei der kanalikulären Nervenerregung ist nicht sicher bekannt; am ehesten liegt sie bei Gesunden aufgrund der Feldlinienfokussierung im meatalen (proximalen) Abschnitt des Canalis facialis. Im Krankheitsfall können aber die Stimulationsgegebenheiten wegen veränderter lokaler Nervenerregbarkeiten völlig anders aussehen. Die besondere Bedeutung des Liquors für die Erhöhung der lokalen Nervenexzitabilität des N. facialis zeigt sich darin, dass Nerven, die nur eine kurze Strecke im Liquor verlaufen, schlecht mit der Magnetspule erregbar sind (z.B. N. hypoglossus). Die große periphere Verlaufsstrecke des N. facialis im liquorumflossenen Raum erhöht die Stimulierbarkeit des Nerven außerordentlich.

Als transossäre Laufzeit wird die Latenzzeitdifferenz bezeichnet, die sich aus der Subtraktion der Latenz nach konventioneller elektrischer peripherer Nervenstammstimulation des N. facialis von der Latenz nach proximaler magnetoelektrischer Reizung im meatalen Abschnitt errechnet. Durch die bilaterale kortikale Repräsentation der mimischen Muskulatur ergibt sich bei der Reizung der zentralen Fazialisinnervationsgebiete als Besonderheit, dass sich von den Gesichtsmuskeln bilateral periphere Muskelantworten nach ca. 7–15 ms registrieren lassen.

Tabelle 3.4. Mittelwert ±1 Standardabweichung der CmL, PmL und CMCT in verschiedenen Beinmuskeln (ms)

Muskel	Alter (Jahre) (MW)	Größe (m) (MW+1SD)	CmL (ms) (MW+1SD)	PmL (ms)	CMCT (ms)	Absolute Amplitude (mV)	Relative Amplitude (mV)	Zahl der Nulllinien-durchgänge	Bestimmung der PmL	Autor
M. tibialis anterior	21–65	1,68–1,95	28,8+2,0	16,4+1,9	12,4+1,9				Spinale Wurzelreizung	Ludolph et al. (1989)
M. tibialis anterior	≤29	1,54–1,96	28,3+2,5	14,7+1,3	13,4+1,9	3,8+1,8	45,1+18,6	2,0+1,0	Spinale Wurzelreizung	Kloten et al. (1992)[a]
	30–59		29,6+3,0	14,7+2,1	14,3+1,7	3,6+2,5	40,3+21,5	1,9+0,9		
	≥60		31,1+2,5	15,5+2,0	16,1+1,9	3,2+2,5	43,2+20,1	2,0+1,0		
M. extensor digitorum brevis	21–65	1,68–1,95	38,4+2,4	25,7+2,0	12,8+1,9				Spinale Wurzelreizung	Ludolph et al. (1989)
M. extensor digitorum brevis	≤29	1,54–1,96	38,6+3,2	24,8+1,8	15,7+2,4	1,9+1,2	34,4+13,6	2,7+1,0	Spinale Wurzelreizung	Kloten et al. (1992)[a]
	30–59		39,3+3,5	23,3+2,6	15,9+2,0	1,7+0,9	35,4+16,1	2,9+1,0		
	≥60		41,0+3,1	23,9+2,8	18,2+3,9	1,6+1,1	36,5+22,0	2,7+0,6		
M. vastus medialis	≤29	1,54–1,96	20,4+2,1	9,3+1,3	11,2+2,5	2,5+1,5		1,9 +0,8	Spinale Wurzelstimulation	Kloten et al. (1992)[a]
	30–59		21,1+1,8	10,0+1,3	11,0+2,5	2,1+1,2		1,5+0,5		
	≥60		21,6+2,2	11,2+1,9	11,8+2,5	1,8+1,0		2,0+0,8		

[a] Amplitudenmessung „peak-to-peak".

Tabelle 3.5. Rechts-Links-Differenzen der CmL, PmL und CMCT (MW+1SD) zu verschiedenen Beinmuskeln (ms)

Muskel	Alter (Jahre)	CmL (MW+1SD ms)	PmL	CMCT	Autor
M. tibialis anterior	30–59	0,6–0,5	0,4+0,5	0,7+0,6	Kloten et al. (1992)
M. extensor digitorum brevis	30–59	0,8+0,6	0,8+0,6	0,9+0,6	Kloten et al. (1992)
M. vastus medialis	30–59	0,7+0,5	0,6+0,5	0,9+0,4	Kloten et al. (1992)

Tabelle 3.6. Mittelwert ±1 Standardabweichung der Latenzen der wichtigsten hirnnervenversorgten Muskeln. Angegeben sind die Latenz der kontralateralen Antwort nach Kortexreiz und der ipsilateralen Antwort nach peripherem magnetoelektrischem Reiz

Muskel	Zentraler Reiz (ms)	Peripherer Reiz (ms)	Autor
M. mentalis	12,0+1,3	4,4+0,4	Benecke et al. (1988)
M. orbicularis oris	12,0+1,3	4,9+0,4	Benecke et al. (1988)
M. nasalis	10,0+1,0		Rösler et al. (1989)
M. masseter	10,8+1,8	3,8+0,3	Benecke et al. (1988)
M. sternocleidomastoideus	11,8+1,8	4,3+0,4	Benecke et al. (1988)
M. genioglossus	10,9+1,3	–	

Auch für die fazialisinnervierte Muskulatur kann eine CMCT errechnet werden. Die Verwendung dieses Markers wird aber durch das Unwissen über den genauen Erregungsort im Canalis facialis limitiert.

Grundsätzlich gelten die gleichen Vorbedingungen und Einwände auch für die Reizung des N. trigeminus. Hier ist aber das Unwissen über den peripheren Erregungsort noch größer, der zwischen einer Position innerhalb und außerhalb des Liquorraumes variieren kann. Tabelle 3.6 zeigt die Normwerte zu unterschiedlichen hirnnervenversorgten Kopfmuskeln.

3.9 Klinischer Einsatz

3.9.1 Encephalomyelitis disseminata

Bis zur Einführung der transkraniellen elektrischen und später der transkraniellen magnetoelektrischen Reiztechnik war eine objektive Untersuchung des häufig bei der Encephalomyelitis disseminata betroffenen zentralen motorischen Systems nicht möglich. Gerade bei dieser Erkrankung aber leistet die magnetoelektrische Stimulation einen neuartigen und wichtigen Beitrag zur Komplettierung neurophysiologischer Untersuchungsmethoden. Neben der Objektivierung zentralmotorischer Läsionen hilft die Magnetstimulation im Verbund mit VEP, AEP, SEP beim Nachweis polytoper zentraler Markscheidenschädigungen.

Die Veränderungen der transkraniellen MEP bei der multiplen Sklerose (MS) sind dabei durch die verlangsamte Erregungsleitung an den demyelinisierenden Plaques bedingt. Neben einer Leitgeschwindigkeitsabnahme der deszendierenden Impulssalven im Bereich der Plaques kann die Erregung dort auch vollständig blockiert werden. Ebenso kann die Übertragungsfrequenz hochfrequenter Erregungssalven durch eine Verlängerung der postexzitatorischen Refraktärperiode der Nervenfasern herabgesetzt sein. An der motorischen Vorderhornzelle kommt es dadurch zu einer Verschlechterung räumlicher und zeitlicher Bahnungsphänomene, die für die überschwellige Depolarisation der α-Motoneurone wichtig sind. Pathophysiologisch bedeutsam ist bei der Befundinterpretation auch eine Ersatzerregungsleitung der ausgelösten deszendierenden Aktivität über langsam leitende Bahnsysteme.

Der typische Befund einer magnetoelektrischen Untersuchung bei der Multiplen Sklerose ist eine (deutliche) Verlängerung der CMCT bei regelrechten peripher motorischen Laufzeiten (Abb. 3.20). Reduktionen der relativen Potentialamplitude (Amplitude des Muskelsummenpotentials nach transkranieller magnetoelektrischer Reizung im Verhältnis zur Muskelsummenpotentialamplitude nach konventioneller elektrischer peripherer Reizung) oder polyphasische Antwortpotentiale werden zu einem geringeren

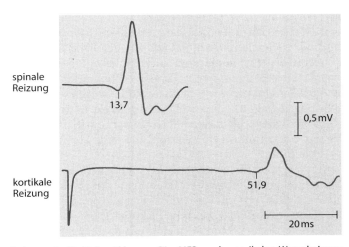

Abb. 3.20. 41-jähriger Patient mit Multipler Sklerose: Die MEP nach zervikaler Wurzelreizung sind mit normaler Latenz und Amplitude zu erhalten. Die CmL und die CMCT zum M. abductor digiti quinti sind verlängert

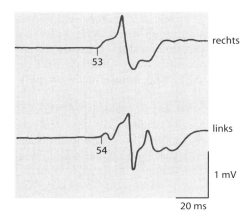

rechts

53

links

54

1 mV

20 ms

Abb. 3.21. Chronische Enzephalomyelitis disseminata: MEP vom M. tibialis anterior nach kortikaler Stimulation; die CmL ist beidseits deutlich verlängert, die Potentiale sind aufgesplittert und desynchronisiert

Prozentsatz beobachtet. Da an den Beinmuskeln häufiger pathologische Befunde auftreten, empfehlen wir als Screening-Untersuchung bei MS-Verdacht grundsätzlich die Ableitung an Beinmuskeln (Abb. 3.21). Bei schwereren Krankheitsverläufen sind Potentialausfälle zu einzelnen Muskeln zu verzeichnen. Grundsätzlich besteht die Tendenz, dass die Potentialamplituden bei denjenigen Muskeln erniedrigt sind, bei denen auch die CMCT verzögert ist.

Bei 83 Patienten mit multipler Sklerose, bei denen die Potentiale unter Vorinnervation registriert wurden, war die CMCT zum M. abductor digiti quinti in 72% pathologisch verzögert, wobei sich teilweise Verlängerungen der CMCT um bis zum dreifachen der Norm ergaben. Die relative Potentialamplitude war bei 47% der Patienten krankhaft erniedrigt (<15%). Ein fehlendes peripheres Antwortpotential nach transkranieller Stimulation wurde eher selten beobachtet. Bei definitiver MS waren die MEP in 79% und bei wahrscheinlicher MS in 55% der Fälle pathologisch verändert.

Wenn die Potentiale vom M. tibialis anterior registriert wurden, dann korrelierten pathologische Antwortpotentiale gut mit dem Nachweis eines Babinski-Phänomens. Potentialausfälle zeigen eine enge Korrelation zum Behinderungsgrad gemessen mit der Skala nach Kurtzke.

In 21 Fällen gesicherter Retrobulbärneuritis war die CMCT zum M. abductor digiti minimi in zwei und die zum M. tibialis anterior in vier Fällen pathologisch.

Im Vergleich mit anderen Untersuchungsmethoden zeichnen sich die MEP bei der Encephalomyelitis disseminata durch eine hohe Sensitivität aus. So sind die MEP etwa in 74%, die VEP in 70%, die Peronaeus-SEP in 68%, die Medianus-SEP in 50% und die FAEP in 35,7% bei Vorliegen einer MS pathologisch verändert. Zum Vergleich bot das MRT bei 78% der Patienten einen pathologischen Befund. Unter Berücksichtigung von CMCT, relativer Antwortamplitude, Polyphasierate und Potentialdauer führt Benecke für die MEP bei MS sogar in 89% pathologische Antworten an. Bei Patienten, bei denen die Verdachtsdiagnose einer Encephalomyelitis disseminata bestand (bei im Wesentlichen unauffälligem klinischen Befund), waren die MEP, die bilateral vom Thenar und vom M. tibialis anterior registriert wurden, in 24 von 100 Fällen auffällig. Gleichzeitig ergaben sich bei derselben Patientengruppe unter kumulativer Betrachtung des Tibialis- und des Medianus-SEP nur in 16% pathologische Resultate. Unter Berücksichtigung dieser Befunde empfehlen wir Routineableitungen der transkraniellen magnetoelektrischen Potentiale bei der MS nachdrücklich.

Die MEP eignen sich eingeschränkt auch zur objektiven Therapieverlaufsdokumentation bei der MS. So gingen bei 23 Patienten, die mit einer hochdosierten Steroidtherapie behandelt wurden, Verbesserungen des klinischen Befundes mit einer Verkürzung der MEP-Latenzen einher.

> MEP bei Encephalomyelitis disseminata:
> - Verlängerung der CMCT,
> - Amplitudendepression,
> - Potentialausfall.

3.9.2 Amyotrophe Lateralsklerose (ALS)

Die amyotrophe Lateralsklerose ist eine primär axonale Erkrankung, bei der es sekundär zu Veränderungen der Markscheiden kommt. Bevorzugt kommt es zu einem Verlust der großen spinalen motorischen Vorderhornzellen und zu einer Sklerose des Tractus corticospinalis (Pyramidenbahn). In späteren Krankheitsstadien sind auch Veränderungen der kortikalen motorischen großen Pyramidenzellen (Betz-Zellen) nachweisbar. Frühzeitig kann eine Rarefizierung der Dendriten zu den motorischen Vorderhornzellen beobachtet werden, die auch für die Betz-Zellen zutreffen dürfte.

Die histologischen Veränderungen führen letztlich zu einer Modifikation der kortikomotoneuronalen Verbindungen, wodurch sich die zur überschwelligen Erregung notwendigen zeitlichen und räumlichen Summationseffekte an den spinalen Motoneuronen verringern. Zahlenmäßig werden weniger Erregungen zur peripheren Muskelzelle übergeleitet. Durch einen Untergang der Neuriten der spinalen Motoneurone verlieren die peripheren Muskelfasern den neuralen Kontakt mit der Folge von peripheren Muskelatrophien.

Wegen des vorwiegend axonalen Befalls neuronaler ZNS-Strukturen sind nach transkranieller magnetoelektrischer Stimulation in der Regel nur moderate Latenzverlängerungen der Potentiale zu beobachten. Potentialausfälle nach transkranieller Reizung sind pathophysiologisch durch eine fehlende überschwellige Erregung der spinalen motorischen Vorderhornzellen bei gestörter zeitlicher und räumlicher Summation zu erklären.

Der besondere Wert der Magnetstimulation bei der ALS liegt nun darin begründet, dass bei weit fortgeschrittener Erkrankung sich in manchen

Fällen wegen des ausgeprägten Vorderhornbefalles keine pathologischen Reflexe mehr nachweisen lassen. Hier kann die Magnetreizung wie bei Frühformen der ALS, bei denen die Pyramidenbahn lediglich subklinisch affiziert ist, eine Läsion des Tractus corticospinalis aufdecken. Es soll allerdings vermerkt werden, dass MEP-Veränderungen im Frühstadium der Krankheit nicht bei allen Patienten auftreten, so dass gerade in dieser Krankheitsphase ein unauffälliger Befund der Magnetstimulation das Vorliegen einer ALS nicht ausschließt. Im Verbund mit anderen neurophysiologischen Methoden hilft die Magnetstimulation bei der differentialdiagnostischen Abgrenzung (z. B. multiple Sklerose, spinale Muskelatrophie). Da F-Wellen durch den degenerativen Prozess der spinalen Vorderhornzellen bei der ALS in späteren Krankheitsstadien nicht regelhaft abzuleiten sind, bevorzugen wir bei diesem Krankheitsbild die spinale Wurzelstimulation zur Berechnung der CMCT. Wenn sowohl Latenz- als auch Amplitudenparameter bei der Potentialauswertung von ALS-Patienten berücksichtigt werden, sind bei fast 100% aller Kranken MEP-Auffälligkeiten festzustellen.

In einer Untersuchung von 40 ALS-Patienten, bei denen die MEP von Arm- und Handmuskeln unter Vorinnervation ausgewertet wurden, war bei 92,5% die Gesamtlatenz in wenigstens einem der Muskeln pathologisch verlängert, wobei die Verlängerung 5 ms nur selten überschritt. Dabei wurden Verlängerungen der CMCT am häufigsten in den klinisch stärker betroffenen distalen Muskeln beobachtet. Lagen zusätzlich schwere bulbäre Symptome vor (bei 12 Patienten), konnten von keinem Muskel mehr Antwortpotentiale registriert werden.

Höhergradige Leitungsverzögerungen ergaben sich in der Regel nur in Verbindung mit Amplitudenreduktionen, die differentialdiagnostisch zur Abgrenzung gegenüber Befunden bei der multiplen Sklerose genutzt werden. Obwohl sich häufig verlängerte Gesamtlatenzzeiten bei ALS-Patienten darstellen lassen, bleibt die CMCT bei einigen Patienten auch während fortgeschrittener Krankheitsphasen normal. Dies wird dann als Hinweis auf einen bevorzugten Befall der motorischen Vorderhornzelle gedeutet. Besteht der Verdacht auf eine ALS ist es sehr wichtig, bei fehlenden MEP nach zentraler Reizung eine periphere Neuropathie mit Leitungsblöcken auszuschließen, da diese auch zu einem völligen Ausfall der MEP führen kann. Da sich nicht in jedem Muskel Veränderungen der MEP nachweisen lassen, sollten mindestens zwei Hand- und Fußmuskeln untersucht werden, da sich dann die Wahrscheinlichkeit eines positiven Befundes deutlich erhöht.

> **❗ MEP bei ALS:**
> ▍ Erniedrigung der (relativen) Amplitude,
> ▍ Potentialausfall,
> ▍ (mäßige) Verlängerung der Gesamtlatenz,
> ▍ geringe Verlängerung der CMCT.

3.9.3 Hereditäre spastische Spinalparalyse

Pathophysiologisch kommt es bei dieser Krankheit zur Degeneration zentraler motorischer Bahnen. Mikroskopisch sind v. a. die Betz-Zellen in der fünften Körnerschicht des Gyrus praecentralis und die Pyramidenbahn befallen. Neben dem Tractus corticospinalis ist u. a. auch der Tractus reticulospinalis betroffen. Die Vorderhörner sind von dem Krankheitsprozess nicht betroffen, so dass sich keine peripheren Paresen und Muskelatrophien einstellen.

Bei 10 Patienten, bei denen MEP von den Mm. abductores digitorum minimorum und tibiales anteriores registriert wurden, zeigte nur ein einziger Patient pathologische Resultate beim Potentialabgriff von den Handmuskeln. Bei immerhin sechs dieser Patienten war die CMCT zum Muskel der unteren Extremität um bis zu 6 ms über die obere Normgrenze hinaus verlängert. In einer anderen Patientengruppe, die aus acht Patienten bestand, konnte in keinem einzigen Fall ein pathologisches Ergebnis an den Armen festgestellt werden, wohingegen fünf Patienten Verlängerungen der CMCT zur Beinmuskulatur zeigten. Neben der deutlichen Akzentuierung der CMCT-Verlängerung zur unteren Extremität bestehen bei der hereditären spastischen Spinalparalyse aber auch beinbetonte Amplitudendepressionen, die bis zum Potentialausfall gehen können. Die Betonung der Befundauffälligkeiten an der Beinmuskulatur spiegelt neurophysiologisch den vorzugsweise im unteren Rückenmark lokalisierten Degenerationsprozess bei dieser Erkrankung wieder. Für die peripher neurographischen Parameter (Nervenleitgeschwindigkeit, Amplitude und Konfiguration der Muskelsummenpotentiale) ergeben sich meist Normalbefunde.

Eine Korrelation zwischen dem Grad der Spastik und den Verlängerungen der CMCT konnte nicht nachgewiesen werden. Genausowenig besteht eine Abhängigkeit der CMCT-Parameter vom Alter der Patienten oder von der Krankheitsdauer. Lediglich bei der juvenilen Form der hereditären spastischen Spinalparalyse zeigte die CMCT zum M. tibialis anterior eine Korrelation zum Behinderungsgrad. Zur Diagnostik subklinischer Läsionen leisten die MEP keinen wesentlichen Beitrag, da sich pathologische Resultate in der Regel erst bei klinisch eindeutiger zentralmotorischer Symptomatik einstellen. Nach unserer Einschätzung eignen sich die MEP auch nicht zur Identifizierung von Subpopulationen des Krankheitsprozesses, wie von anderen Autoren angenommen wird.

> ▌ MEP bei spastischer Spinalparalyse:
> ▌ mäßige Verlängerung der CMCT zur Beinmuskulatur,
> ▌ beinbetonte Amplitudendepression,
> ▌ Potentialausfall.

3.9.4 Tropische spastische Paraparese

Die tropische spastische Paraparese ist eine HTLV-1-assoziierte Meningome-yelitis, die in tropischen Regionen endemisch vorkommt. Histologisch sieht man axonale Degenerationen und Myelinscheidenschäden der motorischen Bahnen, bevorzugt im thorakalen und lumbalen Rückenmark. Dementsprechend sind Verlängerungen der CmL, der CMCT und eine Reduktion der Potentialamplitude entsprechend der Vorzugslokalisation des Krankheitsprozesses im Thorakal- und im Lumbalmark vornehmlich an der Beinmuskulatur zu finden.

3.9.5 Hereditäre motorische und sensorische Neuropathien (HMSN)

Während die HMSN I (neuraler Typ) die Myelinscheiden des peripheren Nervensystems befällt, kommt es bei der HMSN II (neuronaler Typ) zu einer axonalen Degeneration peripherer Nerven. Für die HMSN I wurden nur selten pathologische Magnetstimulationsbefunde (CMCT) am M. abductor digiti minimi berichtet, bei der HMSN II zeigten sich immer Normalbefunde.

Bietet das Krankheitsbild neben den Zeichen eines Befalls des peripheren Nervensystems auch Hinweise auf eine Mitbeteiligung des ersten Neurons (im Sinne von Pyramidenbahnzeichen), lassen sich pathologische Resultate der transkraniellen Magnetstimulation nachweisen. Zum M. abductor digiti minimi waren entsprechend der bevorzugten Markscheidenschädigung bei der HMSN I die Verlängerungen der CMCT größer als bei der HMSN II.

3.9.6 Hereditäre Ataxien

Abhängig vom Erkrankungsalter lassen sich die hereditären Ataxien in eine Krankheitsgruppe unterteilen, bei der sich vor dem 20. Lebensjahr klinische Krankheitszeichen manifestieren („Early-onset cerebellar ataxia" – EOCA), und eine Gruppe, bei der die Symptomatik erst nach dem 20. Lebensjahr offensichtlich wird („Late-onset cerebellar ataxia" – LOCD).

Besonders bei den EOCA eröffnet die transkranielle Magnetstimulation die Möglichkeit zu einer weiteren Differenzierung. Die Friedreich-Ataxie, die sich klinisch auch vor dem 20. Lebensjahr manifestiert, zeigt stärkere Verzögerungen der CMCT als andere Manifestationsformen der EOCA, bei denen seltener Verlängerungen der CMCT auffallen. In Abhängigkeit vom Ausmaß der krankheitsbedingten neurogenen Muskelatrophien sind in weiter fortgeschrittenen Stadien der Friedreich-Ataxie abgeflachte oder fehlende periphere Muskelantworten nach transkranieller magnetoelektrischer Reizung zu beobachten. Die Schwerpunktlokalisation der Veränderungen im Thorakolumbalmark hat zur Konsequenz, dass sich die meisten Befundveränderungen von der Beinmuskulatur registrieren lassen. Sowohl bei der Friedreich-Ataxie als auch bei anderen Formen der EOCA besteht eine positive Korrelation der CMCT-Verlängerungen zum Grad der körperlichen Behinderung.

Bei den hereditären Ataxien, die nach dem 20. Lebensjahr offenbar werden (LOCD), finden sich entweder keine oder nur geringe Verlängerungen der CMCT. Die Amplituden der peripheren Muskelsummenpotentiale sind in den meisten Fällen unauffällig. Eine Abhängigkeit der elektrophysiologischen Veränderungen vom klinischen Behinderungsgrad besteht nicht.

> **!** MEP bei Friedreich-Ataxie:
> beinbetonte mittelmäßige Verlängerung der CMCT,
> beinbetonte Amplitudendepressionen in späteren Krankheitsphasen,
> beinbetonter Potentialausfall in späteren Krankheitsphasen.

3.9.7 Schlaganfall

Bei zerebralen Insulten werden die Veränderungen der transkraniellen MEP durch eine verzögerte oder blockierte zentralmotorische Leitung verursacht, wodurch eine gestörte zeitliche und/oder räumliche Summation an den spinalen Motoneuronen entsteht. In Abhängigkeit vom Ausmaß und der Lokalisation des Krankheitsprozesses erfolgt die Übertragung des transkraniellen Reizes über deszendierende Ersatzbahnen mit anderen Leitungscharakteristika. Die zerebrale Lokalisation des Insultes scheint für die Veränderungen der Potentiale nach magnetoelektrischer Reizung eine untergeordnete Rolle zu spielen. Vielmehr ist das Ausmaß der Schädigung der an der deszendierenden Impulsübertragung beteiligten motorischen Bahnsysteme von entscheidender Bedeutung für den Magnetstimulationsbefund. So kann ein kleiner Infarkt in motorischen Hirnstammarealen die Potentiale massiv beeinträchtigen, während sich ein größerer supratentorieller Infarkt nur geringfügig bemerkbar macht.

Wird die transkranielle Magnetstimulation nach einem ischämischen Insult eingesetzt, muss der Patient darüber aufgeklärt werden, dass bei ihm die Wahrscheinlichkeit eines epileptischen Anfalls höher ist als bei der Normalbevölkerung.

Bei zerebralen Insulten lassen sich Verlängerungen der CMCT und/oder Amplitudendepressionen bis hin zum Potentialausfall beobachten (Abb. 3.22). Insbesondere bei Hirnstamminsulten besteht eine gewisse Abhängigkeit der MEP-Veränderungen vom klinisch-motorischen Behinderungsgrad. Bei Hirnstammläsionen sind die MEP in der Lage, auch subklinische Veränderungen aufzudecken. Bei supratentoriellen lakunären Syndromen treten die MEP-Auffälligkeiten tendenziell unabhängig von einem bestimmten klinischen Bild und ohne Korrelation zum Ausmaß des radiologischen Befundes auf.

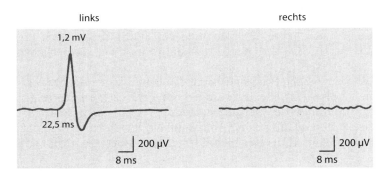

Abb. 3.22. Ischämischer linkshirniger Insult: Die MEP vom rechten M. abductor pollicis brevis sind ausgefallen

Sind die MEP der zur zerebralen Läsion kontralateral gelegenen Muskulatur in der Frühphase nach einem Schlaganfall erhalten, so kann eine partielle oder vollständige Wiederkehr der motorischen Funktionen erwartet werden. Gerade in der prognostischen Aussagekraft nach einem zerebralen Insult liegt die besondere Wertigkeit der magnetoelektrischen Reizung. Der Einsatz der Methodik zur Abschätzung des Ausmaßes einer akuten Schädigung des deszendierenden motorischen Systems hingegen ist nicht sinnvoll.

3.9.8 „Locked-in"-Syndrom

Beim „Locked-in"-Syndrom sind die Patienten charakteristischerweise wach und können die Umgebung ungestört wahrnehmen. Infolge einer ausgedehnten Läsion des Brückenfußes können sie jedoch lediglich vertikale Augenbewegungen ausführen, wobei die übrige Motorik paralytisch ist.

Bei sechs Patienten, die klinisch das Bild eines „Locked-in"-Syndroms boten, ließen sich bei vier Patienten keine MEP mehr ableiten. Bei zwei Patienten mit schwersten Lähmungen konnten noch MEP von den Extremitäten registriert werden. Bei beiden Patienten wurde in der Nachbeobachtungszeit eine fast völlige Restitution der vorbestehenden motorischen Ausfälle beobachtet. Ob sich die MEP in der prognostischen Beurteilung dieses Krankheitsbildes bewähren, muss noch durch weitere Untersuchungen geklärt werden. Erhaltene MEP beim „Locked-in"-Syndrom sind aber insofern bedeutsam, als sie einen eindeutigen Hinweis auf zumindest partiell intakte deszendierende zentralmotorische Bahnen bieten und die Wahrscheinlichkeit einer späteren Befundbesserung erhöhen.

3.9.9 Basalganglienerkrankungen

3.9.9.1 M. Parkinson

Die schlechte Entspannung von Parkinson-Patienten bedingt, dass Fazilitationsmanöver während der transkraniellen magnetoelektrischen Reizung nur zu einem kleinen Amplitudenanstieg und einer geringen Latenzverkürzung führen, da die mangelhafte Relaxation schon ein hohes Maß an Vorinnervation (im Sinne einer Fazilitation) bedeutet. Diese bei vielen Parkinson-Patienten krankheitsbedingt latent vorliegenden Fazilitationsphänomene bedingen die oftmals erhöhten peripheren Antwortamplituden gegenüber gesunden Kontrollpersonen. Im Vergleich zu Gesunden sind aus dem gleichen Grund die kortikalen Reizschwellen für die transkranielle magnetoelektrische Reizung beim Morbus Parkinson erniedrigt. Besteht ein Hemiparkinson-Syndrom, so ist in der Regel auch nur die kortikale Reizschwelle der betroffenen Hirnhälfte vermindert. Die CML und die CMCT sind bei diesem Krankheitsbild in der Regel normal, wobei nur gelegentlich eine leichte Verkürzung der Latenzparameter auffällt.

Die unter tonischer Vorinnervation registrierte kortikale „silent period" ist kürzer als bei Kontrollpersonen. Die Dauer der kortikalen „silent period" ist wesentlich vom Ausmaß kortikaler Inhibitionsmechanismen abhängig. Je stärker diese ausgeprägt sind, um so länger ist die Dauer der kortikalen „silent period". Verkürzte „silent periods" und erniedrigte kortikale Reizschwellen weisen daher auf eine beim Morbus Parkinson vorliegende gesteigerte kortikospinale motorische Erregbarkeit hin.

Zur grundsätzlichen Diagnose eines Morbus Parkinson kann die transkranielle magnetoelektrische Reizung keinen wesentlichen Beitrag leisten. Die Untersuchungsmethode kommt jedoch gerade dann zum Einsatz, wenn es gilt, subklinische Pyramidenbahnschäden – im Sinne eines Parkinson-Plus-Syndromes – aufzudecken.

> ▌ MEP beim Morbus Parkinson:
> ▌ CML und CMCT meist normal,
> ▌ Amplituden nach transkranieller Reizung tendentiell erhöht,
> ▌ kortikale Reizschwelle tendentiell erniedrigt,
> ▌ „silent period" verkürzt.

3.9.9.2 M. Wilson-hepatolentikuläre Degeneration

Mit der transkraniellen Magnetreizung sind vorwiegend Veränderungen bei Potentialregistrierung von der Beinmuskulatur zu finden. Es sind geringgradige Zunahmen der CMCT, Amplitudenerniedrigungen und in seltenen Fällen auch Potentialausfälle beschrieben. Fehlende Potentiale sollen durch Läsionen der weißen Substanz bedingt sein und vornehmlich bei einem akinetisch rigiden Krankheitsbild vorkommen. Nach einer erfolgreichen

Therapie des Krankheitssyndromes normalisieren sich die Magnetpotentiale parallel zum klinischen Krankheitsbild. Als Ursache der Befundauffälligkeiten werden Funktionsstörungen der Basalganglien diskutiert, die über efferente Bahnen die Erregbarkeit des kortikospinalen Systems variieren. Damit wäre das kortikospinale System nur indirekt in den Krankheitsprozess einbezogen, womit sich die gute Rückbildung der Potentialauffälligkeiten unter Therapie erklären ließe.

Als Besonderheit wurden bei dem Krankheitsbild späte Antworten mit einer Latenz von 70–90 ms an den oberen Extremitäten und 90–110 ms an den unteren Extremitäten beschrieben, wobei die Genese dieser Potentiale ungeklärt ist. In der klinischen Diagnostik sind die späten Antworten nicht zu verwerten.

3.9.9.3 Chorea Huntington

Pathologisch-anatomisch sieht man bei der Chorea Huntington vorwiegend eine Schrumpfung des Corpus striatum. Am stärksten sind dabei die kleinen Zellen betroffen. Neben der Atrophie der Basalganglien findet sich eine frontal betonte Rindenatrophie. Bei den meisten Patienten werden regelhafte Befunde für die transkranielle Magnetstimulation beim Morbus Huntington beobachtet. Falls pathologische Resultate für die Magnetstimulation nachzuweisen sind, so handelt es sich um geringe Verlängerungen der CmL und der CMCT (Abb. 3.23), häufig kann eine erhöhte Latenzvariabilität nachgewiesen werden. In ganz seltenen Fällen kommt es zu Potentialausfällen, etwas häufiger sind reduzierte Potentialamplituden oder erhöhte Reizschwellen bei der Chorea Huntington zu diagnostizieren.

3.9.9.4 Dystonien

Wird die transkranielle Magnetstimulation als klinisches Routineverfahren unter Vorinnervation der Zielmuskulatur eingesetzt, so ergeben sich bei den idiopathischen Dystonien in der Regel Normalbefunde. Bei 16 Patienten mit idiopathischen fokalen oder segmentalen unilateralen Dystonien, bei welchen die MEP jedoch bei relaxierter Zielmuskulatur registriert wurden, war die Reizschwelle der betroffenen Hirnhälfte herabgesetzt. Die vom peripheren Zielmuskel registrierten Muskelsummenpotentiale zeigten auf der dystonen Seite größere Antwortamplituden und eine kürzere CmL und CMCT als auf der klinisch gesunden Seite. Diese Befunde lassen sich gut durch eine bereits latent vorhandene Fazilitierung erklären.

In derselben Untersuchung waren bei symptomatischen Dystonien die kortikalen Reizschwellen der betroffenen Hirnseite erhöht, die CMCT verlängert sowie die Antwortamplituden erniedrigt. Diese Konstellation kann entweder durch eine Läsion pyramidaler Strukturen im Rahmen der Grundkrankheit oder durch einen von den Basalganglien zum motorischen Kortex ausgehenden reduzierten fazilitierenden Grundtonus verursacht sein.

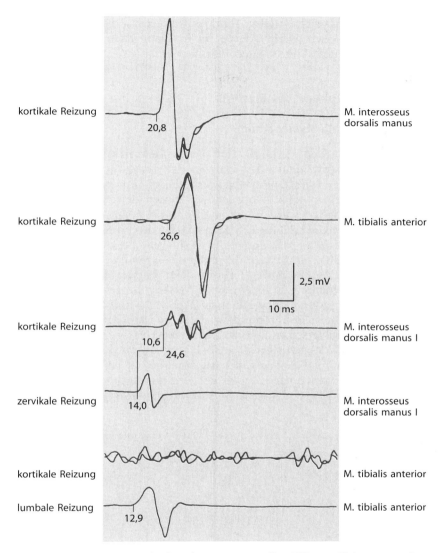

Abb. 3.23. Chorea Huntington: Die beiden oberen Kurven stellen MEP vom M. interosseus dorsalis manus I und vom M. tibialis anterior einer gesunden Versuchsperson dar. Die vier unteren Kurven stellen die MEP nach kortikaler und spinaler Reizung derselben Muskeln dar, sie sind von einer Patientin mit Chorea Huntington registriert. Bei der Chorea-Huntington-Patientin sind die MEP vom M. interosseus dorsalis manus I deutlich amplitudenreduziert, aufgesplittet leicht latenzverzögert, die CMCT ist leicht verlängert. Vom M. tibialis anterior lassen sich keine MEP nach kortikaler Reizung ableiten. Die Resultate der spinalen Reizung sind bei der Patientin regelrecht (aus Meyer 1992)

Die Magnetstimulation kann somit hilfreich sein, dystone Syndrome differentialdiagnostisch in die Gruppe der idiopathischen und der symptomatischen Krankheitsbilder einzuordnen.

3.9.10 Erkrankungen des Myelons

3.9.10.1 Zervikale Myelopathie

Seit Einführung der Methodik hat die magnetoelektrische transkranielle Stimulation einen bedeutenden Platz in der funktionellen Beurteilung der spondylogenen zervikalen Myelopathie erlangt. Am häufigsten sieht man Hinweise auf einen spondylogenen Myelonschaden, wenn die MEP von Myotomen registriert werden, die von Vorderwurzelfasern versorgt werden, die distal der neuroradiologisch lokalisierten Kompressionsstelle aus dem Rückenmark austreten. Daraus ergibt sich, dass die Methode am empfindlichsten ist, wenn von Muskeln der unteren Extremitäten abgeleitet wird.

Die wesentlichen Befunde, die sich beim Einsatz der Methode bei der zervikalen Myelopathie ergeben, sind: Verlängerungen der CmL und der CMCT sowie Amplitudendepressionen (Abb. 3.24 und Abb. 3.25). Amplitudenverringerungen sind besonders dann zu beobachten, wenn klinisch oder neuroradiologisch eine zusätzliche radikuläre Affektion der Vorderwurzeln besteht. Wegen der oft seitenbetonten Markkompression sind die Befunde immer im Seitenvergleich zu erheben, da eine pathologische Seitendifferenz den einzigen Hinweis auf eine Markschädigung liefern kann. Hinweise auf eine spondylogene Myelonkompression können sich auch bei

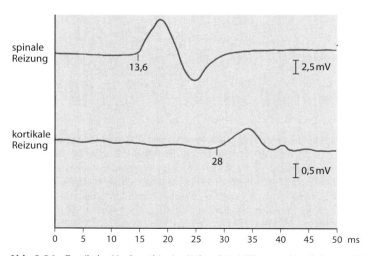

Abb. 3.24. Zervikale Myelopathie in Höhe C5: MEP vom M. abductor digiti quinti; normale Amplitude und Latenz nach spinaler Reizung; erniedrigtes, leicht desynchronisiertes Potential mit verlängerter CmL nach kortikaler Reizung. Die CMCT ist verlängert

Potentialaufsplitterungen oder verlängerter relativer MEP-Dauer ergeben. Potentialausfälle nach transkranieller magnetoelektrischer Stimulation sind eher selten. Bei der Befundung der Resultate ist zu beachten, dass eine mittels spinaler Stimulation erhobene und verlängerte CMCT zu einem radikulär befallenen Myotom nicht ohne weiteres als Hinweis auf eine Schädigung des ersten Motoneurons gewertet werden darf, da die CMCT-Verlängerung auch ausschließlich durch die radikuläre Läsion auf Stimulationshöhe verursacht sein kann. Hier sollte immer zum Vergleich die mittels F-Wellen-Stimulation errechnete CMCT bestimmt werden.

Zwar besteht eine enge Korrelation der MEP-Auffälligkeiten zum Vorhandensein klinischer Zeichen der Affektion zentraler motorischer Bahnen oder zum radiologischen Nachweis einer Rückenmarkskompression, eine Abhängigkeit der MEP-Veränderungen vom klinischen Schweregrad existiert jedoch nicht. Die schwache Abhängigkeit der MEP-Auffälligkeiten vom klinischen Befund bedingt andererseits aber auch, dass die Methode sich eignet, subklinische spondylogene Rückenmarksschädigungen aufzudecken. Unter Berücksichtigung der oben genannten Ergebnisse ist es nachvollzieh-

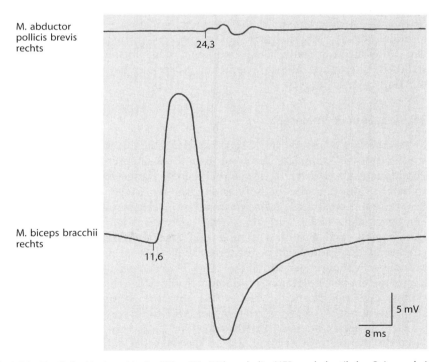

Abb. 3.25. Zervikale Myelopathie in Höhe C7: Während die MEP nach kortikaler Reizung bei Ableitung vom M. biceps brachii normal sind, stellen sich die MEP vom M. abductor pollicis brevis massiv amplitudengemindert und leicht latenzverzögert dar. Die MEP können somit helfen, einen Läsionsort topographisch einzugrenzen

bar, dass postoperativ keine Besserung der MEP-Resultate parallel zur klinischen Erholung festgestellt wird.

> ❗ MEP bei spondylogener zervikaler Myelopathie:
> ▌ Verlängerung von CmL und CMCT,
> ▌ Amplitudendepressionen,
> ▌ pathologische Seitendifferenzen der Latenzen.

3.9.10.2 Atlantoaxiale Instabilität

Chronische Erkrankungen der Wirbelgelenke am kraniozervikalen Übergang mit sekundären Einengungen des Wirbelkanales, wie sie beispielsweise durch eine Subluxation des Dens im Verlauf einer chronischen Polyarthritis beobachtet werden, können zu Myelopathien mit konsekutiver Läsion der absteigenden motorischen Bahnen führen. Von 25 Patienten, die aufgrund einer rheumatoiden Arthritis kernspintomographisch eine signifikante Spinalkanaleinengung in Flexionshaltung boten, war die CMCT bei 13 Patienten pathologisch verlängert. Lediglich 12 Patienten zeigten in der neurologisch-klinischen Untersuchung Zeichen einer zervikalen Myelopathie. Dementsprechend ist die Magnetstimulation geeignet, subklinische Läsionen des 1. Motoneurons bei atlantoaxialer Instabilität aufzudecken. Die Untersuchung kann dazu beitragen, den Entscheidungsprozess hinsichtlich einer notwendigen operativen Korrektur bei degenerativen Instabilitäten zu erleichtern.

3.9.10.3 Spinale Tumoren

Neben Verlängerungen der CMCT werden nach transkranieller Magnetstimulation bei spinalen Tumoren Amplitudendepressionen bis hin zum Potentialausfall registriert. Die auffälligen Verlängerungen der CMCT bei spinalen Tumoren, die pathophysiologisch vorwiegend axonale Läsionen der zentralmotorischen Bahn verursachen, belegen, dass stärkere CMCT-Verzögerungen nicht nur bei primär demyelinisierenden Erkrankungen vorkommen. Die Beeinträchtigung der zentralmotorischen Summationseffekte an der motorischen Vorderhornzelle lassen auch bei überwiegend axonalen Schädigungen auffällige CMCT-Verlängerungen entstehen. Die magnetoelektrische Reizung eröffnet auch die Möglichkeit, subklinische Läsionen des motorischen Systems bei spinalen Tumoren und bei Hirnstammtumoren zu diagnostizieren, bei Ableitung vom M. tibialis anterior wurden in 16% und bei Registrierung der MEP vom Thenar in 23% klinisch nicht manifeste Affektionen der motorischen Bahnen festgestellt.

3.9.10.4 Syringomyelie

Entsprechend der klinischen Symptomatik sind bei der Syringomyelie Veränderungen der magnetoelektrisch evozierten Potentiale zu erwarten. Neben Verlängerungen der CMCT ergeben sich Amplitudenverkleinerungen, die bis zum Potentialausfall reichen können. In einigen Fällen ist die Ableitung von der Beinmuskulatur empfindlicher als von der Armmuskulatur. Postoperativ kann bei manchen Patienten parallel zur Besserung der klinischen Symptomatik eine Verkürzung der CMCT erwartet werden. Dies ist vorwieged dann der Fall, wenn die präoperativen klinischen und neurophysiologischen Veränderungen nicht durch axonale Schädigungen, sondern lediglich durch Myelinscheidendegenerationen bedingt waren.

3.9.10.5 Spinale Traumen

Je nach Ausmaß der traumatischen spinalen Schädigung kommt es zu Verlängerungen der CMCT, zu Amplitudenreduktionen oder gar zu Potentialausfällen. Einen wichtigen Beitrag zur Evaluierung eines motorischen Schadens kann die transkranielle magnetoelektrische Reizung bei komatösen Patienten bieten. Die fehlende Möglichkeit einer Etagendiagnostik, die zwischen einem primär zerebralen und einem primär spinalen motorischen Schaden differenzieren könnte, schränkt jedoch die Aussagekraft der Methode gerade bei komatösen Patienten wieder ein. Zu beachten ist weiterhin, dass bei komatösen Patienten eine Fazilitierung durch willkürliche Vorinnervation nicht eingesetzt werden kann, so dass das Fehlen zentraler Bahnungsphänomene insbesondere in der Beurteilung von Amplitudenverminderungen oder Potentialausfällen berücksichtigt werden muss. Wir empfehlen deshalb in diesen Fällen, externe Bahnungsphänomene während der transkraniellen Reizung (s. Abschnitt 2.5) zu nutzen. Erhaltene und nur wenig veränderte MEP sprechen jedoch für eine zumindest teilweise funktionsfähige zentrale motorische Leitung, die als Hinweis für ein günstigeres posttraumatisches Outcome zu deuten ist. Beim Einsatz der magnetoelektrischen Stimulation nach einem spinalen Trauma ist unbedingt darauf zu achten, dass keine Wirbelsäuleninstabilitäten bestehen, die dann durch die Magnetreizung gelockert werden könnten.

3.9.10.6 Strahlenmyelopathie

Ob und inwiefern sich die transkranielle magnetoelektrische Stimulation dazu eignet, bei der Dosisfindung spinaler (Mit-)Bestrahlungen einen Beitrag zu leisten, ist bisher ungeklärt. Bei 13 Patienten, die wegen eines Morbus Hodgkin sowohl eine Chemotherapie als auch eine sub- und supradiapragmale Radiatio erhielten, wurden zehn Jahre nach der Bestrahlung die motorischen Bahnen mittels einer Magnetreizung untersucht. Dabei wurden bei sechs Patienten, die eine deutlich höhere Strahlendosis als die übrigen sieben Patienten erhalten hatten, durchweg verlängerte CmL an den oberen und unteren Extremitäten festgestellt.

3.9.10.7 Spinale Ischämie

Über den Nutzen der transkraniellen Magnetstimulation bei spinalen Ischämien gibt es bisher keine verlässlichen Daten. Bei lediglich drei Patienten, die an einer spinalen Ischämie litten, wurden normale Latenzen, aber verkleinerte Amplituden der MEP gefunden.

3.9.10.8 Adrenomyeloleukodystrophie

Entsprechend den klinischen Krankheitszeichen wurden für die Adrenomyeloleukodystrophie sowohl an den Armen als auch den Beinen ausgeprägte Verzögerungen der CMCT berichtet. Da sich auch eine Degeneration des PNS einstellt, ist bei der Berechnung der CMCT mittels spinaler Stimulation ein zeitlicher Korrekturfaktor für die PmL-Werte entsprechend der gemessenen peripheren Nervenleitgeschwindigkeit mit einzubeziehen. Soweit sich F-Wellen bei diesen Patienten ableiten lassen, empfehlen wir deshalb die CMCT-Berechnung anhand der F-Wellen-Latenzen.

3.9.10.9 Funikuläre Myelose

Diese demyelinisierende Erkrankung befällt oft erst in späteren Stadien die zentralmotorischen Bahnen; zuerst sind in der Regel die mit den SEP untersuchbaren Hinterstränge affiziert. Dementsprechend sind die CmL und die CMCT nur bei einem kleinen Prozentsatz der Erkrankten verlängert. Trotz ausgeprägter klinischer Symptomatik ergeben sich nicht selten Normalbefunde für die MEP, so dass die Magnetstimulation bei der Diagnosestellung entbehrlich ist. Wir empfehlen deshalb lediglich eine Ableitung der SEP. Die MEP sind jedoch zur objektiven Befunddokumentation zuvor festgestellter klinisch-motorischer Auffälligkeiten nützlich.

3.9.11 Erkrankungen des peripheren Nervensystems (PNS)

Für das periphere Nervensystem ergeben sich einige Besonderheiten bei der Untersuchung mittels magnetoelektrischer Stimulation. Die methodischen Voraussetzungen und die zur Befundinterpretation notwendigen Kenntnisse wurden schon ausführlich beschrieben.

3.9.11.1 Radikulopathien

Bei Kompressionssyndromen der Wurzeln L5 und S1 können die ipsilateralen Latenzzeiten zur peripheren Kennmuskulatur verlängert sein; in manchen Fällen wurde auch eine Amplitudenverminderung auf der betroffenen

Seite gegenüber der gesunden festgestellt. In einer Studie, bei der 42 Patienten mit zervikalen oder lumbalen Radikulopathien mittels fraktionierter magnetoelektrischer Reizung untersucht wurden und bei denen die MEP nach transkranieller und spinaler Stimulation registriert wurden, konnten in Abhängigkeit von der klinischen Symptomatik und vom neuroradiologischen Befund recht spezifische Resultate der Magnetstimulation erhoben werden.

Bei Patienten mit reinen sensiblen Wurzelreizsymptomen oder sensiblen radikulären Ausfällen, bei denen die Bildgebung keine Wurzelirritation zeigte, waren die CmL, die CMCT und die PmL immer unauffällig.

Waren mit bildgebenden Methoden laterale Bandscheibenvorfälle oder intraforaminäre Einengungen erkennbar und führten diese zu radikulären Schmerzsyndromen mit sensiblen und/oder motorischen Ausfällen, so war in der Hälfte der Fälle die CmL und die PmL auf der betroffenen Seite verlängert, die CMCT war immer normal. Zu beachten ist, dass in diesen Fällen die radikuläre Läsion distal des Reizortes der spinalen magnetoelektrischen Stimulation liegt. Bei 16% der Untersuchten lagen hochgradige Paresen vor, die radiologisch mit einer Wurzeltaschenamputation einhergingen. Hier war in der Regel kein Potential nach kortikaler und auch nicht nach spinaler magnetoelektrischer Reizung zu registrieren. In einem Fall war lediglich die CmL und bei einem anderen Fall sowohl die CmL als auch die PmL verlängert.

Bei einer anderen Untersuchungsgruppe lagen radiologisch mediale oder mediolaterale Bandscheibenvorfälle vor. Diese bedingten zervikal eine Irritation der langen Bahnen oder der zervikalen Wurzeln direkt nach ihrem Austritt aus dem Myelon. In der Lumbalregion verursachten sie eine Läsion der Cauda equina an der Eintrittsstelle in das Foramen intervertebrale. Wurden die MEP von peripheren Zielmuskeln registriert, deren topographische radikuläre Versorgung kaudal der spinalen Läsionsstelle zu lokalisieren war (z. B. M. abductor hallucis bei einem medialen Prolaps in Höhe L5), so war die CmL in 65% verlängert, während die PmL normal war. Ein medialer Vorfall führte zu einer bilateralen und ein mediolateraler Prolaps zu einer unilateralen Verzögerung der CmL. Ein mediolateraler Diskusprolaps verursachte in 15% zusätzlich eine Verlängerung der PmL zur radikulären Kennmuskulatur. Auch hier bestand die Tendenz, dass bei hochgradigen Paresen weder nach transkranieller noch nach spinaler Reizung ein peripheres MEP ableitbar war.

Gegenüber dem EMG sollen nach den Angaben dieser Autoren die recht typischen Befundkonstellationen bei der Magnetstimulation die Möglichkeit eröffnen, die Lage des Bandscheibenvorfalls auch ohne den Einsatz bildgebender Verfahren näher einzugrenzen. Nach unserer Erfahrung sind die Befunde jedoch weit weniger spezifisch, als sie vorangehend dargestellt wurden. Eine eingeschränkte Anwendungsindikation ergibt sich für die Magnetstimulation dadurch, dass die Magnetstimulation, im Gegensatz zum Elektromyogramm der Kennmuskeln, bereits ab dem ersten Tag nach einem akuten Vorfall aussagekräftige Befunde präsentieren kann. Elektromyographisch nachweisbare pathologische Spontanaktivität ist in der peripheren Kennmuskulatur in der Regel erst nach 10–14 Tagen ableitbar.

3.9.11.2 Plexusläsionen

Bisher besteht noch keine klare Übereinstimmung über den zu wählenden Reizort bei Plexopathien. Wir bevorzugen bei einer vermuteten Läsion des oberen Armplexus eine Stimulation in Höhe des Erb-Punktes. Die Plexuslatenzzeit ergibt sich aus der Subtraktion der Latenzzeit nach Plexusreizung von der Latenz nach paravertebraler Reizung. Bei einer möglichen Irritation des unteren Armplexus kann sowohl eine Reizung in Höhe des Erb-Punktes als auch eine Stimulation der medialen Oberarmnerven in der Axilla notwendig sein. Besteht der Verdacht auf eine Pathologie im Bereich des Plexus sacralis, reizen wir den N. ischiadicus in Höhe der Glutealfalte und vergleichen diese Überleitungszeit mit der Zeit nach paravertebraler Stimulation. In der Regel genügt eine Potentialaufnahme vom peripheren Zielmuskel mit Oberflächenelektroden; nur bei schlecht abzugrenzenden Muskeln empfiehlt sich eine nadelmyographisch gestützte Ableitung (Tabelle 3.7).

> **!** Plexusüberleitungszeit = Latenz nach paravertebraler Reizung – Latenz nach Plexusreizung

Bei einer Plexusreizung ist unbedingt zu beachten, dass eine Berechnung der Nervenleitgeschwindigkeit wegen der Unkenntnis des genauen Reizortes unmöglich ist. Deshalb sollten immer nur Überleitungszeiten zum peripheren Muskel gemessen werden. Falls eine fraktionierte Bestimmung von Überleitungszeiten notwendig erscheint, sollte immer bedacht werden, dass die Strecke zwischen zwei benachbarten Reizpunkten ausreichend groß gewählt wird, um den Fehler der Messungenauigkeit (wegen des schlecht definierbaren Reizortes) zu verringern. Nur eine fraktionierte

Tabelle 3.7. Plexusüberleitungszeiten in ms (nach Bischoff, in Meyer 1992)

	Überleitungszeit (ms±SA)	Seitendifferenz (ms±SA)
▌ M. biceps brachii [a]	1,5±0,3	0,3±0,2
▌ M. interosseus dorsalis manus I [b]	4,3±0,5	0,2±0,2
▌ M. tibialis anterior	3,9±0,6	0,5±0,2
▌ M. abductor hallucis	3,5±0,7	0,6±0,4

[a] Reizung über dem Erb-Punkt,
[b] Reizung in der Axilla.

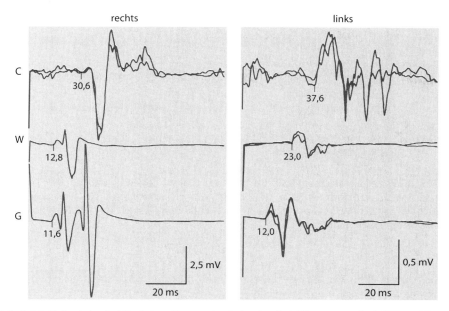

Abb. 3.26. Befund der fraktionierten Magnetstimulation kortikal (*C*), paravertebral (*W*) und im Bereich der Glutäalfalte (*G*) bei einem Patienten mit traumatischer Zerrung des Plexus lumbosacralis links (Ableitung vom M. gastrocnemius im Seitenvergleich) (aus Meyer 1992)

Reiztechnik ermöglicht in gewissem Maße die topographische Eingrenzung des Schadens (Abb. 3.26). Da Läsionen im Bereich des Plexus lumbosacralis nicht selten auch die intravertebral verlaufenden Abschnitte der Nervenwurzeln mitbetreffen, ist es in diesen Fällen nicht ungewöhnlich, dass neben einer Verlängerung der Plexusüberleitungszeit häufig auch eine Verzögerung der magnetoelektrisch bestimmten CMCT diagnostiziert wird. Hier empfiehlt sich dann die zusätzliche Errechnung der CMCT mit Hilfe der F-Wellen-Methode, die dann Normalbefunde für die CMCT ergibt.

Bei der Beurteilung von Amplitudenunterschieden im Seitenvergleich muss man immer bedenken, dass die Magnetreizung keine supramaximale Stimulation der peripheren Nervenfasern ermöglicht. Dennoch halten wir es für sinnvoll, Amplitudenseitenunterschiede von mehr als 50% in der Befundinterpretation zu berücksichtigen, wenn die MEP-Veränderungen mit der Klinik übereinstimmen (Abb. 3.27). Bei der Befundung von Plexusläsionen ist zu beachten, dass sich oft ein sehr breites Konstellationsspektrum unterschiedlicher Magnetstimulationsresultate darstellt. So können sich Amplitudenverminderungen und Verlängerungen der Latenzen sowohl nach kortikaler, nach radikulärer als auch nach Plexusreizung (in Abhängigkeit von der relativen Topographie der Schädigung zum Reizort) ergeben. Manchmal werden Potentialausfälle nur nach radikulärer Stimulation und nach Plexusreizung beobachtet, wogegen bei transkranieller Stimulati-

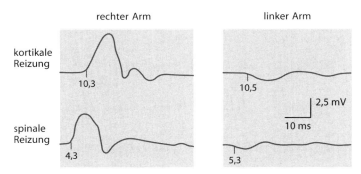

Abb. 3.27. Neurale Muskelatrophie: Bei Ableitung vom M. deltoideus sind die MEP linksseitig nach spinaler und nach kortikaler Reizung massiv amplitudenreduziert. Die Amplitudenminderung des spinalen MEP beweist, dass der Prozess distal vom Foramen intervertebrale des 5. Zervikalnerven liegen muss

on durch den Verstärkereffekt zentraler Summationsvorgänge noch periphere Muskelsummenpotentiale registiert werden können.

> **❗ MEP bei Plexusläsionen:**
> ▓ Erhaltene oder unterbrochene Kontinuität von peripheren Nerven (bereits in frühen Krankheitsstadien)?
> ▓ Diagnose von Markscheidenschädigungen über die Vermessung von Plexuslatenzzeiten. Reine Myelinscheidenschäden gehen tendentiell eher mit einer isolierten Verlängerung der Plexusüberleitungszeiten einher.
> ▓ Diagnose von axonalen Läsionen durch Amplitudenseitenvergleich.

3.9.11.3 Guillain-Barré-Syndrom (GBS)

Obwohl die magnetoelektrische Reizung bisher nicht routinemäßig zum Einsatz bei der Abklärung von Polyneuroradikulitiden kommt, hat sie gerade dann eine Berechtigung, wenn die proximalen motorischen Nervenabschnitte neurographisch beurteilt werden sollen. Hier besitzen die konventionellen neurographischen Methoden nur eine begrenzte Aussagefähigkeit. Typischerweise ist beim GBS nach transkranieller Reizung die Gesamtlatenz verlängert. Die verlängerte CmL wird durch eine verzögerte Leitung in den proximalen Nervenabschnitten verursacht. Die CMCT ist bei Berechnung mit der F-Wellen-Technik nicht verlängert, wogegen häufig verzögerte CMCT nach paravertebraler Reizung zu finden sind. Daneben werden Aufsplitterungen der Muskelsummenpotentiale, Amplitudenseitendifferenzen von mehr als 50% und bei ausgeprägten Paresen auch Potentialausfälle beobachtet. Bei chronischem GBS wurde auch vereinzelt über wirkliche Verlängerungen der CMCT berichtet, was ein Übergreifen des Krankheitsprozesses auf zentralmotorische Bahnen beweist. Als wesentlicher Hinweis für ein GBS sind mittels der Magnetreizung feststellbare proximale Leitungsblockungen hervorzuheben.

> ! MEP beim Guillain-Barré-Syndrom:
> * verlängerte CmL,
> * proximaler Leitungsblock,
> * Potentialaufsplitterungen, (signifikante) Amplitudenseitendifferenzen,
> * Potentialausfall,
> * CMCT mit F-Wellen-Technik normal; CMCT nach spinaler magnetischer Wurzelreizung oft verlängert.

3.9.11.4 HIV-Infektion

In einer Untersuchung von 42 neurologisch asymptomatischen HIV-Infizierten, die an verschiedenen Stadien der Infektion litten, wurden die Ergebnisse der transkortikalen und der lumbalen sowie der zervikalen magnetoelektrischen Reizung den Resultaten einer alters- und geschlechtsgleichen Kontrollgruppe gegenübergestellt. Unter der Bedingung eines regelhaften neurologischen Status wurden dabei keine Veränderungen der CMCT bei Patienten nachgewiesen, eine verlängerte PmL wies lediglich auf einen Befall der peripheren motorischen Nervenfasern hin.

3.9.11.5 Diabetes mellitus

In einer Untersuchung von 35 Patienten mit langjährigem Diabetes mellitus, bei denen die MEP vom Thenar nach transkranieller und zervikaler Wurzelstimulation registriert wurden, war die CmL bei allen Patienten gegenüber der Kontrollgruppe signifikant verlängert. Auch für die CMCT konnten in einigen Fällen pathologische Befunde erhoben werden. Dabei bestand eine gute Korrelation zwischen der Erkrankungsdauer und der Höhe der Latenzverlängerungen. Pathologische Ergebnisse wurden in folgender Häufigkeit beobachtet: CmL 29%, PmL 20% und CMCT 37%. Da die Autoren jedoch nicht angaben, ob sie bei der Berechnung der CMCT eine Korrektur der PmL entsprechend der jeweiligen Werte der peripheren motorischen Neurographie vorgenommen hatten, sind die Resultate für die CMCT mit Vorsicht zu interpretieren. Mit derselben Einschränkung der Ergebnisinterpretation haben auch andere Autoren eine Verlängerung der CMCT gefunden. Die Resultate der vorgestellten Studien zeigen, dass der dem Diabetes mellitus zugrunde liegende Krankheitsprozess auch die schnellleitenden kortikospinalen motorischen Bahnsysteme erfassen kann. Um exakte Befunde bei der Berechnung der CMCT zu erhalten, sollte diese am besten mit der F-Wellen-Methode bestimmt werden. Bei Verwendung der paravertebralen magnetoelektrischen Stimulation muss die CMCT entsprechend der gemessenen peripheren Nervenleitgeschwindigkeit korrigiert werden.

3.9.12 Erkrankungen der Hirnnerven

3.9.12.1 Idiopathische Fazialisparese

Während sich beim Vorliegen einer *vollständigen* idiopathischen peripheren Fazialisparese mit Hilfe der konventionellen elektrischen Stimulation des peripheren Anteils des N. facialis am Nervenaustritt aus dem Foramen stylomastoideum innerhalb der ersten Tage noch periphere Muskelsummenpotentiale von den mimischen Gesichtsmuskeln registrieren lassen, können bereits zu diesem Zeitpunkt keine MEP von den Gesichtsmuskeln nach transkranieller oder nach peripherer magnetoelektrischer Reizung mehr registriert werden. Grund ist die topographische Lokalisation des Leitungsblocks im knöchernen Fazialiskanal. Bei einer idiopathischen *Teilparese* hingegen erhält man zu diesem Zeitpunkt in der Regel ebenfalls keine peripher auslösbaren MEP mehr. Nach transkortikaler Stimulation der zentralen Fazialisinnervationsgebiete führen transsynaptische Verstärkermechanismen aber dazu, dass noch periphere MEP mit verminderter Amplitude von den Gesichtsmuskeln ableitbar sind. Während die meisten Untersuchungsresultate mit Zurückhaltung zu beurteilen sind, gibt es Hinweise dafür, dass ein erhaltenes Potential innerhalb der ersten vier Tage nach Auftreten der Lähmung mit einer höheren Restitutionswahrscheinlichkeit einhergeht (Abb. 3.28).

Mit einiger Sicherheit eignet sich die Magnetstimulation in der Frühphase von peripheren Fazialisparesen zur topodiagnostischen Differenzierung zwischen einer peripheren Fazialisparese und einer Hirnstammläsion. Während, wie weiter oben bereits ausgeführt, die periphere Fazialiserregbarkeit bei einer Schädigung des peripheren N. facialis sehr rasch verschwindet, kann bei einem Schaden im Hirnstammverlauf oft noch ein normal konfiguriertes Potential auftreten.

Die Magnetstimulationsbefunde bei inkomplett zurückgebildeten peripheren Fazialisparesen sind als Funktion der verbliebenen Erregbarkeit der regenerierten Myelinscheiden sehr variabel. Meist zeigen sich sowohl nach transkortikaler als auch nach peripherer Reizung verkleinerte, aufgesplitterte und verzögerte MEP. Bei höherer Beeinträchtigung der peripheren Nervenerregbarkeit sind die MEP oft nur noch nach transkortikaler Stimulation zu beobachten.

In einer Untersuchung von 145 Patienten mit Gesichtslähmungen unterschiedlichster Ätiologie (77×idiopathische Fazialisparese; 21×Guillain-Barré Syndrom; 18×Borreliose; 12×Zoster oticus; 9×meningeale Affektion; 8×Hirnstammprozess) wurden die MEP vom M. nasalis und vom M. mentalis registriert. Die Leitungsstörung bei den idiopathischen Gesichtslähmungen, bei der Borreliose und beim Guillain-Barré-Syndrom waren immer im transossären Leitungssegment zu lokalisieren. Bei der Bell-Lähmung war es immer eine unilaterale Läsion im Sinne einer lokalen Unter- oder Unerregbarkeit, beim Guillain-Barré-Syndrom und der Lyme-Borreliose konnten oftmals subklinische kontralaterale Mitaffektionen nachgewie-

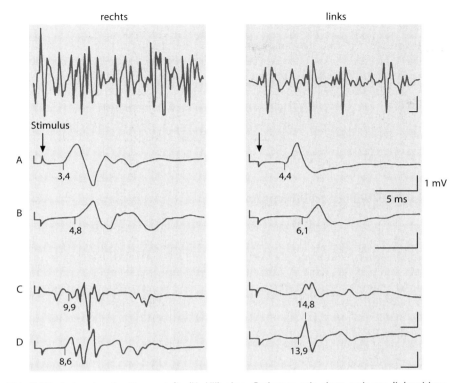

Abb. 3.28. Antworten im M. mentalis (N. VII) eines Patienten mit einer geringen linksseitigen peripheren Fazialisparese. In der obersten Registrierung ist das links gelichtete Interferenzmuster des Nadelelektromyogrammes bei maximaler Willkürinnervation dargestellt. Mit konzentrischen Nadelelektroden abgeleitete Muskelantworten nach elektrischer Nervenreizung am Foramen stylomastoideum (**a**), nach transkranieller magnetischer Stimulation des proximalen N. facialis (**b**) und des jeweils ipsilateralen (**c**) und kontralateralen (**d**) Motorkortex. Auf der linken Seite haben alle Antworten im Vergleich zu rechts verlängerte Latenzzeiten (aus Meyer 1992)

sen werden. Entsprechend dem bevorzugten Befall der Myelinscheiden waren die Leitungszeit beim GBS oft verlängert. Nervenläsionen bei Zoster oticus führten typischerweise zu hochgradigen axonalen Läsionen, die nicht mehr topographisch zuzuordnen waren. Die motorischen Bahnen zu den Gesichtsmuskeln waren bei Hirnstammläsionen meist im zentralen Segment betroffen. Diese Untersuchung konnte zwar überzeugend belegen, dass die MEP für die topodiagnostische Läsionszuordnung von Gesichtslähmungen einen wesentlichen Beitrag leisten; unserer Meinung nach sollte eine umfassende Abklärung der Paresen jedoch weiterhin die konventionellen neurophysiologischen Verfahren einschließen (EMG, motorische Überleitungszeit, Blinkreflex).

3.9.12.2 Trigeminusneuralgie

Die Anwendung der magnetoelektrischen Reiztechnik mit Ableitung von den Kennmuskeln des 2. und dritten Trigeminusastes bringt meist keinen diagnostischen Zugewinn. In zwei Fällen symptomatischer Trigeminusneuralgie waren die MEP von den Kennmuskeln jedoch pathologisch verändert, wobei die spätere Verlaufsuntersuchung das Vorliegen einer Encephalomyelitis disseminata aufdeckte. Ob sich der Einsatz der MEP bei der Abklärung von Trigeminusneuralgien bewährt, muss in zukünftigen Untersuchungen geklärt werden.

3.9.13 Psychogene Lähmungen

Bei psychogenen Lähmungen ergeben sich immer normale Latenzen der MEP. Die Amplituden sind abhängig vom Grad der Vorinnervation unterschiedlich hoch. Dabei genügt oft die vom Patienten auf die gelähmte Extremität intensiv gerichtete Aufmerksamkeit, um einen gewissen Fazilitationseffekt hervorzurufen, der zu einer mehr oder minder ausgeprägten Amplitudenerhöhung führt. Diese mentalen Fazilitationsmanöver reichen in der Regel aus, um die Latenzen maximal zu verkürzen. Somit ist für die psychogene Lähmung charakteristisch, dass trotz hochgradiger Parese (weitgehend) normale MEP zu registrieren sind.

Bei mittelgradigen Paresen ist die Differenzierung in eine organische und in eine psychogene Ursache mittels MEP insofern schwierig, da man bei organisch bedingten mittelschweren Lähmungen auch normale MEP finden kann. Eine weitere Einschränkung in der Befundinterpretation ergibt sich dadurch, dass die magnetoelektrische Reizung lediglich die schnellstleitenden motorischen Fasern untersucht. Diese Fasersysteme machen aber nur einen kleinen Teil der deszendierenden Bahnen aus. Organisch bedingte Lähmungen, die durch eine Affektion von langsam leitenden motorischen Systemen oder von Umgehungsbahnen ausgelöst werden, werden wie die psychogenen Paresen unauffällige MEP generieren. Somit ist die Magnetstimulation nicht in der Lage, die Psychogenie einer Parese positiv zu belegen. Unauffällige MEP stellen lediglich einen Baustein in der Gesamtheit der apparativen und psychiatrisch-psychologischen Differentialdiagnostik dar und dürfen niemals die alleinige Grundlage für die Diagnose einer psychogenen Parese sein.

❚ MEP bei psychogenen Lähmungen:
  (weitgehend) normale MEP trotz hochgradiger Parese.

3.9.14 Einsatz der Magnetstimulation in der Epilepsiediagnostik

Antiepileptika führen häufig zu einer Erhöhung der kortikalen Reizschwelle und können in Abhängigkeit von der eingesetzten Substanz die peripheren Latenzzeiten verlängern. Dies sollte bei der Interpretation von Befunden der Magnetstimulation während einer Epilepsietherapie bedacht werden. Obwohl in den Anfangszeiten der magnetoelektrischen transkraniellen Reizung die Epilepsie als eine Kontraindikation für den Einsatz der Methode galt, gibt es inzwischen Hinweise, dass die Technik, elektiv eingesetzt, ein wertvolles Instrument in der prächirurgischen Epilepsiediagnostik werden kann.

Bei einer Untersuchung von 13 Patienten, die an einer pharmakoresistenten Epilepsie bei komplex-partiellen Anfällen litten, wurde nach Antiepileptikareduktion simultan das Oberflächen-EEG und ein Elektrokortikogramm registriert. Mit einer großen Rundspule wurden bis zu 250 Einzelreize transkraniell an verschiedenen Skalppositionen appliziert. In 12 Fällen aktivierte die Magnetstimulation einen Fokus, der im Elektrokortikogramm dann gesehen wurde. In einem Fall wurde ein komplex-partieller Anfall ausgelöst. Eine Erhöhung der Anfallsfrequenz kurzfristig nach der Reizapplikation wurde nicht beobachtet. Die Aktivierung epileptischer Herde durch die Magnetstimulation eröffnet somit die Möglichkeit, im Rahmen der prächirurgischen Epilepsiediagnostik vorbestehende epileptische Foki zu lokalisieren und leistet in manchen Fällen einen Beitrag zur näheren Eingrenzung des Operationsfeldes. Inwieweit sich das Verfahren jedoch in das prächirurgische Routineprogramm eingliedern wird, ist gegenwärtig noch nicht abzusehen.

3.9.15 Intensivmedizinischer Einsatz der magnetoelektrischen Reizung sowie die Anwendung der Magnetreizung zur prognostischen Beurteilung des intra- und postoperativen Verlaufs

3.9.15.1 Medikamentenwirkungen auf die MEP

Eine der größten Schwierigkeiten, die es beim intensivmedizinischen Einsatz der Magnetstimulation zu überwinden gilt, ist die teilweise recht ausgeprägte Beeinflussung der MEP durch die verabreichten zentralwirksamen Muskelrelaxanzien. In Abhängigkeit vom klinischen Status oder der Narkosewirkung ist oft eine suffiziente Fazilitierung unmöglich, so dass v. a. präoperativ bereits bei den Patienten keine MEP mehr zu registrieren sind. Unter neurochirurgischen Operationsbedingungen wird deshalb die Registrierung von Nervenaktionspotentialen oder die direkte Ableitung der deszendierenden Impulswellen vom Rückenmark oft bevorzugt. Als Referenzwerte für die intraoperative motorische Funktionsbeurteilung haben sich die MEP-Ausgangswerte nach Narkosestabilisierung bewährt. Am deutlichsten wirken sich zentralwirksame Pharmaka auf die MEP-Amplituden aus.

In einer Untersuchung von 77 Patienten, bei denen während kontinuierlicher Narkose mit vier unterschiedlichen Narkotika die MEP aufgezeichnet wurden, blieben die Latenzen konstant. Für die Amplituden jedoch wurden dosisabhängige Verkleinerungen beobachtet, die bis zum Potentialausfall gingen. Die Häufigkeit der zur Zeit des Narkoseendes noch registrierbaren MEP betrug: 14% mit Propofol, 20% mit Thiopental, 53% mit Methohexital und 57% mit Etomidate. Unter Anästhesiebedingungen mit Halothan oder NO_2 während lumbaler Operationen konnten während der Narkose bei zehn Patienten in keinem Fall MEP von der Daumenballenmuskulatur aufgezeichnet werden.

3.9.15.2 MEP bei Hirntod und Koma

Bei 65 aufgrund unterschiedlichster supratentorieller zerebraler Läsionen komatösen Patienten wurde die Veränderung der MEP während definierter (transkranielle Dopplersonographie; TCD) zerebraler Restzirkulationsbedingungen bestimmt. Dabei zeigte sich eine enge Beziehung zwischen den TCD-Resultaten und den MEP-Befunden. So waren die MEP in ca. 91% erhalten (insgesamt 54,5% Normalbefunde), wenn lediglich der diastolische Fluss reduziert war. Bei reduziertem systolischem Fluss waren noch in 71,9% MEP abzuleiten (18,8% Normalbefunde). Bei aufgehobenem zerebralem Fluss und damit eingetretenem Hirntod gelang noch in einem Fall die Darstellung einer MEP. Offenbar genügt eine minimale zerebrale Restdurchblutung, um die zerebrale Weiterleitung der MEP zu gewährleisten. Im Gegensatz zu dieser Studie konnten bei 51 Patienten mit klinisch gesichertem Hirntod aufgrund primärer zerebraler Läsionen nach transkranieller Stimulation keine MEP mehr abgeleitet werden, nach zervikaler Stimulation waren die MEP jedoch noch erhalten. Diese gegensätzlichen Befunde lassen somit den Einsatz der Magnetstimulation zur sicheren Hirntoddiagnostik nicht zu.

MEP-Verlaufsbeobachtungen bei komatösen Patienten zeigen nur eine vage Beziehung zum klinischen Befund. Verbesserungen des klinischen Status gehen dabei nicht unbedingt mit einer Normalisierung oder Verbesserung der MEP-Resultate einher. In manchen Fällen wurden sogar Verschlechterungen der MEP trotz klinischer Befundbesserung beobachtet. Relativ zuverlässig verschlechtern sich die MEP jedoch bei negativen Veränderungen des klinischen Befundes. Insofern könnten die MEP bei der Verlaufsbeurteilung von komatösen Patienten dann eine Rolle spielen, wenn sich bei klinisch schlecht untersuchbaren Patienten frühzeitig motorische negative Veränderungen nachweisen lassen. Die geringe Korrelation klinischer und magnetoelektrischer Befunde bei komatösen Patienten bringt es jedoch mit sich, dass die MEP zur postkomatösen Prognosestellung im Gegensatz zu den SEP nur eine untergeordnete Rolle spielen.

3.9.15.3 MEP bei der intra- und postoperativen Überwachung

Das intraoperative MEP-Monitoring bei spinalen und zerebralen Operationen hat sich zur Vorhersage akuter postoperativer motorischer Komplikationen bewährt. In einer Befundauswertung von 300 Wirbelsäulen- und Rückenmarksoperationen bei Erwachsenen und Kindern waren die MEP als Indikator für das postoperative motorische Outcome der üblicherweise eingesetzten intraoperativen SEP-Ableitung überlegen. Die hohe prognostische Sensitivität der MEP bezüglich der Vorhersage drohender postoperativer neurologischer Komplikationen wurde auch in einer anderen Studie mit 116 neurochirurgischen Patienten (84 spinale Läsionen und 32 Prozesse der hinteren Schädelgrube) bestätigt. Die MEP wurden intraoperativ von der Thenarmuskulatur, vom M. tibialis anterior, direkt vom Rückenmark und von der Kauda registriert. Als Normalwerte der intraoperativen MEP-Schwankungen nahmen die Autoren eine maximale Seitendifferenz der Amplituden von 50% in Relation zur Amplitude nach Narkosestabilisierung und eine maximale Schwankung der Latenzen von ±1,5 ms an. In 80% der Fälle ergab sich eine korrekte Zuordnung der MEP-Resultate zum postoperativen klinischen Befund, falschpositive Ergebnisse bestanden in 20% der Fälle (d. h. pathologische MEP-Resultate bei nicht verschlechtertem postoperativen neurologischem Status). In keinem Falle wurden falsch-negative Befunde erhoben. Eine bedeutsame Abhängigkeit der MEP-Vorhersageergebnisse vom gewählten Ableitort bestand nicht. In dieser Studie waren die Amplituden der MEP ein besserer Vorhersageparameter als die Latenzen. Überschritten die intraoperativen Amplitudendifferenzen die Marke von 50% gegenüber dem Referenzwert unter Narkose nicht, so waren auch keine postoperativen Defizite zu erwarten. Im Falle einer bis zum Operationsende anhaltenden Amplitudenreduktion von mehr als 50% war ein postoperatives neurologisches Defizit möglich. Das sicherste Indiz für eine schwerwiegende postoperative Komplikation war der intraoperative Potentialverlust.

Werden die MEP zum postoperativen motorischen Monitoring eingesetzt, ist die Beziehung zwischen der Vorhersagewertigkeit der neurophysiologischen Verlaufsparameter und der tatsächlichen motorischen Entwicklung wesentlich schlechter. Bei der Beurteilung des postoperativen Verlaufs der Patienten der vorangehenden Studie bestand nur in 53% eine korrekte Zuordnung der MEP-Ergebnisse zum neurologischen Befund. Falsch-negative Resultate (unveränderte MEP bei Veränderung des klinischen Befundes) wurden in 30% und falsch-positive Ergebnisse in 20% erhoben. Die Autoren befanden, dass die MEP kein geeignetes Hilfsinstrument zur objektiven Verlaufsbeurteilung der postoperativen klinisch-motorischen Rückenmarksfunktion darstellen. In einer postoperativen Verlaufsuntersuchung von 42 neurochirurgischen Patienten mit operationswürdigen spinalen Erkrankungen (zervikale Myelopathie, spinale Tumoren, arteriovenöse Missbildungen, Syringomyelie) wurde die CMCT zum M. tibialis anterior mit der postoperativen Entwicklung des klinischen Befundes korreliert. Dabei waren die MEP in der Lage, recht zuverlässig eine Verschlechterung des klinischen Befundes zu dokumentieren, klinische Besserungen erfassten die MEP jedoch entweder nur unzureichend oder gar nicht. Ob die Rate positiver Korrelationen durch Hinzuziehen weiterer MEP-Parameter, wie Amplituden, Seitendifferenzen von Latenzen und Amplituden, hätte erhöht werden können, sollte Gegenstand neuerer Studien sein.

Zusammenfassend ist somit die Wertigkeit der postoperativen MEP-Verlaufsuntersuchungen vorwiegend darin zu sehen, spinale Funktionsverschlechterungen frühzeitig zu erfassen, insbesondere dann, wenn die klinische Untersuchung durch Schmerzschonhaltungen oder durch mangelnde Patientenkooperation eingeschränkt ist.

3.9.16 Die repetitive transkranielle Magnetstimulation

Die repetitive transkranielle Magnetstimulation (rTMS) ist ein in den letzten 4–5 Jahren neu entwickeltes Magnetstimulationsverfahren, das sich dadurch auszeichnet, dass zur Kortexreizung Reizfrequenzen bis zu 100 Hz verwendet werden, wodurch sich völlig neue Anwendungsgebiete der transkraniellen Magnetstimulation erschließen. So lässt diese neuartige Reizmodalität des Gehirns die berechtigte Hoffnung zu, dass mit ihrer Hilfe ein wesentlicher Beitrag zur Aufklärung des Verhältnisses zwischen biologischer Hirnfunktion und beobachtbarem Verhalten geleistet werden kann. Nicht geringzuschätzende Anwendungsgebiete hat sie in der Erforschung der neurologischen Grundlagen der Epilepsie, der Migräne sowie bei der Untersuchung und Therapie von Bewegungsstörungen sowie von Gemüts- und Gedächtniserkrankungen gefunden.

Grundsätzlich unterscheidet sich die rTMS methodisch und bioelektrisch nicht von der bereits vorgestellten konventionellen magnetoelektrischen Hirnreizung, bei der aufgrund des technischen Hintergrundes der Reizgeräte (lange Wiederaufladezeit) Stimuli nur alle 2 bis 4 s geliefert werden können. Durch eine neuartige mikroprozessorgesteuerte Zusammenschaltung mehrerer Kapazitatoren in einem Reizgerät, die alternierend ent- und aufgeladen werden, werden hohe Reizfolgen bis zu 100 Hz möglich. Diese hohen Reizfrequenzen der rTMS haben entscheidende Auswirkungen auf die Hirnfunktion. Im Gegensatz zur konventionellen Einzelreizung ist die rTMS beispielsweise in der Lage, die Hirntätigkeit temporär lokal zu unterbrechen oder die lokale Hirntätigkeit zu potenzieren. So war eine der ersten dramatischen Beobachtungen von lokal applizierten rTMS-Reizfolgen, dass hochfrequente rTMS-Reizung über der Sprachregion eine vollständige Unterbrechung der Sprachproduktion während der Reizphase verursachte. Somit wurde zum ersten Mal nichtinvasiv eine direkte Lokalisation der sprachdominanten Hemisphäre möglich.

Im Gegensatz zur transkraniellen magnetoelektrischen Einzelreizung, wo die meisten biofunktionellen Auswirkungen durch die Reizstärke entstehen, ist bei der rTMS die Stimulationsrate der entscheidende biofunktionell wirksame Parameter, der in manchen Experimenten die Zeitdauer der rTMS-Reizung sogar noch überdauern kann. So konnten durch wiederholte höherfrequente rTMS-Applikationen über identischen Hirnregionen Veränderungen beobachtet werden, die neurophysiologisch als Äquivalent zur experimentell bekannten „Long-term-Potentiation" zu interpretieren waren. Niederfrequente rTMS-Reizung (1–2 Hz) führte dagegen eher zu einer Suppression kortikaler Antworten auf einen zuvor gegebenen Testimpuls. Bisher existieren für die rTMS drei wesentliche klinische Anwendungsgebiete:

- Mittels der rTMS-Reizung über der linken frontotemporalen Region des wachen Patienten, der vorgegebene Sprachaufgaben ausführt, kann in 85–100% die Sprachregion seitenrichtig lokalisiert werden. Die Grundlage der hemisphärenselektiven Lokalisation des Sprachzentrums ist die stimulationsbedingte Inhibition sprachaktiver Kortexareale.

- In ersten Ansätzen ist die rTMS in der Lage, bei unmedizierten Parkinson-Patienten die motorische Leistung passager zu verbessern, wobei der Effekt aber bisher nur kurz nach der Reizphase anhält.

- Sehr ermutigende Ergebnisse existieren für die therapeutische rTMS-Reizung depressiver Patienten, wo die tägliche rTMS-Applikation über frontozentralen Hirnregionen zu einer dramatischen Verringerung depressiver Symptome führte. Hervorzuheben ist in diesem Zusammenhang, dass die rTMS auch Patienten heilen konnte, die gegenüber anderen Therapieverfahren, auch der Elektrokrampftherapie, refraktär waren. Möglicherweise wird die rTMS zukünftig in der Lage sein, die Elektrokrampftherapie zu ersetzen.

Für alle klinischen Anwendungen gilt aber bisher, dass sie sich noch in der wissenschaftlichen Erprobung befinden und dass noch keine abschließenden Richtlinien über Stimulationsorte und Stimulationsparameter existieren. Einschränkend ist zur Zeit noch anzuführen, dass noch keine Einigkeit darüber herrscht, mit welcher Methode (Auffrischungsstimulation in größerem Abstand oder langfristige antidepressive Pharmakotherapie) der positive Therapieeffekt aufrecht erhalten werden kann.

Zur Sicherheit der Methode: Die rTMS kann sowohl bei Gesunden als auch bei Kranken die kortikale Erregungsschwelle soweit herabsetzen, dass epileptische Anfälle ausgelöst werden können. Dies geschieht wohl am ehesten dann, wenn mit hohen Reizfrequenzen und hohen Reizstärken gearbeitet wird oder wenn die Reizserien in kurzem zeitlichem Abstand hintereinander appliziert werden. Bleibende neuropsychiatrische oder gar neuropathologische Veränderungen nach rTMS-Applikation wurden bisher nicht gesehen. Gelegentlich treten gesundheitlich unbedenkliche Schmerzen im Gesichts- und Nackenbereich auf, die durch eine Mitaktivierung der Nacken- und Kopfmuskulatur und der Schmerzrezeptoren in der Kopfhaut entstehen und die in manchen Fällen die reine Stimulationsphase auch um einige Stunden überdauern können.

Da die rTMS intrakranielle Metallteile dislozieren kann, darf sie bei Patienten mit intrakraniellen Metallimplantaten sowie bei Trägern von Herzschrittmachern oder Kochleaimplantaten nicht eingesetzt werden. Die Spule heizt sich während wiederholter rTMS-Reizung rasch auf. Die in Deutschland zugelassenen Geräte werden jedoch vor Erreichen einer gefährlichen Spulen-temperatur automatisch abgeschaltet. Gefährlich kann die rTMS-Reizung über metallenen EEG-Elektroden werden, da verschiedene Metalllegierungen die elektrischen Feldlinien so stark fokussieren, dass unter EEG-Elektrode dermatologisch kritische Temperaturen erreicht werden können.

3.10 Literatur zu Kapitel 3

Abbruzzese G, Morena M, Dall'Agata D, Abbruzzese M, Favale E (1991) Motor evoked potentials (MEP) in lacunar syndromes. Electroenceph Clin Neurophysiol 81:202–208

Amassian VE, Cadwell J, Cracco RQ, Maccabee P (1987) Focal zerebral and peripheral nerve stimulation in man with the magnetic coil. J Physiol 390:24

Arendt G, Maecker HP, Jablonowski H, Homberg V (1992) Magnetic stimulation of motor cortex in relation to fastest voluntary motor activity in neurologically asymptomatic HIV-positive patients. J Neurol Sci 112:76–80

Barker AT, Jalinous R, Freeston IL (1985) Non-invasive magnetic stimulation of human motor cortex. The Lancet 1:1106–1107

Barker AT, Freeston IL, Jarrat JA, Jalinous R (1990) Magnetic stimulation of the human nervous system: an introduction and basic principles. In: Chokroverty S (ed) Magnetic stimulation in clinical neurophysiology. Butterworth, Boston.

Bartholow R (1874) Experimental investigations into the functions of the human brain. The Am J Medical Sci 67:305–313

Bassetti C, Mathis J, Hess CW (1994) Multimodal electrophysiological studies inclu-ding motor evoked potentials in patients with locked in syndrome: report of six ca-ses. J Neurol Neurosurg Psychiat 57/11:1403–1406

Benecke R, Meyer BU, Schönle P, Conrad B (1988) Transcranial magnetic stimulation of muscles supplied by cranial nerves. Exp Brain Res 71:623–632

Benecke R, Knur R (1992) Encephalomyelitis disseminata In: Magnetstimulation des Nervensystems: Grundlagen und Ergebnisse der klinischen und experimentellen Anwendung. Meyer BU (ed) Springer, Berlin, Heidelberg, New York, London, Paris, Tokyo, Hong Kong, Barcelona, Budapest

Berlit P, Klotzsch G, Rother J, Assmus HP, Daffertshofer M, Schwartz A (1992) J Spinal disorders 5:212–216

Booth KR, Streletz LJ, Herbison GJ, Hwang M, Cohen ME (1990) Motor evoked poten-tials as a predictor of motor recovery after spinal cord injury. Neurology 40:285

Booth KR, Streletz LJ, Raab VE, Kerrigan JJ, Alaimo MA, Herbison GJ (1991) Motor evoked potentials and central motor conduction: studies of transcranial magnetic stimulation with recording from the leg. Electroenceph Clin Neurophysiol 81:57–62

Britton TC, Meyer BU, Herdmann J, Benecke R (1989) Magnetic stimulation of pro-ximal nerve segments. Electroencephalogr Clin Neurophysiol 75:72

Britton TC, Meyer BU, Benecke R (1991) Variability of cortically evoked motor respon-ses in multiple sclerosis. Electroenceph Clin Neurophysiol 81:186–194

Brouwer B, Ashby P (1990) Corticospinal projections to upper and lower limb spinal motoneurons in man. Electroenceph Clin Neurophysiol 76:509–519

Brown WF, Ebers GC, Hudson AJ, Pringle CE, Veitch J (1992) Motor-evoked responses in primary lateral sclerosis. Muscle-Nerve 15:626–629

Carpenter S, Karpati G, Durham H (1988) Dendritic attrition precedes motor neuron death in amyotrophic lateral sclerosis (ALS). Neurology 38:252

Chokroverty S, Sachedo R, Dilullo J, Duvoisin RC (1989) Magnetic stimulation in the diagnosis of lumbosacral radiculopathy. J Neurol Neurosurg Psychiat 52:767–772

Chu, NS (1989) Motor evoked potentials with magnetic stimulation: correlations with height. Electroenceph Clin Neurophysiol 5:481–485

Chu NS (1990) Motor evoked potentials in Wilson's disease: early and late motor response. J Neurol Sci 99:259–269

Claus D, Harding AE, Hess CW, Mulls KR, Murray NMF, Thomas PK (1988) Central motor conduction in degenerative ataxic disorders. A magnetic stimulation study. J Neurol Neurosurg Psychiat 51:790–795

Claus D, Mills KR, Murray NMF (1988) Central motor and sensory conduction studies in Morquios syndrome. Electroenceph Clin Neurophysiol 75:25

Claus D (1989) Die transkranielle motorische Stimulation. Gustav Fischer Verlag

Claus D, Brenner PM, Flügel D (1989) Die Untersuchung der zentralen motorischen Leitungszeit zur unteren Extremität, Normalbefunde und methodische Anmerkungen. EEG-EMG 20:165–170

Claus D, Murray NMF, Spitzer A, Flügel D (1990a) The influence of stimulus type on the magnetic excitation of nerve structures. Electroenceph Clin Neurophysiol 75:342–349

Claus D, Waddy HM, Harding AE, Murray NMF, Thomas PK (1990b) Hereditary motor and sensory neuropathies and hereditary spastic paralegia: a magnetic stimulation study. Ann Neurol 28 43–49

Claus C, Spitzer A (1991) EEG-EMG 22:21–27

Claus D (1993) Motorische Leitungszeit (motorisch evozierte Potentiale). In: Lowitzsch K, Maurer K, Hopf HC, Tackmann W, Claus D (eds) Evozierte Potentiale bei Erwachsenen und Kindern. 2 neubearbeitete und erweiterte Auflage. Thieme, Stuttgart, New York

Cocito D, De-Mattei M (1992) Inadequacy of transcranial magnetic stimulation in the neurophysiologic assessment of Bell's palsy. Electromyogr Clin Neurophysiol 32: 521–530

Comi G, Galardi G, Amadio S, Fornara C, Meraviglia M, Canal N (1990) Magnetic stimulation of central motor pathways in diabetes mellitus. Mov Disorders 5:34

Cowan JMA, Day BL, Marsden CD, Rothwell JC (1986) The effect of percutaneous motor cortex stimulation on H-reflexes in muscles of the arm and leg in intact man. J Physiol 377:333–347

Cros D, Day TJ, Shahani BT (1990) Spatial dispersion of magnetic stimulation in peripheral nerves. Muscle Nerv 13:1076–1082

Cros D, Chiappa KH (1997) Motor evoked potentials. In: Chiappa KH: Evoked potentials in clinical medicine, 3rd edn. Lippincott-Raven, New York

Curra A, Modugno N, Inghilleri M, Manfredi M, Hallett M, Berardelli A (2002) Transcranial magnetic stimulation techniques in clinical investigation. Neurology 24;59(12):1851–1899

Day BL, Dick JPR, Marsden CD, Thompson PD (1986) Differences between electrical and magnetic stimulation of the human brain. J Physiol 378:36

De Scisciolo G, Bertelli M, Magrini S, Biti GP, Guidi L, Pinto F (1991) Long-term nervous system damage from radiation of the spinal cord: an electrophysiological study. J Neurol 238:9–15

Dhuna A, Gates J, Pascual-Leone A (1991) Transcranial magnetic stimulation in patients with epilepsy. Neurology 41:1067–1071

Di Lazzaro V, Oliviero A, Pilato F, Saturno E, Dileone M, Mazzone P, Insola A, Tonali PA, Rothwell JC (2004) The physiological basis of transcranial motor cortex stimulation in conscious humans. Clin Neurophysiol 115(2):255–266

Di Lazzaro V, Restuccia D, Colosimo C, Tonali P (1992) The contribution of magnetic stimulation of the motor cortex to the diagnosis of cervical spondylotic myelopathy. Correlation of central motor conduction to distal and proximal upper limb muscles with clinical and MRI findings. Electroenceph Clin Neurophysiol 85(5):311–320

Dominikus M, Grisold W, Jelinek V (1990) Transcranial electrical motor evoked potentials as a prognostic indicator for motor recovery in stroke patients. J Neurol Neurosurg Psychiat 53:745–748

Dressler D, Benecke R, Meyer BU, Conrad B (1988) Die Rolle der Magnetstimulation in der Diagnostik des peripheren Nervensystems. EEG-EMG 19:260–263

Dressler D, Schönle PW, Neubauer H (1990) Central motor conduction time to bulbocavernosus muscle: evaluation by magnetic brain stimulation and testing of the bulbocavernosus reflex. J Neurol 237:239–241

Dvorak J, Grob D, Baumgartner H, Gschwend N, Grauer W, Larsson S (1989) Functional evaluation of the spinal cord by magnetic resonance imaging in patients with rheumatoid arthritis and instability of upper cervical spine. Spine 14:1057–1064

Eckert J (1993) Normwerte und potentialbeeinflussende Faktoren der kortikalen somatosensorisch evozierten Potentiale des Nervus tibialis und Nervus peronaeus profundus und der transkraniell magnetoelektrisch evozierten Potentiale vom Musculus tibialis anterior. Inauguraldissertation 1993

Eckert J, Moehle S, Dworschak K (1993) Der magnetoelektrisch ausgelöste H-Reflex. EEG-EMG 24:207

Eisen AA, Shtybel W (1990a) Clinical experience with transcranial magnetic stimulation. Muscle-Nerve 13:995–1011

Eisen A, Shytbel W, Murphy K, Hoirch M (1990b) Cortical magnetic stimulation in amyotrophic lateral sclerosis. Muscle-Nerve 13:146–151

Eisen A, Siejka S, Schulzer M, Calne D (1991) Age-dependent decline in motor evoked potential (MEP) amplitude: with a comment on changes in Parkinson's disease. Electroenceph Clin Neurophysiol 81:209–215

Epstein CM, Fernandez-Beer E, Weissman JD, Matsura S (1991) Cervical magnetic stimulation: the role of the neural foramen. Neurology 41:677–680

Esplanader JM, D'Olhabarriague L, Valls A, Comas P, Pou A (1990) Cortical transcranial magnetic stimulation (CTMS) in heredoataxic disorders. J Neurol Sci 98:327

Facco E, Micaglio G, Liviero MC, Ceccato MB, Toffoletto F, Martinuzzi A, Angelini C (1989) Sensory-motor conduction time in amyotrophic lateral sclerosis. Riv Neurol 59/3:108–112

Feistner H, Awiszus F, Rotte M, Hinrichs H, Heinze HJ (1995) Veränderung der Reizantworten motorischer Einheiten auf transkranielle Magnetstimulation bei Patienten mit amyotropher Lateralsklerose. EEG-EMG 26:48–52

Ferbert A, Mussmann N, Menne A, Buchner H, Hartje W (1991) Short-term memory performance with magnetic stimulation of the motor cortex. Eur Arch Psychiat Clin Neurosci 241:135–138

Ferbert A, Vielhaber S, Meincke U, Buchner H (1992) Transcranial magnetic stimulation in pontine infarction: Correlation to degree of paresis. J Neurol Neurosurg Psychiat 55/4:294–299

Firsching R, Heinen-Lauten M, Loeschke G (1991) The effects of halothane and nitrous oxide on transcranial magnetic evoked potentials. Anästhesiol Intensivmed Notfallmed Schmerzther 26:381–383

Firsching R, Wilhelms S, Csescei G (1992) Pyramidal tract function during onset of brain death. Electroenceph Clin Neurophysiol 84/4:321–324

Fritsch G, Hitzig E (1870) Über die elektrische Erregbarkeit des Großhirns. Arch Anat Physiol Wiss Med 37:300–324

Grafman J, Pascual-Leone A, Alway D, Nichelli P, Gomes-Tortosa E, Hallett M (1994) Induction of a recall deficit by rapid-rate transcranial magnetic stimulation. Neuroreport 5/9:1157–1160

Gualtierotti T, Paterson AS (1954) Electrical stimulation of the unexposed cerebral cortex. J Physiol 125:278–291

Haug BA, Schönle PW, Knobloch C, Köhne M (1992) Silent period measurement revives as a valuable diagnostic tool with transcranial magnetic stimulation. Electroenceph Clin Neurophysiol 85:158–160

Herdmann J, Dvorak J, Bock WJ (1992) Motor evoked potentials in patients with spinal disorders: upper and lower motor neurone affection. Electromyogr Clin Neurophysiol 32:323–330

Hess CW, Mills KR, Murray NMF (1986b) Percutaneous stimulation of the human brain: a comparison of electrical and magnetic stimuli. J Physiol 378:35

Hess CW, Mills KR, Murray NMF (1986c) Magnetic stimulation of the human brain: the effects of voluntary muscle activity. J Physiol 378:37

Hess CW, Mills KR, Murray NMF (1986d) Magnetic stimulation of the human brain. facilitation of motor responses by voluntary contraction of ipsilateral and contralateral muscles with additional observations on an amputee. Neurosci Lett 71:235–240

Hess CW, Mill KR (1986) Low-threshold motor units in human hand muscles can be selectively activated by magnetic brain stimulation. J Physiol 380:62

Hess CW, Mills KR, Murray NMF (1987a) Responses in samll hand muscles from magnetic stimulation of the human brain. J Physiol 388: 397–419

Hess CW, Mills KR, Murray MF, Schriefer TN (1987b) Magnetic brain Stimulation: central motor conduction studies in multiple sclerosis. Ann Neurol 22:744–752

Hess CW, Mills KR, Murray NMF (1987c) Central motor conduction in hereditary motor and sensory neuropathy (HMSN). Electroenceph Clin Neurophysiol 66:46

Hess CW, Ludin HP (1988) Die transkranielle Kortexstimulation mit Magnetfeldpulsen: methodische und physiologische Grundlagen. EEG-EMG 19:209–215

Hess CW (1996) Die mittels Kortexreizung motorisch evozierten Potentiale (MEP). In: M Stöhr, J Dichgans, UW Buettner, ChW Hess, E Altenmüller (eds) Evozierte Potentiale: SEP-VEP-AEP-EKP-MEP. 3. Auflage. Springer, Berlin, Heidelberg, New York, Barcelona, Budapest, Hong Kong, London, Mailand, Paris, Santa Clara, Singapur, Tokio

Hömberg V, Netz J (1989) Generalized seizures induced by transcranial magnetic stimulation of motor cortex. Lancet II:1223

Hömberg V, Stephan KM, Netz J (1991) Transcranial stimulation of motor cortex in upper motor neurone syndrome: its relation to the motor deficit. Electroenceph Clin Neurophysiol 81:377–388

Hoflich G, Kasper S, Hufnagel A, Ruhrmann S, Möller HJ (1993) Application of transcranial magnetic stimulation in treatment of drug-resistant major depression – A report of two cases. Hum Psychopharmacology 8/5:361–365

Hufnagel A, Elger CE, Marx W, Ising A (1990) Magnetic motor evoked potentials in epilepsy: effects of the disease and of anticonvulsant medication. Ann Neurol 28/5:680–686

Hufnagel A, Elger CE, Durwen HF, Boker DK, Entzian W (1990) Activation of the epileptic focus by transcranial magnetic stimulation of the human brain. Ann Neurol 27:49–60

Hugon J, Giordano C, Dumas M et al. (1989) Evoked motor potentials in patients with tropical spastic paraplegia. In: Roman GC, Vernat JC, Osame M (eds) HTLV-I and the nervous system. Liss, New York, pp 233–238

Humm AM, Z'Graggen WJ, von Hornstein NE, Magistris MR, Rosler KM (2004) Assessment of central motor conduction to intrinsic hand muscles using the triple stimulation technique: normal values and repeatability. Clin Neurophysiol 115(11):2558–2566

Inghilleri M, Berardelli A, Cruccu G, Priori A, Manfredi M (1989) Corticospinal potentials after transcranial stimulation in humans. J Neurol Neurosurg Psychiat 52: 970–974

Ingram DA, Thompson AJ, Swash M (1988) Central motor conduction in multiple sclerosis: evaluation of abnormalities revealed by transcutaneous magnetic stimulation of the brain. J Neurol Neurosurg Psychiat 51:487–494

Jaskolski DJ, Jarratt JA, Jakubowski J (1989) Clinical evaluation of magnetic stimulation in cervical spondylosis. Br J Neurosurg 3:541–548

Jennum P, Friberg L, Fuglasang-Frederiksen A, Dam M (1994) Speech localization using repetitive transcranial magnetic stimulation. Neurology 44/2:269–273

Jones SM, Streletz LJ, Raab VE, Knobler RL, Lublin FD (1991) Lower extremity motor evoked potentials in multiple sclerosis. Arch Neurol 48:944–948

Kasai T, Hayes KC, Wolfe DL, Allatt RD (1992) Afferent conditioning of motor evoked potentials following transcranial magnetic stimulation of motor cortex in normal subjects. Electroenceph Clin Neurophysiol 65/2:95–101

Kobayashi M, Pascual-Leone A (2003) Transcranial magnetic stimulation in neurology. Lancet Neurol 2(3):145–156

Kotterba S, Tegenthoff M, Malin JP (1994) Transcranial magnetic stimulation in diagnosis of trigeminal neuroglia. Nervenarzt 65/4:267–270

Küther G, Ludolph A (1992) Motorische Systemerkrankungen. In: Meyer BU (ed) Magnetstimulation des Nervensystems: Grundlagen und Ergebnisse der klinischen und experimentellen Anwendung. Springer, Berlin, Heidelberg, New York, London, Paris, Tokyo, Hong Kong, Barcelona, Budapest

Landi A, Faggionato O, Bruno R, Curri D, Volpin L, Benedetti A (1990) Motor evoked potentials upon magnetic stimulation in post-traumatic myelic dysfunction. Electroenceph Clin Neurophysiol 75:79

Lang N, Siebner HR, Ernst D, Nitsche MA, Paulus W, Lemon RN, Rothwell JC (2004) Preconditioning with transcranial direct current stimulation sensitizes the motor cortex to rapid-rate transcranial magnetic stimulation and controls the direction of after-effects. Biol Psychiatry 56(9):634–639

Lassek, AM, Evans JP (1945) The human pyramidal tract. J Comp Neurol 85:113–126

Lo YL, Chan LL, Lim W, Tan SB, Tan CT, Chen JL, Fook-Chong S, Ratnagopal P (2004) Systematic correlation of transcranial magnetic stimulation and magnetic resonance imaging in cervical spondylotic myelopathy. Spine 15;29(10):1137–1145

Ludolph AC, Wenning G, Masur H, Füratsch N, Elger CE (1989) Die elektromagnetische Stimulation des Nervensystems. I. Normwerte im zentralen Nervensystem und Vergleich mit der elektrischen Stimulation. EEG-EMG 20:153–158

Lyu RK, Tang LM, Chen CJ, Chen CM, Chang HS, Wu YR (2004) The use of evoked potentials for clinical correlation and surgical outcome in cervical spondylotic myelopathy with intramedullary high signal intensity on MRI. J Neurol Neurosurg Psychiatry 75(2):256–261

Machetanz J, Bischoff C, Klingelhöfer J (1991) Adrenomyeloleukodystrophie – diagnostisch wegweisende elektrophysiologische und kernspintomographische Befunde. In: Firnhaber W, Dworschak K, Lauer K, Nichtweiß M (eds) Verhandlungen der deutschen Gesellschaft für Neurologie, Band 6. Springer, Berlin Heidelberg New York, pp 781–782

Maertens de Noordhout A, Remacle JM, Pepin JL, Born JD, Delwaide PJ (1991) Magnetic stimulation of the motor cortex in cervical spondylosis. Neurology 41:75–80

Maertens de Noordhout A, Pepin JL, Delwaide PJ (1992) Motor cortex hyperexcitability in Parkinson's disease. Mov Disorders 7:111

Magistris MR, Rosler KM, Truffert A, Myers JP (1998) Transcranial stimulation excites virtually all motor neurons supplying the target muscle. A demonstration and a method improving the study of motor evoked potentials. Brain 121:437–450

Marg E, Rudiak D (1994) Phosphenes induced by magnetic stimulation over the occipital brain: Description and probable site of stimulation. Optom Vis Sci 71/5: 301–311

Merton PA, Morton HB (1980) Stimulation of the cerebral cortex in the intact human subject. Nature 285:227

Metman LV, Bellevich JS, Jones SM, Barber MD, Streletz LJ (1993) Topographic mapping of human motor cortex with transcranial magnetic stimulation: Homunculus revisited. Brain-Topography 6/1:13–19

Meyer BU, Britton TC, Benecke R (1991a) Coil placement in magnetic brain stimulation related to skull and brain anatomy. Electroenceph Clin Neurophysiol 81:38–46

Meyer BU, Britton TC, Bischoff C, Machetanz J, Benecke R, Conrad B (1991b) Abnormal conduction in corticospinal pathways in Wilson's disease: investigation of nine cases with magnetic stimulation. Mov Disorders 6:320–323

Meyer BU (1992) Magnetstimulation des Nervensystems: Grundlagen und Ergebnisse der klinischen und experimentellen Anwendung. Springer, Berlin, Heidelberg, New York, London, Paris, Tokyo, Hong Kong, Barcelona, Budapest

Meyer BU, Diehl RR (1992) Die Untersuchung des visuellen Systems mit der transkraniellen Magnetstimulation. Nervenarzt 63:328–334

Meyer BU, Britton TC, Benecke R, Bischoff C, Machetanz J, Conrad B (1992) Motor responses evoked by magnetic brain stimulation in psychogenic limb weakness: diagnostic value and limitations. J Neurol 239:251–255

Michelucci R, Valzania F, Parrarelli D, Santaneglo M, Rizzi R, Buzzi AM, Tempestini A, Tassinari CA (1994) Rapid-rate transcranial magnetic stimulation and hemispheric language dominance: Usefulness and safety in epilepsy. Neurology 44/9:1697–1700

Mills KR (2003) The natural history of central motor abnormalities in amyotrophic lateral sclerosis. Brain 126:2558–2566

Mills KR, Murray MF, Hess CW (1987) Magnetic and electrical transcranial brain stimulation: Physiological mechanisms and clinical applications. Neurosurgery 20:164–168

Nardone R, Tezzon F (2003) Transcranial magnetic stimulation study in hereditary spastic paraparesis. Eur Neurol 49(4):234–237

Nogues MA, Pardal AM, Merello M, Miguel MA (1992) SEPs and CNS magnetic stimulation in syringomyelia. Muscle-Nerve 15:993–1001

Opsomer RJ, Caramia MD, Zarola F, Pexce F, Rossini PM (1989) Neurophysiological evaluation of central-peripheral sensory and motor pudendal fibers. Electroenceph Clin Neurophysiol 74:260–270

Owen JH, Bridwell KH, Grubb R, Jenny A, Allen B, Padberg AM, Shimon SM (1991) The clinical application of neurogenic motor evoked potentials to monitor spinal cord function during surgery. Spine 16/8:385–390

Pardal AM, Nogués MA, Miguel MA (1990) SEPs and CNS magnetic stimulation in syringomyelia. Electroenceph Clin Neurophysiol 75:114

Pascual-Leone A, Cohen LG, Shotland LI (1992) No evidence of hearing loss in humans due to transcranial magnetic stimulation. Neurology 42:647–651

Pascual-Leone A, Davey NJ, Rothwell JC, Wassermann E, Puri BK (2002) Handbook of Transcranial Magnetic Stimulation. Arnold, London New York New Delhi

Paterson AS (1953) Experiences with electrical stimulation of limited parts of the brain in the baboon and man. Confin Neurol 12:311–314

Patton HD, Amassian VE (1954) Single- and multiple-unit analysis of cortical stage of pyramidal tract activation. J Neurophysiol 17:345–363

Paulus W, Tergau F, Nitsche MA, Rothwell JC, Ziemann U, Hallett M (2003) Transcranial magnetic stimulation and transcranial direct current stimulation. Clin Neurophysiol Suppl 56

Pelosi L, Lanzillo B, Perretti A, Santoro L, Blumhardt L, Caruso G (1991) Motor and somatosenory evoked potentials in hereditary spastic paraplegia. J Neurol Neurosurg Psychiat 54/12:1099–1102

Pennisi G, Alagona G, Rapisarda G, Nicoletti F, Costanzo E, Ferri R, Malaguarnera M, Bella R (2002) Transcranial magnetic stimulation after pure motor stroke. Clin Neurophysiol 113(10):1536–1543

Perretti A, Caruso B, Lanzillo B, Madonna C, Filla A, Santoro L (1990) Central motor conduction by different stimulation techniques: a study in Friedreich's ataxia patients. Electroenceph Clin Neurophysiol 75:117

Pfister A (persönliche Mitteilung)

Polo JM, Calleja J, Combaros O, Berciano J (1993) Hereditary pure spastic paraplegia: A study of nine families. J Neurol Neurosurg Psychiat 56/2:175–181

Priori A, Berardelli A, Inghilleri M, DePandis F, Manfredi M (1992) Motor cortex inhibitory mechanisms during on-off fluctuations in Parkinson's disease. Movement disorders 7:111

Rimpilainen I, Karma P, Laranne J, Eskola H, Hakkinen V (1992) Magnetic facial nerve stimulation in Bell's palsy. Acta Otolaryngol Stockh 112:311–316

Rösler KM, Hess CW, Schmidt UD (1989) Investigation of facial motor pathways by electrical and magnetic stimulation: sites and mechanisms of excitation. J Neurol Neurosurg Psychiat 52:1149–1156

RossiniPM, Zuarola F, Floris R et al. (1989) Sensory (VEP, BAEP, SEP) and motor evoked potentials, liquoral and magnetic resonance findings in multiple sclerosis. Eur Neurol 29:41–47

Rossini PM, Desiato MT, Caramia MD (1992) Age-related changes of motor evoked potentials in healthy humans: non-invasive evaluation of central and peripheral motor tracts excitability and conductivity. Brain Research 593:14–19

Rothwell JC, Hallett M, Berardelli A, Eisen A, Rossini P, Paulus W (1999) Magnetic stimulation: motor evoked potentials. The International Federation of Clinical Neurophysiology. Electroencephalogr Clin Neurophysiol Suppl 52

Santamaria J, King PJL, Cros D, Chiappa KH (1988) Cervical magnetic stimulation. Roots or spinal nerves? Neurology 38:199

Salle JY, Hugon J, Tabaraud F, Boulesteix JM, Vallat JM, Dumas M, Poser CM (1992) Improvement in motor evoked potentials and clinical course post-steroid therapy in multiple sclerosis. J Neurol Sci 108:184–188

Schmid UD, Moller AR, Schmid J (1992) The excitation site of the trigeminal nerve to transcranial magnetic stimulation varies and lies proximal or distal to the foramen ovale: an intraoperative electrophysiological study in man. Neurosci Lett 141(2):265–268

Schubert M, Mills KR, Boniface SJ, Konstanzer A, Dengler R (1991) Veränderungen der Reizantworten motorischer Einheiten auf transkranielle Magnetstimulation bei Patienten mit multipler Sklerose und zerebralem Insult. EEG-EMG 22:28–36

Schady W, Dick JPR, Sheard A, Crampton S (1991) Central motor conduction studies in hereditary spastic paraplegia. J Neurol Neurosurg Psychiat 54/9:775–779

Schriefer TN, Mills KR, Murray NMF, Hess CW (1988) Evaluation of proximal facial nerve conduction by transcranial magnetic stimulation. J Neurol Neurosurg Psychiat 51/1:60–66

Schriefer TN, Hess CW, Mills KR, Murray NMF (1989) Central motor conduction studies in motor neuron disease using magnetic brain stimulation. Electroenceph Clin Neurophysiol 74:431–437

Siebner HR, Rothwell J (2003) Transcranial magnetic stimulation: new insights into representational cortical plasticity. Exp Brain Res 148(1):1–16

Stöhr M, Bluthardt M (1987) Atlas der klinischen Elektromyographie und Neurographie, 2. erw. und verb. Aufl. Kohlhammer, Stuttgart, Berlin, Frankfurt/Main

Tabaraud F, Hugon J, Salle JY, Boulesteix JM, Vallat JM, Dumas M (1989) Etude de la voie motrice centrale par stimulation magnetique corticale et electrique spinale. Rev Neurol 145:690–695

Taniguchi M, Nadstawek J, Langenbach U, Bremer F, Schramm J, Friedman WA, Shields CB, Linden RD (1993) Effects of four intravenous anestetic agents on motor evoked potentials elicited by magnetic transcranial stimulation. Neurosurgery 33/3:407–415

Tchen PH, Fu CC, Chiu HC (1992) Motor-evoked potentials in diabetes mellitus. Taiwan-I-Hsueh-Hui-Tsa-Chic 91:20–23

Toleikis JR, Sloan TB, Ronai AK (1991) Optimal transcranial magnetic stimulation sites for the assessment of motor function. Electroenceph Clin Neurophysiol 81:443–449

Tsuji S, Murai Y, Yarita M (1988) Somatosensory evoked potentials by magnetic stimulation of lumbar nerve roots, cauda equina and leg nerves. Ann Neurol 24:568–573

Tsuji S, Murai Y (1991) Cortical somatosensory potentials evoked by magnetic stimulation: effect of body height, age and stimulus intensity. Electroenceph Clin Neurophysiol 81:32–38

Ugawa Y, Rothwell JC, Day BL, Thompson PD, Marsden CD (1989) Magnetic stimulation over the spinal enlargements. J Neurol Neurosurg Psychiat 52/9:1025–1032

Uozumi T, Tsuji S, Murai Y (1991) Motor potentials evoked by magnetic stimulation of the motor cortex in normal subjects and patients with motor disorders. Electroenceph Clin Neurophysiol 81:251–256

Zandrini C, Ciano C, Lorini R, Alfonsi E, D'Annunzio G, Moglia A (1990) Electrophysiological investigation of central and peripheral nervous system in diabetic children and adolescents. Mov Disorders 5:36

Zentner J, Ebner A (1988) Somatosensory and motor evoked potentials in the prognostic assessment of traumatic and non-traumatic comatose patients. EEG-EMG 19:267–271

Zentner J, Rieder G (1990) Diagnostic significance of motor evoked potentials in space-occupying lesions of the brain stem and spinal cord. Eur Arch Psychiat Neurol Sci 239:285–289

Ziemann U, Ilic TV, Alle H, Meintzschel F (2004) Cortico-motoneuronal excitation of three hand muscles determined by a novel penta-stimulation technique. Brain 127:1887–1898

4 Visuell evozierte Potentiale (VEP)

4.1 Einleitung

Die ersten für die evozierten Potentiale bedeutsamen Hinweise, dass Lichtreize zu einer stimulusabhängigen Änderung der Hirnaktivität führen, wurden schon 1934 von Adrian et al. gegeben. Sie stellten fest, dass unter Lichtstimulation Potentialveränderungen am okzipitalen EEG entstehen. 1961 unternahm Ciganek erstmals den Versuch, den okzipitalen EEG-Veränderungen, die bei Blitzreizung in der Retina entstehen, eine Nomenklatur zuzuordnen. Er klassifizierte die Potentialformen mit den Ziffern I bis VII. 1965 beschrieb Spehlmann das erste VEP (visuell evozierte Potentiale), das durch eine Schachbrettmusterumkehrrepräsentation entstand. Die heute existierende breite Anwendung der VEP in der klinisch/neurologischen und ophthalmologischen Diagnostik nahm 1972 vorwiegend durch Halliday ihren Anfang. Dieser erkannte, dass bei der Retrobulärneuritis VEP mit verzögerten Latenzen auftreten. Eine Verfeinerung der VEP-Methode in den folgenden Jahren durch Lowitzsch und Maurer ermöglicht heute eine subtile Untersuchung des visuellen Systems. Neben dem Nachweis klinisch apparenter visueller Störungen können mittels VEP auch subklinische Läsionen und psychogene Störungen diagnostiziert und klassifiziert werden. In Grenzen gelingt mit den VEP sogar eine Sehschärfenbestimmung. Durch eine Kombination von Elektroretinogramm (ERG)-Registrierungen mit VEP-Registrierungen kann eine topologische Einschätzung so vorgenommen werden, dass ersichtlich ist, ob Schädigungen primär in der Retina ihren Ursprung nehmen oder in postretinalen afferenten Strukturen des optischen Systems entstehen.

4.2 Anatomische Voraussetzungen

In der Retina befinden sich etwa 130 Mio. Stäbchen und 7 Mio. Zapfen, wobei in der Fovea, der Stelle des schärfsten Sehens, nur Zapfen existieren, die an dieser Stelle mit den nachgeschalteten bipolaren Zellen eine Verknüpfung in einem Zahlenverhältnis von 1:1 eingehen. In der übrigen Netzhaut sind Zapfen und Stäbchen gemischt. Die bipolaren Zellen stehen in direktem Kontakt zu den Ganglienzellen, die anatomisch ausgelagerte Hirnzellen darstellen. Die zentralen Fortsätze der ca. 1 Mio. Ganglienzellen bilden zusammen den N. opticus, der über das Chiasma opticum zur ersten zentralen Umschaltstelle im Corpus geniculatum laterale des Thalamus zieht. Die Fasern des N. opticus kreuzen etwa zur Hälfte dergestalt, dass alle die Fasern, die die nasale Retinahälfte innervieren, im Chiasma opticum zur kontralateralen Hirnhälfte wechseln. Nur wenige Axone enden nicht im Corpus geniculatum laterale sondern ziehen zu den Colliculi superiores sowie zu Kerngebieten in der Area praetectalis. Diese Verschaltungen dienen der Generation und der Übertragung optischer Reflexe. Im Corpus geniculatum laterale besteht der synaptische Kontakt zum nächsten Neuron, dessen Faseranteile zunächst im hinteren Teil der inneren Kapsel und dann in der Gatriolet-Sehstrahlung als breites Band um das Unter- und Hinterhorn der Seitenventrikel zur Sehrinde ziehen. Die Neuriten enden in der okzipitalen Sehrinde an der medialen Seite des Okzipitallappens innerhalb sowie ober- und unterhalb der Fissura calcarina (Area 17, Area striata, primäre Sehrinde). Die Makulafasern nehmen in der Sehrinde die größte Fläche ein und projizieren auf den posterioren Abschnitt der Fissura calcarina. Obwohl die Makula nur den 300. Teil der Retinagesamtfläche ausmacht, nehmen ihre Projektionsfasern ca. die Hälfte des visuellen Kortex ein. Die Area 17 ist umgeben von den Areae 18 und 19, die bis auf die Außenseite des Okzipitallappens reichen und die als sekundäre und tertiäre optische Felder Assoziationsgebiete für visuelle Eindrücke darstellen. Wahrscheinlich werden erst hier die optischen Eindrücke der Area 17 bewusst wahrgenommen. Die Area 18 erhält über Kommissurenbahnen auch Afferenzen aus der kontralateralen Hirnhälfte. Abbildung 4.1 zeigt die wesentlichen anatomischen Verhältnisse des Sehbahnverlaufs.

4.3 Physiologie

Das Sehen und somit auch die VEP werden wesentlich vom funktionell anatomischen Aufbau der Retina geprägt. Die zentrale Retinaeinheit, die Fovea, die die höchste Zapfendichte aufweist, ist der Ort der besten visuellen Auflösung, der höchsten Farberkennung und der stärksten Kontrastempfindlichkeit. Die fovealen Fasern des N. opticus haben einen geringeren Axondurchmesser als die Optikusfasern der peripheren Netzhautanteile und leiten mit einer geringeren Geschwindigkeit. In der Retinaperipherie befinden sich mehr Stäbchen, die ein vergleichsweise schlechteres Auflösungsvermögen haben, dafür aber für die Wahrnehmung von Bewegungseffekten empfindlicher sind.

Aufgrund des größeren Faserdurchmessers haben die anteiligen Optikusfasern der Netzhautperipherie deshalb eine höhere Leitgeschwindigkeit. Legt man den zentralen Visus mit 100% fest, dann fällt der Visus 10% au-

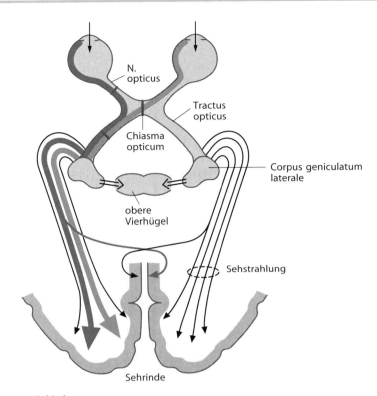

Abb. 4.1. Anatomie der Sehbahn

ßerhalb der Fovea bereits auf 20% ab. Diese funktionell anatomischen Unterschiede zwischen Netzhautzentrum und Netzhautperipherie bedingen, dass das „foveale" VEP vorwiegend durch Kontrastwechsel kleiner Muster und das „periphere" VEP hauptsächlich durch große Muster oder durch Helligkeitsvariationen entsteht. Das konventionelle schachbrettmusterevozierte VEP entsteht unter Berücksichtigung dieser anatomischen und physiologischen Bedingungen nur zu ca. 15–20% in peripheren Netzhautanteilen.

Während wir bei den frühen AEP und SEP inzwischen eine recht genaue anatomische Vorstellung von den Generatoren der einzelnen Gipfeln haben, so ist dies bei den VEP nicht der Fall. Weitgehend gesichert ist, dass beim Menschen im Oberflächen-VEP kein Potential aus dem Corpus geniculatum laterale registriert werden kann, da sich dort ein geschlossenes elektrisches Feld aufbaut, das sich im Oberflächen-EEG nicht ableiten lässt. Die regelmäßig registrierbaren VEP-Anteile unter 90 ms entstehen in der Area 17, die positive Hauptkomponente P2 bei etwa 100 ms ist Ausdruck elektrischer Feldschwankungen in der Area 18 und 19, wobei noch Aktivitäten aus der Area 17 hinzukommen. Die VEP-Anteile nach 130 ms entstehen nur noch in der Area 18 und 19. Dabei sollen positive Potentialveränderungen durch hemmende und negative Potentialauslenkungen durch erregende kortikale Vorgänge hervorgerufen werden. Daraus ergibt sich, dass die topographische Zuordnung von Läsionen im afferenten visuellen System aufgrund veränderter VEP nur sehr begrenzt möglich ist. Eine Ausnahme stellt die weiter unten beschriebene Halbfeldstimulation dar, mit deren Hilfe wenigstens eine grobe Einteilung in einen prächiasmatisch und in einen retrochiasmatisch gelegenen Läsionsort gelingt.

In Abhängigkeit von der Art des Reizes können „transiente VEP" im Sinne einer reizgekoppelten Einzelantwort oder „steady-state-VEP" in Form von sinusförmigen Potentialschwankungen abgeleitet werden. Bei den tran-

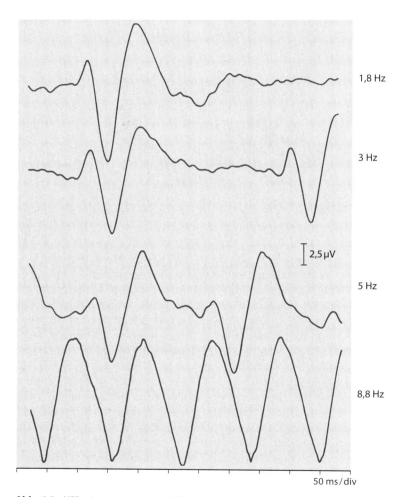

Abb. 4.2. VEP eines gesunden 40-jährigen Mannes nach Schachbrettmusterstimulation; bei Zunahme der Reizfrequenz. Übergang vom transienten VEP zum Steady-State-VEP

sienten VEP, die in der Praxis die größte Bedeutung haben und die durch die wiederholte Reizdarbietung desselben Stimulus mit einer Frequenz zwischen 0,5 und 2 Hz hervorgerufen werden, kommt das optische System in den Reizpausen immer zur Ruhe. Zur Registrierung der transienten VEP ist immer ein „Averaging" erforderlich. Die Steady-state-VEP hingegen werden durch kontinuierliche Darbietung eines sinusförmigen Reizes evoziert, wobei die Frequenz des Antwortpotentials der Reizfrequenz der Lichtquelle entspricht, die üblicherweise zwischen 8 und 9 Hz liegt. Steady-state-VEP wird die Fähigkeit zugesprochen, besonders Fehlfunktionen der Bewegungsafferenzen aufzudecken (Abb. 4.2).

4.4 Pathophysiologie

Die Erregungsweiterleitung im visuellen System kann zum einen durch eine Dysfunktion der Myelinscheiden und zum anderen durch eine axonale Störung beeinträchtigt sein. Dabei führt ein Myelinscheidenschaden zunächst zur lokalen Leitgeschwindigkeitsabnahme mit dem Effekt einer Latenzverzögerung der VEP. Ein einziger demyelinisierender Plaque kann z.B. bereits eine Latenzverzögerung der Überleitung in der Größenordnung von 25 ms verursachen. Ist nicht der gesamte Sehnerv von einer Demyelinisierung betroffen, so leiten einige Nervenfasern mit normaler, die anderen jedoch mit einer verlangsamten Geschwindigkeit, wodurch eine temporale Leitungsdispersion entsteht. Die asynchrone Impulsweiterleitung bedingt v.a. eine Formveränderung des registrierten VEP-Potentials. Sind der gesamte Sehnerv oder einzelne Sehnervenanteile in ihrem gesamten Querschnitt von einer Entmarkung betroffen und wird die afferente Erregung überhaupt nicht mehr über die schadhafte Stelle geleitet, stellt sich ein totaler oder partieller Leitungsblock mit einem Ausfall oder einer Amplitudendepression aller nachfolgenden Potentiale ein. In manchen Fällen manifestiert sich ein Leitungsblock nur bei höheren Reizfolgen, wir sprechen dann von einem frequenzabhängigen Leitungsblock. Auf ähnliche Weise entsteht eine Leitungsverzögerung bei einem krankeitsbedingten verlängerten partiellen Refraktärzustand, bei dem an demyelinisierten Abschnitten die Impulsweiterleitung unterhalb einer kritischen Reizintervallzeit dahingehend gestört ist, dass nur jede zweite Reizantwort blockiert wird. Als Folge stellt sich wiederum eine VEP-Latenzverzögerung ein. Axonale Prozesse, die beispielsweise bei ischämischen Erkrankungen oder bei raumfordernden Optikusläsionen beobachtet werden, beeinträchtigen die Latenz der VEP oft nur unwesentlich; im Vordergrund des pathologischen VEP-Befundes stehen dann Formveränderungen und Amplitudenverminderungen.

Obwohl als Grundregel gelten kann, dass Markscheidenerkrankungen eher zu Latenzverschiebungen und Axonkrankheiten eher zu Amplitudenverminderungen führen, ergibt sich aus den Vorbemerkungen, dass allein aufgrund der VEP-Befunde keine exakten Aussagen über die Art des zugrundeliegenden Krankheitsprozesses gemacht werden können. In diesem Zusammenhang ist zu berücksichtigen, dass auch die topographische Ausbreitung eines Krankheitsprozesses einen Einfluss auf das VEP hat. So führt ein bevorzugter Ausfall der parafovealen Faseranteile des Sehnerven dazu, dass die fovealen Faseranteile mehr zur Entstehung des VEP beitragen. Da die fovealen Sehnervenfasern aber bekanntermaßen langsamer leiten, verzögert sich die Gesamtlatenz des noch vorhandenen Ganzfeld-VEP; man spricht von einer sog. „Pseudolatenzverzögerung". Um hier eine fehlerhafte Befundinterpretation zu vermeiden, empfiehlt sich neben dem Ganzfeld-VEP auch eine isolierte foveale Reizung.

Nicht nur Krankheiten des retroretinalen optischen Systems führen zu einer Veränderung der VEP. Da die Ausprägung des VEP vom Kontrast, der Abnahme der Leuchtdichte und der Refraktion abhängt, führen auch primär ophthalmologische Störungen zu pathologischen VEP.

Unter den Erkrankungen des Auges stehen die Refraktionsanomalien an erster Stelle. Über eine Defokussierung des optischen Reizes nimmt schon bei leichten Refraktionsdefiziten die VEP-Amplitude ab; bei stärkeren Refraktionsstörungen nach beiden Richtungen kommt es auch zu milden Latenzverzögerungen. Deshalb sind VEP-Ableitungen bei gestörter Refraktion nur mit Brille zulässig.

Ausgeprägte Miosis führt über eine Abnahme der retinalen Illumination und des Kontrastes zu einer Amplitudenabnahme und einer Latenzverzögerung, Mydriasis dagegen bewirkt im Wesentlichen eine Latenzabnahme. Aus diesem Grund sind pharmakologische Veränderungen der Pupillomotorik bei der Befundinterpretation immer zu berücksichtigen. Retinale Erkrankungen führen vorwiegend zu einer Amplitudenverminderung. Papillenprozesse erfassen letztlich die Sehnervenfasern. Die gestörte Leitfunktion macht sich in einer Amplitudenabnahme und einer milden Latenzzunahme bemerkbar.

Bei Erkrankungen von N. opticus, Chiasma opticum und Tractus opticus ist für die VEP-Befundung zwischen komprimierenden Störungen und Entmarkungskrankheiten zu differenzieren. Erstere beeinträchtigen vorwiegend die Form und die Amplitude des VEP, Letztere führen primär zu einer Latenzverzögerung und erst dann zu einer Amplitudenabnahme und einer Formveränderung des VEP. Bei Läsionen, die zwischen dem Corpus geniculatum laterale und der Sehrinde liegen, ergeben sich eher uncharakteristische VEP-Resultate. Unabhängig vom Läsionsort dominieren in diesem Fall Amplitudenverminderungen und Formbeeinträchtigungen.

Die topodiagnostische Aussagekraft bei Prozessen des Chiasma und der zentralen Sehbahn kann in einigen Fällen durch Hemiretinareizung bei gleichzeitiger VEP-Registrierung mit einer okzipitalen Kette von drei oder fünf Elektroden erhöht werden.

> ❗ VEP bei demyelinisierenden Erkrankungen sind gekennzeichnet durch:
> - deutliche Latenzverzögerung,
> - partiellen oder totalen Leitungsblock mit Potentialausfall oder Amplitudenverminderung,
> - Formveränderungen.
>
> VEP bei axonalen Prozessen sind gekennzeichnet durch:
> - Amplitudenverminderung und Formveränderung,
> - leichte Latenzverzögerung.

4.5 Reizdarbietung

Zur VEP-Auslösung verwendet man gewöhnlich Reize, die sich durch abrupte Änderungen der Helligkeit oder des Kontrastes auszeichnen. Technisch handelt es sich um folgende Reizeinheiten:
- Stroboskopeinzelblitze (Steady-state-VEP und transientes VEP),
- Flickerlicht (Steady-state-VEP),
- Blitzbrille (transientes und steady-state-VEP),
- Schachbrett- oder Streifenmuster (~~Drehspielgenerator oder~~ Bildschirm), (transientes ~~und Steady-state~~ VEP).

Einzelstroboskopblitze können mit den handelsüblichen Blitzeinheiten eines EEG-Gerätes generiert werden, wobei die Stimulationsfrequenz zwischen ein und zwei Blitzen pro Sekunde und der Abstand von der Lichtquelle zu den Augen des Patienten bei 20–30 cm liegen sollte. Als Indikation für Blitzreize ist lediglich noch die Untersuchung von Neugeborenen oder kooperationsunfähiger Patienten anzusehen. Ein ähnlicher Untersuchungsablauf ist bei der Flickerlichtreizung zu wählen, der bei der Steady-state-VEP-Registrierung zur Anwendung kommt. Die mit eingebauten Leuchtdioden versehene Blitzbrille, die auch eine seitengetrennte Reizung beider Augen zulässt, wird noch bei bewusstlosen Patienten oder während einer Narkose zur Untersuchung des optischen Systems eingesetzt. Als gebräuchlichste Methode in Klinik und Praxis hat sich inzwischen die Schachbrettmusterumkehrreizung etabliert, bei der auf dem Reizschirm zwei komplementäre Schachbrettmuster mit identischer durchschnittlicher Leuchtdichte erscheinen. Zu bestimmten Zeitpunkten alternieren die Schachbrettmuster, d. h. aus einem schwarzen Kästchen wird ein weißes und umgekehrt. Der Triggerimpuls, der den Averaging-Prozess steuert, setzt bei jedem Musterwechsel ein. Bei den heute üblichen Systemen wird meist das Schachbrett computergesteuert auf einem Fernsehmonitor generiert, wobei die älteren Drehspiegelsysteme wegen ihres schnelleren Bildaufbaus immer noch eine Einsatzberechtigung haben.

Ein wesentlicher Vorteil der computergestützten Bildschirmpräsentation besteht darin, dass das Schachbrettmuster sehr einfach, was Größe und

Folgefrequenz anbelangt, verändert werden kann. Nachteilig wirkt sich die Dauer des Bildaufbaus aus, die zwischen 10 und 20 ms liegt, wenn das Gerät mit 50 Hz Wechselstrom betrieben wird. Der Musterwechsel auf dem Bildschirm kann dabei immer genau zu Beginn des Bildaufbaus links oben in der ersten Bildschirmzeile („frame locked") oder unabhängig davon im Verlauf der vertikalen Kathodenstrahlablenkung an einer beliebigen Bildschirmstelle („non locked") einsetzen. Im „Non-locked"-Modus variiert der Start des Musterwechsels somit zwischen 0 und 20 ms. Bei der „Frame-locked"-Stimulation erfolgt der Musterwechsel in Bildschirmmitte 10 ms nach Beginn des Bildaufbaus in der ersten Zeile links oben. Nachteilig auf die Qualität der VEP wirken sich unschärfere Musterränder und flimmernde Kontrastgrenzen der Fernsehbildschirme aus. Durch den dauerhaften Einsatz der Bildröhre nehmen Kontrast und Leuchtdichte ab, was regelmäßige Kontrollen der Bildschirmqualität erforderlich macht. Bei den Drehspiegelsystemen wird das Schachbrett durch einen motorgetriebenen Spiegel auf einen Leuchtschirm projiziert. Dieses Verfahren ermöglicht durch die sehr kurze Bildaufbauzeit von ca. 5–8 ms sowie durch die fehlende Flimmereffekte und fehlende Kantenunschärfe bei kleineren Mustern eine sehr exakte Reizung mit einer besseren Ausprägung der VEP und gut abgrenzbarem Gipfel. Nachteilig wirkt sich hier die Helligkeitsabnahme zu den Leuchtschirmrändern aus. Die Natur der Leuchtschirme und der Projektionslampen bringen es mit sich, dass im Laufe der Zeit die Leuchtdichte und der Kontrast abnehmen, was regelmäßige Kontrollmessungen auch bei diesen Systemen erforderlich macht.

4.6 | Technische Voraussetzungen

Zur Registrierung des Standard-VEP genügt ein Einkanalmesssystem. Nur bei Ableitung über eine horizontale Kettenanordnung der Elektroden (z.B. bei Halbfeldstimulationen) sind ≥ 3 Ableitkanäle erforderlich. Die Eingangsimpedanz des Verstärkers soll mehr als 100 kΩ betragen, der Frequenzgang des Verstärkers zwischen 0,1 und 10 kHz liegen. Die Sampling-Rate soll wegen der Ablesegenauigkeit 512 Hz oder mehr betragen, der Averager sollte Signale bis 0,2 µV darstellen können. Eine im Messsystem integrierte Artefaktunterdrückung erleichtert die Potentialregistrierung wesentlich.

Zur Ableitung werden handelsübliche Oberflächenelektroden verwendet. Am besten eignen sich Gold- oder Silber-Silberchlorid-Elektroden neben Klebeelektroden. Subkutan platzierte Nadelelektroden haben zwar den Vorteil eines festen Sitzes in der Kopfhaut und einer schnellen Applikation, nachteilig wirken sich jedoch der schmerzhafte Nadeleinstich, die Notwendigkeit der Sterilisation nach der Ableitung und die Kleinamplitudigkeit der registrierten VEP-Signale aus, so dass die Anwendung nicht mehr empfohlen wird. Grundsätzlich können aber alle vorgestellten Elektroden verwendet werden; es ist jedoch zu beachten, dass während einer Potential-registrierung alle Elektroden (differente und indifferente Ableitelektroden) immer aus dem gleichen Material bestehen, da sonst keine verzerrungsfreie Ableitung gewährleistet ist.

4.7 ▌ Einflussgrößen des verwendeten Reizes

Bei der Ableitung der VEP sind folgende Stimulationskriterien für Latenz und Amplitude der VEP-Potentiale von Bedeutung:
▌ Reizkonfiguration (z.B. Schachbrettmusterkonfiguration),
▌ Größe des Reizfeldes,
▌ Lage des Fixationspunktes,
▌ mittlere Leuchtdichte,
▌ Kontrast.

4.7.1 Reizkonfiguration

In der Regel wird eine Schachbrettmusterumkehrreizung zur Stimulation eingesetzt, wobei in Abhängigkeit vom Retinaort unterschiedliche Größen der Schachbrettquadrate zum Einsatz kommen. Zentral foveal im Gebiet der größten Zapfendichte sind die rezeptiven Felder am kleinsten, in der Retinaperipherie nimmt die Zapfendichte ab und die rezeptiven Felder werden größer. Aus diesem Grund nimmt an den Netzhauträndern der hellig-keitsinduzierte (Stäbchen) Anteil des VEP zu. Bei Schachbrettreizung wird die Größe der Kästchen in Winkelgraden ausgemessen. Da die Größe der Winkelgrade auch vom Abstand Patient-Bildschirm abhängt, müssen sie auf die individuellen Ableitbedingungen im jeweiligen Labor abgestimmt werden.

Die Kästchengröße a in Winkelminuten errechnet sich dabei nach fol-gender Formel:

$$a = \tan\left(\frac{W}{2 \cdot A}\right)$$

a = Kästchengröße in Winkelminuten
W = diagonale Kästchenweite in mm
A = Abstand Bildschirm zu Auge in mm

Will man die fovealen rezeptiven Felder reizen, deren zentrale Afferenzen bevorzugt bei der Retrobulbärneuritis befallen sind, liegt die optimale Kästchengröße bei 10–25 Bogenminuten; bei vornehmlich parafovealer Sti-mulation ist eine Kästchengröße zwischen 50 Bogenminuten und einem Winkelgrad empfehlenswert. Bei einem kompletten Leitungsausfall aller fo-vealer Fasern im Rahmen einer Retrobulbärneuritis kann es nötig sein, mit noch größeren Kästchen zu reizen, um die Leitungsfunktion der parafovea-

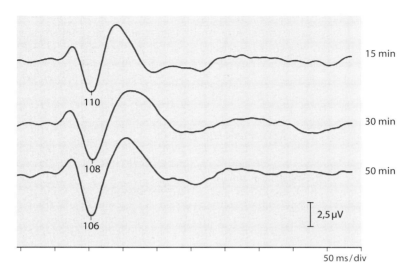

Abb. 4.3. VEP einer 40-jährigen gesunden männlichen Versuchsperson des rechten Auges mit unterschiedlichen Schachbrettmustergrößen; beachte die Veränderung der P 100-Latenzen

len Netzhautanteile zu dokumentieren. Die bevorzugte foveale Reizung bei kleineren Kästchen bringt es mit sich, dass dann die P100-Latenz später erscheint als bei Verwendung großer Kästchen, da foveale Fasern einen geringeren Axondurchmesser und eine dünnere Markscheide besitzen als parafoveale Fasern. Die Leitgeschwindigkeit der fovealen Afferenzen ist deshalb geringer als die der parafovealen (Abb. 4.3).

4.7.2 Gesamtfeldgröße

Da die Amplitude des VEP eine positive Korrelation zur Größe des Gesamtreizfeldes aufweist, darf das Gesamtfeld nicht zu klein gewählt werden, wobei eine Sättigung der VEP-Amplituden bei einer Gesamtfeldgröße von 7,5–10° erreicht wird.

4.7.3 Lage des Fixationspunktes

In Abhängigkeit von der Lage des Fixationspunktes im Reizfeld werden unterschiedliche Netzhautanteile und somit differente Potentialgeneratoren im okzipitalen Kortex stimuliert, mit der Folge unterschiedlicher Amplituden, Latenzen und Formen des VEP. Befindet sich der Fixationspunkt z. B. an der unteren Begrenzung des Reizfeldes, wird vornehmlich die obere Retinahälfte beleuchtet. Die Amplitude des P100-Potentials ist dabei niedriger als bei Reizung der unteren Netzhauthälfte durch einen am oberen Rand des Reizfeldes angebrachten Fixationspunkt. Um eine möglichst gleichmäßige Ausleuchtung der Retina zu gewährleisten, empfehlen wir deshalb einen in der Mitte des Bildschirms angebrachten Fixationspunkt. Um auch bei Patienten mit deutlicher Visusminderung eine optimale Fixation zu erreichen, empfiehlt sich die Verwendung einer farbigen Leuchtdiode als Fixationshilfe.

4.7.4 Mittlere Leuchtdichte

Die Leuchtdichte (L) ist ein Maß für die von einer Lichtquelle ausgestrahlten Lichtstärke (gemessen in Candela), die zur Fläche der Lichtquelle (gemessen in m^2) ins Verhältnis gesetzt wird. Da bei der Schachbrettmusterumkehrstimulation alternierend schwarze und weiße Kästchen aufleuchten, ist bei dieser Reizart die „mittlere Leuchtdichte" (cd/m^2) maßgeblich. Sie wird nach folgender Gleichung berechnet:

$$\text{mittlere Leuchtdichte} = \frac{L_{max} + L_{min}}{2}$$

Dabei ist L_{max} die höchste Leuchtdichte der weißen Felder und L_{min} die geringste Leuchtdichte der schwarzen Felder. Die mittlere Leuchtdichte beeinflusst wesentlich die Amplituden und Latenzen des VEP. Eine Abnahme der mittleren Leuchtdichte führt zu einer Latenzverzögerung und zu einer Verkleinerung der Amplituden des VEP, wobei die damit zusammenhängende Abnahme der Retinabeleuchtung für die VEP-Veränderungen verantwortlich ist. Um stabile und gut ausgeprägte Potentiale zu erhalten, ist demnach die mittlere Leuchtdichte der Reizeinheit möglichst hoch einzustellen. Sie sollte mehr als 70 cd/m^2 betragen, was bei industriell angebotenen Geräten meistens der Fall ist. Die mittlere Leuchtdichte von Drehspiegel- und Bildschirmsystemen ist kein konstanter Parameter und nimmt im Zuge der Gerätealterung in der Regel ab. Deshalb sollte die mittlere Leuchtdichte des Reizsystems einmal im Jahr mit sog. Luminance-Messgeräten kontrolliert werden.

4.7.5 Kontrast

Der Kontrast (K) beschreibt die Relation von hellen und dunklen Quadraten des Schachbrettmusters und errechnet sich gemäß der Formel:

$$K = (L_{max} - L_{min}/L_{max} + L_{min}) \cdot 100$$

Der Kontrast beeinflusst genauso wie die mittlere Leuchtdichte die Ausprägung der VEP, wobei bei einer Abnahme des Kontrasts die Latenz des VEP zunimmt und die Amplitude abnimmt. Zwar erreicht die Amplitude ab einer bestimmten Kontrasthöhe eine Sättigung, die aufwändige Kontrastvariation bis zur Sättigungsgrenze des VEP kann jedoch wegfallen, wenn darauf geachtet wird, dass der Kontrast mehr als 80–90% beträgt. Da der Kontrast deutlich von der Umgebungsleuchtdichte beeinflusst wird, sollte die Hintergrundsleuchtdichte weniger als 50 cd/m^2 betragen. Das VEP muss deshalb immer in einem abgedunkelten Raum abgeleitet werden.

4.8 Untersuchungsablauf

Grundsätzlich gilt, dass der Untersucher vor einer VEP-Untersuchung genaue Kenntnis über Visus, Gesichtsfeld, brechende Medien und Pupillomotorik des Patienten haben muss, um später eine suffiziente Aussage über den Befund der VEP machen zu können. Dies gelingt natürlich am einfachsten durch eine vorab durchgeführte augenärztliche Untersuchung. Refraktionsanomalien sind während der VEP-Registrierung immer durch individuelle Augengläser (Patientenbrille) auszugleichen. Es ist darauf zu achten, dass die Pupillen nicht zu eng sind, da eine Miosis zu einer Latenzverlängerung der VEP aufgrund der verminderten retinalen Illumination führt. Vor Beginn der Ableitung sollte der Patient genau über den Untersuchungsablauf aufgeklärt werden, um verspannungsbedingte Potentialverzerrungen zu vermeiden. Die VEP werden in der Regel in sitzender Position registriert, wobei die Arme auf breiten Armlehnen locker aufliegen und der Nacken durch eine Nackenrolle bequem unterstützt wird. Die Ableitung selbst erfolgt in einem ruhigen, abgedunkelten und elektrisch abgeschirmten Raum, in dem alle elektrischen Geräte sowie der Untersuchungsstuhl geerdet sind. Die Raumtemperatur sollte mehr als 22 °C betragen, um ein Kältezittern der Muskulatur zu vermeiden.

Bevor die Kopfhautelektroden angebracht werden, ist die Haut an den Ableitpositionen durch Schmirgelpaste zu entfetten und der Hautwiderstand durch Auftragen von Elektrodengel zu senken, so dass der Übergangswiderstand weniger als 5 kΩ beträgt.

Die differente Elektrode wird bei der konventionellen VEP-Ableitung über Oz entsprechend des internationalen 10–20-Systems angebracht, diese Position liegt 10% des Nasion-Inion-Abstandes über dem Inion in der Mittellinie (Abb. 4.4 und 4.5). Die indifferente Elektrode wird bei Fz fixiert, entsprechend 30% des Nasion-Inion-Abstands vom Nasion aus. Als Alternative können zur Referenz verbundene Mastoidelektroden dienen, die insbesondere dann verwendet werden sollten, wenn sich bei der Registrierung gegen Fz eine W-Form der P100-Welle ergibt, die bei der Mastoidreferenz meist verschwindet. Als Erde dient eine Elektrode bei Fpz (Stirnelektrode) oder eine um den Arm gebundene Filzelektrode.

Einen wesentlichen Einfluss auf die VEP-Parameter hat die Wahl der Grenzfrequenzen des Verstärkers. Die untere Grenzfrequenz beträgt bei

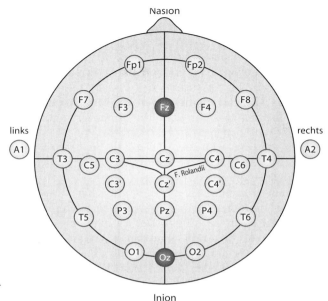

Abb. 4.4. 10–20-System der EEG-Elektrodenplatzierung

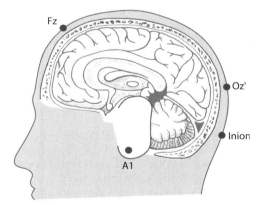

Abb. 4.5. Schema für die Position der medianen Ableitelektroden in Bezug auf das Inion (nach Halliday, McDonald: Pathophysiology of demyelinating disease; Br Med Bull 33, 1977, 21–27)

Routineableitungen 0,3–0,5 Hz. 0,3 Hz entspricht einer Zeitkonstante von 0,5 s; die obere Grenzfrequenz liegt bei 100 Hz. Sowohl eine Erhöhung der unteren als auch eine Erniedrigung der oberen Grenzfrequenz führen zu Latenzverkürzungen und zu einer Amplitudenverminderung. Die Bildschirmvergrößerung der Potentiale wird in der Regel so eingestellt, dass 10 μV einer Einheit der vertikalen Bildschirmunterteilung entsprechen. Nur bei sehr kleinen VEP empfiehlt sich eine Bildschirmverstärkung von 5 μV/ Einheit. Die Analysezeit sollte 300 bis 500 ms für den gesamten Bildschirm betragen.

Als Reizfolgefrequenz bevorzugen wir eine Bildwechselrate von 1,8 Hz, um die Aufsummierung von Wechselstromspannung zu vermeiden, was bei der oft verwendeten Stimulationsfrequenz von 2 Hz vorkommen kann.

Der Fixationspunkt wird in der Mitte des Bildschirms angebracht. Wie oben schon ausgeführt, kann die Verwendung einer Leuchtdiode als Fixationshilfe sehr hilfreich sein. Der Patient sitzt im Abstand von einem Meter vor dem Bildschirm, die Augen des Untersuchten sollten sich in Höhe des Fixationspunktes befinden. Ein höhenverstellbarer Stuhl erleichtert dabei das Justieren der exakten Sitzposition.

Sehr genaue VEP-Befunde erhält man, wenn foveale (mit einer Kästchengröße von 10–25 Bogenminuten) und parafoveale Retinaanteile (mit einer Kästchengröße von 50 Bogenminuten bis zu einem Winkelgrad) in zwei separaten Durchläufen getrennt stimuliert werden. Der Patient wird aufgefordert, möglichst spannungsfrei im Untersuchungsstuhl zu sitzen und den Mund leicht zu öffnen. Der Patient muss den Fixationspunkt während der gesamten Ableitung konsequent fixieren. Bei schlechter Mitarbeit des Patienten muss der Untersucher die Fixation entweder durch eigene Inaugenscheinnahme oder durch eine Videoüberwachung kontrollieren. Eine genaue Fixierung ist immer dann gewährleistet, wenn sich das Schachbrett der Stimulationseinrichtung exakt in der Mitte der Pupille des Patienten spiegelt.

Obwohl immer noch VEP-Ableitungen nach simultaner Reizung beider Augen empfohlen werden, halten wir dies für entbehrlich, da sich nach unserer Einschätzung keine Mehrinformation gegenüber einer sofortigen seitengetrennten Stimulation zuerst des rechten und dann des linken Auges ergibt. Insgesamt werden pro Reizdurchlauf 128 Reize aufsummiert. Jedes Potential muss einmal reproduziert werden. Die nachfolgende Aufstellung fasst die Reiz- und Ableiteparameter noch einmal zusammen:

> ▓ Größe der Schachbrettkästchen:
>   – foveale Reizung mit 12–25 Bogenminuten,
>   – parafoveale Reizung mit 50 Bogenminuten bis ein Winkelgrad,
> ▓ Gesamtfeldgröße: 7,50 bis 100,
> ▓ mittlere Leuchtdichte: mehr als 70 cd/m^2,
> ▓ Kontrast: mehr als 80%,
> ▓ Übergangswiderstand: kleiner als 5 kΩ,
> ▓ differente Elektrode: Oz,
> ▓ indifferente Elektrode: Fz,
> ▓ untere Grenzfrequenz: 0,3–0,5 Hz,
> ▓ obere Grenzfrequenz: 100 Hz,
> ▓ Reizfrequenz: 1,8 Hz,
> ▓ Bildschirmverstärkung: 10 µV/Einheit,
> ▓ Aufsummierungsschritte: 128 pro Durchlauf.
>
> Reproduktion jedes VEP!

4.8.1 Halbfeldstimulation

Obwohl die Halbfeldstimulation immer noch zur Objektivierung von Gesichtsfelddefekten empfohlen wird, nimmt ihre Bedeutung in der klinisch-
neurophysiologischen Diagnostik immer mehr ab. Es setzt sich die Einsicht
durch, dass bei VEP-Halbfeldreizung lediglich größere Gesichtsfelddefekte,
die durch eine Kompression des Chiasma opticum hervorgerufen werden,
mit einer ausreichenden Sensitivität erfasst und objektiviert werden, während Gesichtsfelddefekte, die auf einer retrochiasmalen Läsion (auch kortikalen Läsion) beruhen, uneinheitliche Befunde ergeben und sich somit
dem Nachweis der VEP-Registrierung entziehen können. Zum anderen variieren die Halbfeld-VEP bereits bei Gesunden so stark, dass in Abhängigkeit von der Faltung der okzipitalen Rinde VEP-Befunde nachgeahmt werden, die man bei partiellen Gesichtsfelddefekten sieht. Es sollte deshalb,
wenn möglich, eine augenärztliche Gesichtsfeldbestimmung angestrebt werden, die allerdings der Mitarbeit des Patienten bedarf. Nur bei fehlender
Kooperationsfähigkeit des Patienten hat die VEP-Halbfeldreizung noch ihre
Bedeutung. Recht klare Befunde liefert sie allerdings bei chiasmakompri-
mierenden Prozessen (z. B. bei Hypophysenadenomen). Abbildung 4.6 zeigt
ein normales Halbfeld-VEP.

Folgendes methodisches Vorgehen hat sich nun bewährt: Während die
meisten Autoren zur Registrierung der Halbfeld-VEP eine okzipitale Elekt-

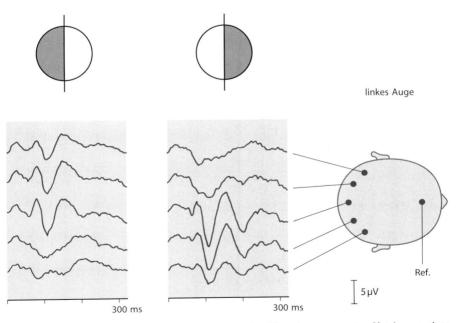

Abb. 4.6. Ableitung eines Halbfeld-VEP einer gesunden Versuchsperson unter Platzierung einer
horizontalen Elektrodenkette (aus Stöhr 1996)

rodenkette von O1 über Oz zu O2 empfehlen, erhält man insbesondere bei Hypophysenprozessen sehr gute Halbfeld-VEP durch Ableitung mit der üblichen medianen Elektrode über Oz. Die nasalen und temporalen Retinahälften werden für jedes Auge getrennt unter Abdeckung der entsprechenden Hälften des Schachbrettreizfeldes gereizt. Dies bedeutet, dass für jedes Auge (nasale und temporale Retinahälfte) zwei VEP entstehen. Bei Verwendung einer Kette von O1 über Oz zu O2 entsteht in Abhängigkeit von der Referenz an der ipsilateral zur gereizten Hemiretina liegenden paramedianen Elektrode eine Phaseninversion. Tabelle 4.2 gibt die Latenz und Amplitudennormwerte der Halbfeld-VEP an.

4.8.2 VEP bei Kindern

VEP können bei Säuglingen und Kleinkindern sowohl nach Blitz- als auch nach Schachbrettreizung registriert werden. Sie leisten eine wichtige Hilfe im präverbalen Alter bei der Beurteilung der Sehtüchtigkeit. Schachbrett-VEP können bei Frühgeborenen bereits ab der 33. Schwangerschaftswoche abgeleitet werden. Es stellen sich jedoch einige Besonderheiten dar. So lässt sich im ersten Lebensmonat ein Schachbrett-VEP nur nach Reizung mit großen Kästchen nachweisen. Die Kurvenform stellt eine große, plumpe positive Deflektion dar. Die Latenz dieser großen Positivität liegt nach der Geburt bei etwa 200–210 ms, wenn mit einer Schachbrettgröße von 120 Bogenminuten gereizt wird. Vom Geburtstermin an nimmt die Latenz dieser Positivität auf etwa 115 ms ab. Gleichzeitig wird die Form des VEP bereits ab dem dritten Lebensmonat komplexer, bereits ab dem fünften Lebensjahr wird ein Erwachsenen-VEP erlangt.

Die Kästchengröße des Schachbretts, das die verlässlichsten VEP erbringt, variiert mit dem Lebensalter. Im ersten Lebensmonat werden Kästchen von 120, im zweiten von 60, vom dritten bis zum fünften von 30 und ab dem sechsten Lebensmonat von 15 Bogenminuten verwendet. Bei unruhigen Säuglingen kann eine milde Sedierung mit 80 mg/kg KG Chloraldurat eingesetzt werden, ohne dass die VEP in ihrer Aussage verändert werden. Bei Kindern unter sechs Monaten wird normalerweise binokulär gereizt, ab dem siebten Lebensmonat kann monokulär stimuliert werden. In diesem Fall beginnt man am besten mit dem gesunden Auge, damit sich das Kind mit einer gewissen Neugierde an den Reiz gewöhnt.

4.9 Auswertung und Normalbefunde

Bei Gesunden ohne Fehlsichtigkeit lässt sich immer ein VEP ableiten, d.h. Fehlen eines VEP ist bei Normalpersonen immer pathologisch. Abb. 4.7 zeigt das VEP eines gesunden Probanden.

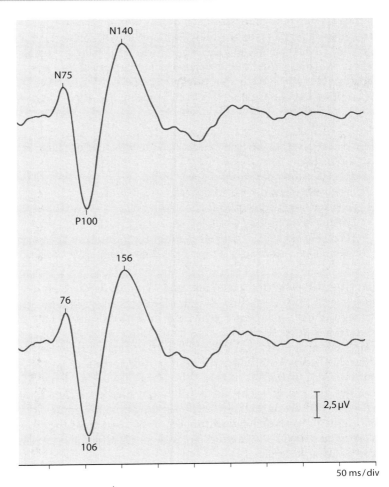

Abb. 4.7. Normales VEP einer 40-jährigen gesunden männlichen Versuchsperson nach Stimulation des rechten Auges (50 min, Schachbrettmuster); Angabe der Gipfelbezeichnungen und der ausgemessenen Gipfelzeiten

Bei klinischen Fragestellungen werden nur die Gipfel N75-P100-N140 (= N2-P2-N3) ausgewertet. Diese Gipfel sind stabil und in der klinischen Diagnostik einsetzbar. Der Untersucher muss sich aber bewusst sein, dass diese Gipfel nicht dem primären visuellen Kortex (Area 17), sondern mehr dem visuellen Assoziationskortex (Area 18 und 19) entstammen. Ein Kurvenausschlag nach unten bedeutet Positivität der differenten Elektrode gegenüber der indifferenten. Da die negativen Wellen N75 und N140 oft wenig markante Gipfel sind, werten manche Untersucher lediglich die Latenz von P100 aus. Obwohl viele Auswerteeinheiten eine automatische „Peakerkennung" besitzen, empfehlen wir die konservative Latenzzeitbestimmung, bei der die Latenzen durch den Untersucher mit dem systemintegrierten Cursor ausgemessen werden. Die Amplituden werden „peak-to-peak" vermessen, wobei wir sowohl die Amplitude N75-P100 als auch P100-N140 angeben. An dieser Stelle soll vermerkt werden, dass oft zur Amplitudenvermessung der P100-Welle der Wert zwischen P100 und N140 verwendet wird. Es empfiehlt sich deshalb, bei der Befundung die Art der Amplitudenvermessung anzugeben.

> **!** Grundsätzlich gehen bei den VEP folgende Parameter in die Befundauswertung mit ein:
> - VEP-Verlust,
> - Absolutlatenzen der Potentialgipfel,
> - Seitendifferenzen der Potentialgipfel,
> - Amplituden der Potentialgipfel,
> - Seitendifferenzen der Amplituden,
> - Potentialkonfiguration und Potentialausprägung (auch im Seitenvergleich),
> - signifikante Latenzzunahmen der P100-Welle während Verlaufsbeobachtungen.

Als Grenzbereich der Latenzen und Amplituden gelten die angegebenen Mittelwerte mit 2,5facher Standardabweichung (Tabelle 4.1). Bei dieser Festlegung der Normwerte geht man davon aus, dass 98,8% aller Normpersonen Messwerte aufweisen, die innerhalb dieses Bereiches liegen. Da die Amplituden deutlich stärker als die Latenzen streuen, werden nur Seitendifferenzen der Amplituden in einer Größenordnung von mehr als 50% als pathologisch gewertet. Beträgt die Amplitude des P100-N140-Komplexes weniger als 3 oder mehr als 20 µV, so ist dies als sicher krankhaft zu werten. Da VEP-Latenzen bei Wiederholungsuntersuchung nur relativ stabil sind, gilt für Verlaufsbeobachtungen, dass nur Latenzänderungen der P100-Welle von mehr als 10 ms im Verlauf als signifikant unterschiedlich eingestuft werden können.

Tabelle 4.1. VEP-Normwerte nach Schachbrettmusterumkehrganzfeldreizung

Autor	Muster-größe (Bogen-minuten)	P100 (ms, Mittel-wert+1SD)	Seitendiffe-renz der P100 (Mittel-wert+1SD)	Amplitude von N75–P100 (µV, Mittel-wert+1SD)	System
Lowitzsch (1990)	15	103,7+6,6	Keine Angabe	19,0+3,8	Drehspiegel-system
Lowitzsch (1990)	50	95,5+4,8	1,8+1,54	16,7+4,9	Drehspiegel-system
Chiappa (1985)	17	106,8+6,4	2,7+2,3	8,3+3,7	Fernsehmonitor
Chiappa (1985)	35	102,9+7,4	2,5+2,9	7,1+3,7	Fernsehmonitor
Chiappa (1985)	70	103,8+6,9	2,2+2,6	7,9+3,6	Fernsehmonitor

Tabelle 4.2. Mittelwerte der Latenznormwerte für die P100-Welle der Halbfeld-VEP (ms) (nach Chiappa 1997) [a]

	P100-Latenz	Interokuläre Latenzdifferenz
Linkes Halbfeld	96,7±5,34	3,7±2,69
Rechtes Halbfeld	95,2±4,61	2,3±1,67

[a] Die Normalwerte wurden nach Halbfeldreizung von Elektroden ausgemessen, die jeweils 5 cm lateral der Mittellinie fixiert waren (Reizung mit Fernsehmonitor).

Bei etwa 5% der Normalbevölkerung stellt sich die P100-Welle W-förmig dar. Dies geschieht besonders häufig bei Verwendung einer frontalen Referenz, da bei einer bipolaren VEP-Registrierung Einstreuungen einer frontalen N100-Welle entstehen, die die okzipitale P100-Welle und die frontale N100-Welle zu einem W-förmigen Potential vereinigen. Bei W-förmiger Konfiguration des VEP sollte die frontale Referenz gegen eine verbundene Mastoidreferenz ausgetauscht werden. Oft bringt diese Maßnahme die W-förmige Deformierung des P100-Gipfels zum Verschwinden. Bleibt auch dann die W-Form erhalten, so gibt man für beide P100-Anteile die Latenzen einzeln an. Bei Persistenz der W-Form auch unter Verwendung von Mastoidelektroden ist darauf zu achten, ob sich von beiden Augen gleichartige W-förmig konfigurierte VEP registrieren lassen. Nur dies ist als Normalbefund zu werten, wobei eine einseitige W-Form als gewichtiger Hinweis auf das Vorliegen eines krankhaften Prozesses zu deuten ist.

4.10 Faktoren, die die VEP beim Gesunden beeinflussen

4.10.1 Alter

Während bei Erwachsenen der Einfluss des Alters auf die Amplituden des VEP kontrovers diskutiert wird, ist für die VEP-Latenzen ein Alterseffekt belegt, wobei die Latenzen des P100-Gipfels ab dem 55.–60. Lebensjahr signifikant zunehmen. Der Alterseinfluss zeigt sich dabei am deutlichsten bei der Verwendung kleiner Schachbrettmuster. Als Grundregel kann sowohl für die transiente als auch für die Steady-state-Reizung gelten, dass im Alter von etwa 55–60 Jahren der obere Grenzwert für die P100-Welle um 2 ms und im Alter von 60–70 Jahren um 3 ms gegenüber dem oberen Grenzwert bei jüngeren Erwachsenen verlängert ist. Die Amplituden des VEP sollen im höheren Lebensalter (60–80 Jahre) leicht zunehmen; dieser Effekt erreicht aber keine sichere statistische Signifikanz, so dass er in der klinischen Diagnostik vernachlässigbar ist.

4.10.2 Geschlecht

Mehrere Untersuchungen belegen, dass die P100-Latenzen bei Frauen signifikant kürzer als bei Männern sind, wobei sich der Unterschied in einem Bereich zwischen 2–5 ms bewegt. Während zunächst geschlechtsbedingte Differenzen der Kopfgröße ursächlich für die kürzeren Latenzen angenommen wurden, werden heute eher geschlechtshormonelle Einflüsse diskutiert. In diesem Zusammenhang ist erwähnenswert, dass Schwangere gegenüber Nichtschwangeren 2–5 ms kürzere P100-Latenzen aufweisen und dass zum Zeitpunkt des Eisprungs die P100-Latenz ca. 3 ms kürzer ist als zum Zeitpunkt des Menstruationsbeginns. Die Latenzunterschiede zwischen Männern und Frauen bestehen postmenopausal nicht mehr, was als weiterer Hinweis auf die hormonbedingten Latenzveränderung bei Frauen gedeutet werden kann.

4.10.3 Pupillenweite

Änderungen der Pupillenweite beeinflussen zu einem beträchtlichen Ausmaß sowohl Latenzen als auch Amplituden der VEP. Dies ist durch die Veränderung der retinalen Illumination in Abhängigkeit von der Größe der Pupillenöffnung bedingt. Bei Miosis nimmt die Latenz um bis zu 12 ms zu und bei Mydriasis um bis zu 10 ms ab. Die Amplitude wird durch beide Prozesse leicht deprimiert. Trübungen der brechenden Medien, insbesondere wenn sie unilateral vorliegen, und Anisokorien können somit bedeutsame Seitendifferenzen der Latenzen verursachen, die nicht mit einer demyelinisierenden Läsion verwechselt werden dürfen und auf die bei der Befundinterpretation immer explizit eingegangen werden sollte.

4.10.4 Visus und Refraktion

Da Refraktionsstörungen zu einer Defokussierung des Lichtreizes auf der Retina führen, können bereits geringe Refraktionsdefizite zu erheblichen VEP-Veränderungen führen. Dabei sind die Effekte der Refraktionsanomalien auf das VEP bei Stimulation mit kleinen Kästchen am deutlichsten, wobei Amplitudendepressionen von bis zu 60% gegenüber einer ausgeglichenen Refraktion resultieren können. Bei Reizung mit großen Kästchen hingegen nimmt die VEP-Amplitude anfänglich wegen der durch die Refraktionsstörung verstärkten retinalen Illumination zu. Die Latenzen nehmen bei Refraktionsanomalien jeweils um bis zu 8 ms pro Dioptrie zu, wobei es bei weniger ausgeprägten Refraktionsstörungen keine Rolle spielt, ob positive oder negative Linsen zur künstlichen Erzeugung einer Brechungsanomalie vorgesetzt werden.

4.10.5 Augenbewegungen und Nystagmus

Augenbewegungen, ob willkürlich oder nystagmusbedingt, führen ebenfalls zu einer unscharfen Abbildung des Lichtstimulus auf der Retina. In Abhängigkeit vom Schweregrad der bewegungsbedingten Unschärfe kann eine beträchtliche VEP-Amplitudenreduktion und Latenzverzögerung resultieren. Deshalb muss der Untersucher zu jedem Zeitpunkt der Ableitung auf eine optimale Fixierung des Zielpunktes achten. Schielfehlstellungen, willkürliche Augenbewegungen und bestehende Nystagmen sind deshalb zu dokumentieren und bei der Befundung zu berücksichtigen.

4.10.6 Pharmaka

Viele zentralwirksame Medikamente können Amplituden und/oder Latenzen des VEP beeinflussen, wobei für einzelne Substanzen das Ausmaß der Beeinflussung recht unterschiedlich ist. Die größte Rolle spielen pharmakogene Veränderungen beim intraoperativen oder beim intensivmedizinischen Einsatz der VEP. Die meisten Narkotika verursachen sowohl Latenzverzögerungen als auch Amplitudenverminderungen. Ähnliche Veränderungen sieht man auch wenige Minuten nach Einnahme von Valium. Eine Ausnahmestellung nimmt Enfluran ein, das eine ausgeprägte Amplitudenerhöhung der VEP bedingt. Antikonvulsiva, wie Carbamazepin und Vigabatrin, verlängern die Latenzen, während Valproinsäure keinen Effekt auf das VEP ausübt. Ein wichtiges Einsatzfeld haben die VEP bei der tuberkulostatischen Therapieüberwachung, da Ethambutol bekanntermaßen zu einer Sehnervenschädigung führen kann, die nur zu Beginn der Therapie reversibel ist. Hier eignen sich die VEP zur Verlaufsdiagnostik; sie decken aber auch bereits subklinische Optikusschäden auf. Im Einzelfall sind Medikamenteneffekte jedoch schwer zu beurteilen und erfordern Verlaufskontrollen nach Absetzen der Therapie oder während einer Therapiepause.

> **!** Alter, Geschlecht, Pupillenweite, Visus, Refraktion und Fixierfähigkeit sind Einflussgrößen auf das VEP. Sie müssen bei jeder Ableitung dokumentiert und kontrolliert werden.

4.11 Einsatz der Blitz-VEP

Das Blitz-VEP ist weniger empfindlich gegenüber Einflussgrößen, wie Aufmerksamkeit, Pupillenweite, Lampenabstand und Augenbewegungen, so dass die Mitarbeit des Patienten eine geringere Rolle bei der Registrierung spielt. Die Standardabweichungen der Normmittelwerte sind jedoch erheb-

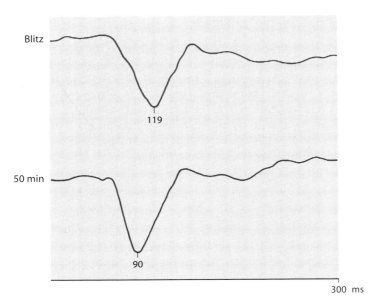

Abb. 4.8. Blitz-VEP und Schachbrett-VEP: kürzere P 100-Latenz beim Schachbrett-VEP

Tabelle 4.3. Normwerte der P100-Welle nach
Stroboskop-Blitz-Reizung (ms) (Mittelwert±SD)

	P-100-Welle
Lowitzsch et al. 1980	114,1±8,2
Lowitzsch et al. 1976	106,3±14,7

lich größer als bei schachbrettmusterevozierten VEP, so dass Blitz-VEP zwischen Gesunden und Kranken wesentlich schlechter trennen. Ihnen bleibt deshalb als Hauptindikationsgebiet Untersuchungen des afferenten visuellen Systems während Operationen bei Patienten auf Intensivstationen und bei nicht-kooperationsfähigen Säuglingen und Kleinkindern oder komatösen Patienten, wo der Nachweis eines intakten afferenten optischen Systems zu erbringen ist (Abb. 4.8). Tabelle 4.3 gibt Normwerte nach Stroboskop-Blitzreizung an; es fallen die längeren Latenzen der P100-Welle und deren höhere Standardabweichung im Vergleich zur üblichen Schachbrettmusterumkehrreizung auf.

4.12 ┃ Klinische Anwendung der VEP

Eine VEP-Ableitung ist bei Vorliegen oder Verdacht nachfolgender Krankheiten indiziert, wobei entsprechend der klinischen Bedeutung die Beschreibung von zerebralen und spinalen Erkrankungen ganz im Vordergrund steht:

- Zerebrale und spinale Erkrankungen:
  - Demyelinisierende Krankheiten (Encephalomyelitis disseminata, Leukodystrophien),
  - Sarkoidose, Tuberkulose, Neurolues, Neuroborreliose,
  - Arteriitis temporalis und andere Vaskulopathien,
  - Raumforderungen,
  - Speicherkrankheiten,
  - Morbus Parkinson,
  - Chorea Huntington,
  - Heredoataxien,
  - Funikuläre Myelose,
  - zervikale Myelopathie,
  - Koma,
  - Psychogene Sehstörung.
- Affektion des N. opticus, des Chiasma opticum und des Tractus opticus:
  - Retrobulbärneuritis,
  - Papillitis,
  - raumfordende Läsionen,
  - vaskuläre Schädigung,
  - toxische Schädigung,
  - medikamentöse Schädigung,
  - Arachnopathia optochiasmatica,
  - hereditäre Optikusneuropathien,
  - hereditäre Neuropathien,
  - hereditäre Myopathien.
- Ophthalmologische Krankheiten:
  - Refraktionsdefizite,
  - akute oder chronische Retinaschädigungen,
  - Amblyopie,
  - Papillenveränderungen (entzündliche Papillenveränderungen, Stauungspapille, Papillenatrophie, Drusenpapille, vaskuläre Papillendegeneration),
  - Glaukom,
  - Panuveitis.

4.12.1 Demyelinisierende Erkrankungen

Der Nachweis demyelinisierender Läsionen im afferenten optischen System ist das wichtigste Indikationsgebiet der VEP. Ihre herausragende Bedeutung erhalten die VEP dadurch, dass sie nicht nur klinisch manifeste, sondern auch subklinische demyelinisierende, sog. okkulte Läsionen der optischen Afferenzen feststellen können. Klinisch manifestieren sich demyelinisierende Läsionen durch Visusstörungen bis zur Amaurose, durch Gesichtsfelddefekte oder nur durch subtile Farbensinnanomalien. Bei Verdacht auf eine demyelinisierende Erkrankung sollten immer schachbrettevozierte Potentiale mit kleinen und großen Mustern registriert werden. Kleine Muster dienen vorwiegend dem Nachweis demyelinisierender Prozesse in den Faserpopulationen, die die Fovea versorgen. Blitz-VEP sind aufgrund der methodeninhärenten großen Streubreite der Normalwerte und der geringeren Latenzverzögerung gegenüber den schachbrettmusterevozierten Potentialen bei den demyelinisierenden Erkrankungen weniger geeignet.

4.12.1.1 Akute Retrobulbärneuritis

Der charakteristische VEP-Befund bei der akuten Retrobulbärneuritis (RBN), bei der der Visus vermindert bis erloschen sein kann, ist die ipsilaterale Amplitudenverminderung des N75-P100-N140-Komplexes nach der Schachbrettstimulation, die bis zum VEP-Verlust führen kann (Abb. 4.9). Die Veränderungen entstehen durch den entzündungsbedingten Leitungsblock der bemarkten Fasern im N. opticus. In über 90% der akuten RBN-Erkrankungen lässt sich auch eine Verzögerung der P100-Welle nachweisen, die jedoch zu Beginn der Krankheit nicht sehr ausgeprägt sein muss. Als Minorvarianten der Veränderungen können auch Potentialverplumpungen, Potentialaufsplitterungen, Verlust isolierter VEP-Komponenten (vorwiegend N75 und P100), sowie pathologische Seitendifferenzen der P100-

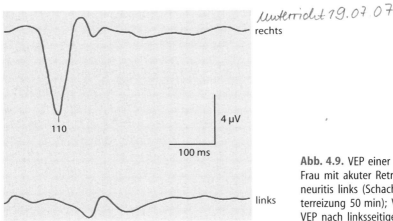

Unterricht 19.07.07

rechts

110

4 µV

100 ms

links

Abb. 4.9. VEP einer 25-jährigen Frau mit akuter Retrobulbärneuritis links (Schachbrettmusterreizung 50 min); Verlust des VEP nach linksseitiger Reizung

Welle beobachtet werden. Die Potentialverplumpung und die Potentialaufsplitterung entstehen durch eine krankheitsbedingte Desynchronisation der afferenten Impulswellen im optischen System. In 5–8% der akuten Retrobulbärneuritiden lässt sich kein pathologisches VEP registrieren, wobei sich die Anzahl unauffälliger Befunde durch zusätzliche Stimulation mit kleinen Mustern reduzieren lässt. Im Gegensatz zur weit verbreiteten Meinung korreliert nicht die Verzögerung der P100-Welle sondern die Amplitudendepression des VEP mit dem Visus.

Besteht lediglich ein isoliertes Zentralskotom, so fällt bei einigen Patienten lediglich der P100-Gipfel aus. Dies führt zu einer Demaskierung des von paramakulären Retinaanteilen generierten P135-Gipfels, der dann allein sichtbar wird (sog. „Pseudo-Delay"). Der Untersucher muss diese Möglichkeit immer dann in Betracht ziehen, wenn durch die psychophysische Gesichtsfeldkontrolle ein reines Zentralskotom diagnostiziert wurde. Neurophysiologisch sind in diesem Fall die VEP nach Reizung mit kleinen Mustern (Reizung vorwiegend fovealer Retinaanteile) stärker verändert als die VEP nach Stimulation mit großen Mustern (Stimulation parafovealer Netzhautbereiche).

> VEP bei akuter Retrobulbärneuritis:
> - Amplitudenverminderung bis VEP-Verlust,
> - isolierter VEP-Komponentenverlust (N75, P100),
> - (milde) P100-Latenzverlängerung,
> - Potentialverplumpung, Potentialaufsplitterung,
> - pathologische P100-Seitendifferenz.

4.12.1.2 Rückbildungsphase der akuten Retrobulbärneuritis und Langzeitverläufe

Das Hauptcharakteristikum der abgelaufenen Retrobulbärneuritis mit im Gang befindlicher oder abgeschlossener Regeneration der Myelinscheiden ist die anhaltende Latenzverzögerung der VEP (Abb. 4.10). Die Amplituden hingegen erholen sich relativ rasch nach Abklingen der akuten Entzündung, was darauf hinweist, dass ein wesentlicher Teil der Amplitudenverminderung in der akuten Phase durch eine entzündungsbedingte isolierte Leitungsblockade umschriebener Fasersysteme entstanden ist. Neben der Latenzverzögerung werden auch bleibende Formveränderungen, wie Potentialaufsplitterungen und Potentialverplumpungen, und persistierende pathologische Seitendifferenzen der P100 beobachtet. Nur in ca. 5% der Patienten normalisiert sich das Potential schnell nach einer akuten Retrobulbärneuritis. Die Rate an VEP-Normalbefunden erhöht sich mit zeitlichem Abstand von der akuten Krankheitsepisode. Nach etwa 2 Jahren haben sich 30% vormals pathologischer VEP normalisiert.

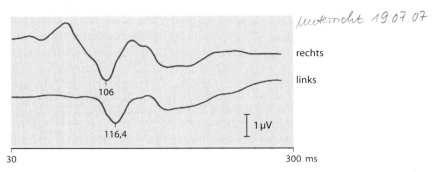

Abb. 4.10. VEP nach Ablauf einer akuten Retrobulbärneuritis links; P 100-Latenz im obersten Normbereich links, Seitendifferenz der P 100-Latenz pathologisch; signifikante Amplitudenminderung links

> **!** VEP nach Retrobulbärneuritis:
> ▌ (deutliche) Latenzveränderung,
> ▌ Potentialverplumpung, Potentialaufsplitterung,
> ▌ pathologische P100-Seitendifferenz,
> ▌ keine oder nur geringe Amplitudenverminderung.

4.12.1.3 Multiple Sklerose

Die evozierten Potentiale in ihrer Gesamtheit und speziell die VEP sind in der Diagnostik und den Verlaufsbeobachtungen bei der multiplen Sklerose nicht mehr wegzudenken. Obwohl heute Kernspintomographie und Liquoruntersuchungen (oligoklonale Banden, MRZ-Reaktion, aktivierte B-Zellen) insbesondere in der Frühdiagnostik der MS eine herausragende Rolle spielen, liefern diese Untersuchungen doch keine Aussagen über den aktuellen funktionellen Zustand der Markscheiden. Durch den Nachweis von klinisch stummen Herden lässt sich eine leichtere Eingruppierung in „sichere", „wahrscheinliche" und „mögliche" multiple Sklerose vornehmen (Reklassifikation) oder bei der klinischen rein spinalen Verlaufsform durch das Aufdecken eines supraspinalen Herdes durch eine Dissemination der Krankheit aufdecken. Der große diagnostische Zugewinn, den die VEP bei der spinalen MS leisten, ist daran zu erkennen, dass bei einer akuten Querschnittsmyelitis nur bei 10%, bei klinisch chronischer spinaler multipler Sklerose hingegen bei 35–44% aller Patienten durch ein pathologisches VEP eine Dissemination diagnostiziert werden kann. Zusammen mit den MEP haben die VEP die größte Sensitivität beim Aufdecken klinisch stummer Krankheitsherde. Subklinische Läsionen des optischen Systems lassen sich bei etwa 40% der MS-Patienten nachweisen, bei denen klinisch keine Hinweise auf eine demyelinisierende Läsion der Sehbahn existieren. Bei bekannter Erkrankung sind die VEP zur Verlaufsbeurteilung von Remyelinisierungsvorgängen geeignet.

Ihre besondere Bedeutung in der MS-Diagnostik erhalten die VEP dadurch, dass das visuelle System in seinem vorderen Abschnitt nach Autopsiestudien bei der MS in bis zu 85% der obduzierten Fälle betroffen ist. Durch den bevorzugten Sitz der Läsionen in der prächiasmatischen Strecke der Sehbahn, wo das MRT gegenüber anderen Hirnregionen eine eher bescheidene Nachweisrate demyelinisierender Plaques besitzt, haben die VEP ihren hohen Stellenwert dadurch, dass gerade sie prächiasmatische demyelinisierende Plaques mit hoher Sensitivität aufdecken. Retrochiasmale demyelinisierende MS-Läsionen dagegen werden durch das VEP häufig nicht entdeckt, da sie oft nur unspezifische VEP-Veränderungen hervorrufen.

Da die MS sehr häufig die dünn myelinisierten Axone der papillomakulären Afferenzen affiziert, sollte die VEP-Untersuchung immer einen Untersuchungsgang mit kleinen Kästchen einschließen. Kleine Kästchen sind bekanntermaßen zur Reizung des fovealen Retinaabschnitts besser geeignet. Bei einigen Patienten, bei denen das VEP nach Stimulation mit großen Kästchen noch normal ist, kann oft mit kleinen Kästchen eine demyelinisierende Läsion im visuellen System verifiziert werden.

Die Häufigkeit der VEP-Veränderungen bei der MS-Diagnostik beträgt insgesamt ca. 60%. Bei sicherer MS sind etwa 70–80%, bei wahrscheinlicher MS etwa 65–75% und bei fraglicher MS etwa 35–45% pathologische VEP zu erwarten.

Die für die MS typischen VEP-Alterationen entsprechen dabei Befunden, die nach einer abgelaufenen Retrobulbärneuritis erhoben werden. Abb. 4.11 und Abb. 4.12 zeigen VEP-Befunde bei chronischer MS.

❗ VEP bei Multipler Sklerose:
▌ (deutliche) Latenzveränderung aller oder einzelner Komponenten;
▌ Potentialverplumpung, Potentialaufsplittung, Komponentenverlust;
▌ pathologische P100-Seitendifferenz;
▌ keine oder nur geringe Amplitudenverminderung.

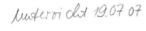

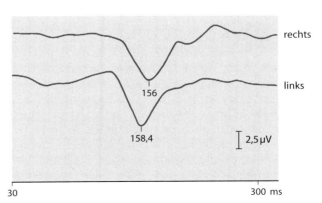

Abb. 4.11. Chronische multiple Sklerose: VEP (50 min Schachbrettmuster) beidseits massiv verlängert bei gut erhaltenem Potential und fehlender Amplitudenseitendifferenz

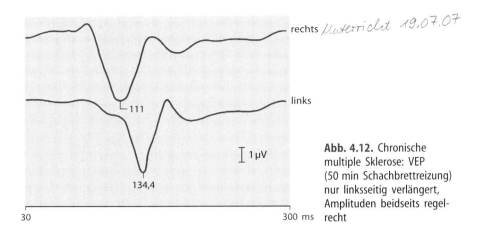

rechts *Unterricht 19.07.07*

links

⌐111

⟂ 1 μV

134,4

30　　　　　　　　　　　　　　　　　　　　　　　300 ms

Abb. 4.12. Chronische multiple Sklerose: VEP (50 min Schachbrettreizung) nur linksseitig verlängert, Amplituden beidseits regelrecht

Beim chronischen Verlauf der MS verlängert sich häufig die P100-Latenz der VEP, wobei die Potentialkonfiguration zunehmend gestört wird. Bei etwa 6% aller Patienten ist isoliert nur die N75-Latenz verlängert, ohne dass die P100-Welle affiziert wird. Umgekehrt kann aber auch die Welle N75 fehlen und nur die Welle P100 verlängert sein. Bei manchen Patienten, bei denen die P100-Welle nicht mehr nachweisbar ist, ist kompensatorisch der frontale N100-Gipfel deutlich ausgeprägt. Nur bei etwa 2–6% aller MS-Fälle normalisiert sich ein initial pathologisches VEP. Amplitudenverminderungen oder Potentialausfälle, die im Verlauf in eine Latenzverlängerung oder in Potentialkonfigurationsänderung übergehen, sprechen für eine akute Retrobulbärneuritis im Rahmen der Grunderkrankung.

Zur Therapieüberwachung eignen sich VEP nicht, da sich selbst unter hochdosierter Kortikoidtherapie pathologische VEP, die zu Beginn eines MS-Schubes bestehen, nicht normalisieren.

4.12.1.4 Andere entzündliche Erkrankungen des ZNS und seiner Hüllen

Als Faustregel bei den meisten anderen Erreger- oder autoimmunbedingten Erkrankungen des ZNS und seiner Hüllen kann gelten, dass außer bei den foudroyant ablaufenden Enzephalitiden nur chronisch entzündliche Krankheiten zu merkbaren VEP-Alterationen führen, akute Entzündungen verursachen in der Regel keine oder nur geringe unspezifische VEP-Veränderungen.

▨ **Neurolues.** Der N. opticus ist in den verschiedenen Stadien der Neurosyphillis unterschiedlich häufig befallen. Histologisch sieht man eine durch die basale syphillitische Meningitis hervorgerufene Perineuritis, die sich bei der Fundusinspektion durch ein Papillenödem bemerkbar macht; psychophysiologisch lässt sich eine Einengung des peripheren Gesichtsfeldes nachweisen. Das papillomakuläre Optikusbündel wird in der Regel nicht affiziert, so dass der Visus in frühen Stadien der Erkrankung gar nicht oder nur gering beeinträchtigt ist. Erst in späteren Krankheitsstadien, wenn sich aus der Perineuritis eine luetische Optikusatrophie entwickelt hat, zeigen sich stärkere Visusbeeinträchtigungen. Bei verschiedenen Untersuchungen von Patienten mit unterschiedlichen Stadien der Neurosyphillis ergaben sich bei insgesamt 50% aller Untersuchten VEP-Latenzverzögerungen, die am seltensten bei Lues latens seropositiva (6%) sowie bei der Progressiven Paralyse und am häufigsten bei der tabischen Optikusatrophie (bis zu 50%) auftraten. VEP-Veränderungen ließen sich auch bei Luespatienten ohne ophthalmologische Befundauffälligkeiten registrieren, so dass die VEP in der Frühdiagnose bei der luetischen Optiko- oder Retinopathie einen klinisch wertvollen diagnostischen Beitrag leisten. Neben Latenzverzögerungen werden bei der Neurolues auch Amplitudenveränderungen, Potentialverplumpungen oder Potentialaufsplitterungen beobachtet.

Neuroborreliose. Während im Stadium I (Erythema migrans) der Krankheit keine VEP-Veränderungen registriert werden, lassen sich bereits im Stadium II der Neuroborreliose VEP-Latenzverzögerungen nachweisen, wenn es im Rahmen einer Meningopolyneuritis zu einer Mitbeteiligung des N. opticus kommt; die Latenzverzögerungen können dann symmetrisch beide Augen betreffen. Hat sich im Krankheitstadium III eine chronische Enzephalomyelitis gebildet, so sind beidseitige VEP-Latenzverzögerungen durch eine perineuritische Mitbeteiligung des N. opticus zu beobachten (Abb. 4.13). Verlaufsuntersuchungen, die die VEP nach erfolgreicher Therapie der Neuroborreliose im Stadium II und III zum Ziel hatten, fehlen bislang noch.

HIV-Infektion. Bei einer Untersuchung von 31 HIV-positiven Patienten mit dem Vollbild der AIDS-Erkrankung ohne assoziierte klinisch-neurologische Auffälligkeiten waren die schachbrettmusterevozierten Potentiale bei 37% der Patienten signifikant verlängert. Dabei zeigten die Patienten, mit verzögerten VEP eine signifikante Verminderung der absoluten T-Helferzell-Zahl, wobei Latenzverzögerungen bereits bei einer T-Helferzell-Zahl von

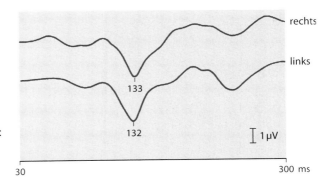

Abb. 4.13. Neuroborreliose: beidseitige Latenzverzögerung und Amplitudenverminderung

über 400/μl auftraten. Demgegenüber berichten Pierelli et al. 1993 und Jabbari et al. 1993 nur bei etwa 5% bzw. 1,3% pathologische VEP bei neurologisch asymptomatischen HIV-Infizierten. Untersuchungen, die psychophysiologische ophthalmologische Untersuchungsmethoden mit Ergebnissen von VEP-Studien verglichen, existieren bislang nicht. Insofern kann bisher nicht abschließend beurteilt werden, ob die VEP einen über die augenärztliche Untersuchung hinausgehenden Informationsgewinn erbringen.

▮ **Guillain-Barré-Syndrom.** In Einzelfällen können die VEP eine subklinische Mitbeteiligung des N. opticus bei chronischem Guillain-Barré-Syndrom aufdecken, die pathogenetisch auf die dauerhafte entzündliche Schrankenstörung zurückzuführen ist. Die VEP zeigen vorwiegend verzögerte Latenzen mit normalen Amplituden im Sinne einer gestörten Markscheidenfunktion.

▮ **Arteriitis temporalis.** Die ischämische Schädigung des N. opticus bei der Arteriitis temporalis kann alle Schweregrade der Sehstörung von der subklinischen Mitbeteiligung des Nerven bis zum kompletten Visusverfall verursachen. Die typische Befundkonstellation des registrierten VEP besteht in einer mehr oder minder deutlichen Amplitudenreduktion, die Ausmaße bis zum VEP-Verlust erreichen kann, sowie in einer mäßigen Latenzverzögerung (Abb. 4.14). Diese Befundkonstellation ist für eine primär axonale Nervenschädigung typisch. Da die VEP auch subklinische Läsionen des N. opticus verifizieren können, halten wir die VEP für eine wertvolle Ergänzung des diagnostischen Untersuchungsspektrums. VEP können auch im Therapieverlauf eingesetzt werden.

❗ VEP bei Arteriitis temporalis:
Amplitudenverminderung bis Potentialverlust bei geringer bis mäßiger Latenzverzögerung.

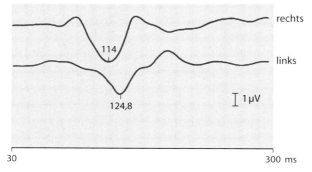

Abb. 4.14. Arteriitis temporalis links: leichte Latenzverlängerung und mäßige Amplitudenverminderung bei Reizung des linken Auges

4.12.2 VEP bei neurologischen Systemerkrankungen und Erbkrankheiten

4.12.2.1 Chorea Huntington

Bei manifest erkrankten Patienten ist die Sensitivität der VEP bezüglich des Nachweises einer Störung der Sehbahn sehr hoch. Bis zu 94% der Patienten zeigen VEP-Auffälligkeiten, die vorwiegend in einer deutlichen Amplitudenreduktion bei fehlender oder nur geringer Latenzverlängerung besteht. Die fehlende Latenzverlängerung in Kombination mit der Amplitudendepression ist neurophysiologisch das Abbild des neurodegenerativen axonalen Prozesses. In Familienstudien konnte aber auch gezeigt werden, dass bis zu 30% der Risikopersonen der betroffenen Familien auffällige VEP mit signifikanter Amplitudenminderung bieten. Interessanterweise sind die VEP sowohl nach Blitz- als auch nach Schachbrettmusterreizung amplitudenreduziert. Die Blitz-VEP eignen sich in diesem Fall besonders zum Einsatz bei Patienten, die krankheitsbedingt keine ausreichende Mitarbeit bei der Musterumkehrreizung zeigen.

4.12.2.2 Morbus Parkinson

Aufgrund einer Affektion der retinalen Dopaminrezeptoren und einer dadurch gestörten Signalübertragung in der Netzhaut sind VEP-Auffälligkeiten beim Morbus Parkinson zu erwarten. Diese manifestieren sich in einer Verlängerung und Amplitudenverminderung der P100-Welle, die jedoch nicht bei allen Parkinson-Patienten registriert werden kann. Im Vergleich sind die VEP-Veränderungen beim arteriosklerotischen Parkinson-Syndrom stärker ausgeprägt als beim idiopathischen Morbus Parkinson. Interessanterweise bilden sich die VEP-Veränderung unter einer Therapie mit L-Dopa zumindest teilweise zurück, was die Hypothese unterstützt, dass die VEP-Auffälligkeiten durch eine alterierte Signaltransduktion entstehen.

4.12.2.3 Hereditäre motorisch-sensible Neuropathie Typ I (HMSN I)

Bei dieser Form der hereditären Neuropathie lassen sich histologisch ausgeprägte Veränderungen der Myelinscheiden nachweisen. Die Symptome der Krankheit entwickeln sich während der ersten beiden Lebensdekaden. Neurophysiologisch lässt sich sowohl im ZNS als auch im PNS eine gestörte Funktion der Markscheiden objektivieren. Die motorischen und sensiblen Nervenleitgeschwindigkeiten sind stark verzögert, die SEP können einen zentralen Leitungsdefekt aufdecken. Interessanterweise lassen sich mittels der VEP auch subklinische Affektionen des N. opticus bei der HMSN I objektivieren, die sich vorwiegend in einer Leitungsverzögerung der VEP auf beiden Augen darstellt.

4.12.2.4 Hereditär motorisch-sensible Neuropathie Typ II (HMSN II)

Bei der erst im frühen oder mittleren Erwachsenenalter beginnenden HMSN II sind die motorischen und sensiblen peripheren Nervenleitgeschwindigkeiten deutlich weniger verlangsamt als bei der HMSN I. Dies geht bei der HMSN II mit einer sehr viel geringeren Verzögerung der VEP-Latenzen einher als bei der HMSN I. Gjerstad et al. 1988 haben deshalb vorgeschlagen, die VEP-Befunde bei der HMSN I und bei der HMSN II als ein differentialdiagnostisches Kriterium bei beiden Erbkrankheiten zu etablieren.

> ❗ VEP bei HMSN I und bei HMSN II:
> ▌ HMSN I: deutliche Latenzverzögerung (beidseits).
> ▌ HMSN II: fehlende oder geringe Latenzverzögerung.

4.12.2.5 Friedreich-Ataxie

Insbesondere in frühen Krankheitsstadien der Erkrankung ist das optisch afferente System oft nur subklinisch betroffen. Mit zunehmender Krankheitsdauer entwickelt sich bei vielen Patienten jedoch auch eine klinisch ophthalmologisch fassbare (axonale) Degeneration des N. opticus und des optischen Systems. In mehreren Studien, bei denen sowohl Patienten mit objektiven Sehstörungen als auch Patienten ohne klinische Symptome mittels Schachbrettmusterumkehrreizung untersucht wurden, wurden in ca. 60% der Fälle pathologische VEP gefunden. Typischerweise finden sich mäßige binokulare Latenzverzögerungen und Amplitudenverminderungen bei erhaltener Form der VEP. Mit zunehmender Atrophie des N. opticus nimmt die Amplitude der VEP ab und kann bis zum Potentialausfall fortschreiten. Eine strikte Korrelation der VEP-Befunde zur Krankheitsdauer besteht nicht, da auch nach langer Krankheit bei einigen Patienten noch unauffällige VEP zu registrieren sind.

> ❗ VEP bei Friedreich-Ataxie:
> mäßige Amplitudenreduktion und Latenzverzögerung.

4.12.2.6 Hereditäre Optikusatrophie

Bei der bei meist jungen Männern auftretenden hereditären Leber-Optikusatrophie, die in der Regel während der dritten Lebensdekade klinisch manifest wird, kommt es aufgrund eines Axonschadens in Kombination mit einem zentralen Myelinscheidenverlust zu einem beidseitigen subakuten Visusverfall. Die Kombination eines primär axonalen Schadens und einer Myelindegeneration führt zu einer beidseitigen Amplitudenverminderung der meist formveränderten VEP, die in der Regel zusammen mit Latenzverzögerungen auftritt. Gesunde Familienangehörige von Patienten mit Leber-Optikusatrophie haben allesamt normale VEP, so dass ein VEP-Screening gesunder Merkmalsträger nicht notwendig ist.

4.12.2.7 Dystrophia myotonica (Curshmann-Steinert)

Die myotone Dystrophie zeigt ophthalmologisch häufig einen Katarakt, der durch eine verminderte Illumination der Retina per se zu pathologisch veränderten VEP führt (Amplitudenverminderung der VEP-Wellen). Werden Patienten mit myotoner Dystrophie ohne ophthalmologisch nachweisbarem Katarakt untersucht, finden sich bei ca. 60% der Patienten pathologisch verlängerte VEP-Latenzen, die auf einem kombinierten retinalen und postretinalen Degenerationsprozess des afferenten optischen Systems beruhen. Die VEP eignen sich zwar, eine subklinische Beteiligung der Sehbahn und der Retina am Krankheitsprozess zu dokumentieren, eine differentialdiagnostische Bedeutung kommt ihnen jedoch bei diesem oft bereits klinisch beeindruckenden Krankheitsbild nicht zu.

4.12.2.8 Morbus Wilson

Bei der hepatolentikulären Degeneration (Morbus Wilson) wurden sowohl bei neurologisch auffälligen als auch bei unauffälligen Patienten pathologische VEP registriert. Dabei zeigten sich im Wesentlichen leichte bis mäßige Latenzverzögerungen der VEP, die in der Regel bilateral auftraten. Die VEP-Veränderungen treten bei etwa 50% der Patienten auf, dabei ist es gleichgültig, ob sie neurologisch symptomatisch oder asymptomatisch sind.

4.12.3 VEP bei Kompressionen des N. opticus und des Chiasma opticum

Generell führen raumfordernde Erkrankungen eher zu einer Amplitudenminderung deformierter VEP mit geringen oder mäßigen Latenzverzögerungen. Bei Orbitaprozessen sind die VEP einseitig pathologisch verändert, während sie bei chiasmatischer Kompression tendenziell bilateral affiziert sind. Bei kooperativen Patienten sind schachbrettmusterevozierte Potentiale wegen ihrer höheren Sensitivität beim Nachweis von komprimierenden Prozessen, die die vorderen Abschnitte des afferenten Systems betreffen, den Blitz-VEP vorzuziehen. Während bei komprimierenden Prozessen des N. opticus eine Ganzfeldreizung als Methode der Wahl einzusetzen ist, sollte bei bestehendem Verdacht auf eine Läsion des Chiasma opticum immer auch eine Halbfeld- oder Quadrantenreizung erfolgen, da sich nur damit eine selektive Schädigung einzelner Fasersysteme mittels der VEP-Registrierung diagnostizieren lässt. Bei einer Kompression des N. opticus oder des Chiasmas können die VEP-Alterationen den psychophysiologisch feststellbaren Visusminderungen oder Gesichtsfeldausfällen vorangehen, so dass die VEP sich auch zur Verlaufsbeobachtung nach einer Operation oder nach einer Strahlentherapie eignen.

Bei komatösen Patienten, bei denen der Verdacht auf eine traumatische Schädigung des N. opticus oder des Chiasmas besteht, eignen sich die Blitz-VEP dazu, eine Aussage über die Funktionstüchtigkeit des Sehnerven und der dahinter liegenden optischen Strecke zu machen. Der Erhalt oder das Erlöschen der Blitz-VEP nach Frakturen kann eine wichtige Entscheidungshilfe bei der Frage sein, ob nach Traumen frühzeitig eine dekomprimierende Operation angeraten ist, wobei zur Zeit noch nicht eindeutig belegt ist, dass die Frühoperation bei traumatischer Raumforderung eine Verbesserung der Prognose hinsichtlich der späteren Visuserholung bringt.

Bei der Kortikoidtherapie langsam wachsender neoplastischer Raumforderungen kann oft parallel zu einer Verbesserung des Visus auch eine begrenzte Remission der pathologischen VEP-Veränderungen festgestellt werden, die auf einer Verminderung der komprimierenden Effekte des perineoplastischen Ödems beruht. Dieser Effekt ist bei der Glukokortikoidbehandlung akuter traumatischer Läsionen nicht zu beobachten. Postoperativ oder posttraumatisch kann oft in Abhängigkeit vom vorangehenden Ausmaß der tumor- oder traumabedingten Schädigung eine Verbesserung der VEP-Befunde registriert werden, die oft eine gute Korrelation zur postoperativen Visuserholung zeigt. Erhaltene und wenig alterierte VEP sprechen für eine gute postoperative oder posttraumatische Visuserholung, während wiederholt erloschene VEP auf eine schlechte Prognose bezüglich einer späteren Visusverbesserung hinweisen.

> **❗** VEP bei Kompressionen des N. opticus:
> Amplitudenabnahme verformter VEP mit geringer bis mäßiger Latenzverzögerung.

Den Stellenwert der Halbfeld- oder Quadrantenstimulation beim Nachweis von Chiasmaläsionen belegt eine Untersuchung von Brecelj (Abb. 4.15). Während nach Ganzfeldreizung nur bei 66% der Patienten ein pathologisches VEP (Amplitudenverminderung, Formveränderung, Latenzverzögerung) gefunden wurde, waren 80% aller VEP nach Reizung des temporalen Halbfeldes (nasale Retinahälfte) und 32% nach Stimulation des nasalen Halbfeldes (temporale Retinahälfte) pathologisch. Die maximale Latenzverzögerung betrug 32 ms unabhängig von der Reizmodalität, dabei sollen VEP-Formanomalien bei noch im Normbereich liegender Latenz ein Frühzeichen von Hypophysentumoren sein, selbst wenn im CCT noch keine supraselläre Kurvenausdehnung vorliegt.

> **❗** Bei Chiasmaläsionen besitzt das Halbfeld-VEP eine hohe Sensitivität.

Bei retrochiasmal gelegenen Läsionen können die VEP nach Halbfeld- und Quadrantenreizung zwar in einigen Fällen Gesichtsfelddefekte aufdecken,

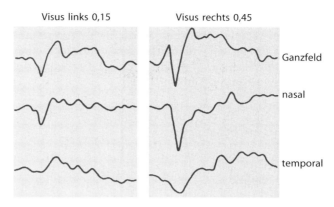

Visus links 0,15   Visus rechts 0,45

Ganzfeld

nasal

temporal

Abb. 4.15. VEP einer Patientin mit einem Hypophysentumor. Durch Halbfeldreizung kann die bitemporale Hemianopsie objektiviert werden. Das Potential nach Reizung des nasalen Halbfelds entspricht weitgehend dem bei ungeteiltem Reizfeld

eine exakte topodiagnostische Zuordnung und eine ausreichend befriedigende Eingrenzung des Gesichtsfeldausfalls gelingt bei kooperationsfähigen Patienten jedoch besser mittels psychophysischer Gesichtsfeldprüfung. Bei retrochiasmal prägenikulär gelegenen Prozessen entsprechen die VEP-Befunde noch weitgehend den Resultaten nach partiellen Optikusläsionen oder Chiasmaläsionen, bei retrogenikulär angesiedelten Raumforderungen ergeben sich unterschiedlichste VEP-Befunde, deren lokalisatorische Zuordnung zum Sitz der Läsion kaum noch gelingt. Grundsätzliche VEP-Veränderungen bei retrochiasmalen Raumforderungen sind: Amplitudenverminderungen, Formveränderungen und Latenzverzögerungen. In einem nicht zu vernachlässigenden Prozentsatz bleibt das VEP jedoch auch normal (bis zu 20%). In einer Untersuchung von 22 Patienten mit retrochiasmalen Raumforderungen, bei denen zu 77% Gesichtsfelddefekte bestanden, blieben 18% der VEP normal, wobei anzumerken ist, dass bei keinem dieser Patienten ein Gesichtsfelddefekt vorhanden war.

4.12.4 Toxische Optikusläsionen

4.12.4.1 Ethambutol

Das weitverbreitete Tuberkulostatikum Ethambutol kann bereits in der Frühphase seiner Anwendung zu oft bilateralen toxischen Optikusschäden führen, die auch subklinisch verlaufen. Bei etwa 14% aller behandelten Patienten kommt es zu einer rasch progredienten Visusminderung. Bei etwa 33 bis 44% aller Patienten lassen sich während der Therapie VEP-Veränderungen im Sinne von mäßigen Latenzverzögerungen und Amplitudenverminderungen registrieren, die bei einigen Patienten auch reversibel sind. Da die VEP, auch subklinische, d.h. ohne Visusverminderung ablaufende,

Optikusschäden nachzuweisen sind, sind sie als Screening-Methode zur Therapieüberwachung geeignet. Werden VEP-Alterationen während der Therapiephase festgestellt, sollte Ethambutol durch ein anderes Tuberkulostatikum ersetzt werden, da sonst ein bleibender Schaden des N. opticus nicht ausgeschlossen werden kann.

> Die VEP sind ein geeignetes verlaufsdiagnostisches Instrumentarium bei der Frage der Ethambutol-Optikopathie.

4.12.4.2 Alkohol

Bei bis zu 37% aller chronisch alkoholkranken Patienten lassen sich VEP-Veränderungen mittels schachbrettmusterevozierter Ganzfeldreizung aufdecken, die nach mehrmonatiger Alkoholkarenz partiell reversibel sind. Als typische Befunde sieht man beidseitig mäßige Latenzverzögerungen der P100-Welle, Amplitudenverminderungen und abnorme Potentialkonfigurationen. Korrelationen der VEP-Befunde zu anderen alkoholtoxischen Veränderungen im peripheren Nervensystem und Zentralnervensystem gibt es nicht, so dass von einem isolierten alkoholtoxischen Effekt auf die Sehbahn, insbesondere den N. opticus, ausgegangen werden kann. In der ersten Phase des Alkoholentzuges sind die Amplituden des P100-N135-Komplexes signifikant erhöht, wobei die P100-Latenzen leicht aber signifikant gegenüber gesunden Kontrollen verlängert sind. Die überhöhten Amplituden normalisieren sich mit Remission der Entzugssymptomatik wieder, die Latenzen bleiben jedoch verzögert. Somit kann die Amplitudenerhöhung als eine Folge der neuronalen Hyperexzitabilität im Entzug interpretiert werden, während die Latenzverzögerung das Resultat eines bleibenden alkoholtoxischen Schadens zu sein scheint. Obwohl die VEP-Befunde bei einigen Patienten eindrucksvoll die toxische Wirkung von Alkohol auf die Sehbahn belegen, darf nicht unerwähnt bleiben, dass Haan et al. 1983 bei 77 chronischen Alkoholikern völlig normale VEP fanden.

4.12.5 VEP bei vaskulären Erkrankungen

4.12.5.1 Ischämische Optikusneuritis

Die ischämische Optikusneuritis oder vaskuläre Optikusneuropathie führt zu einem unterschiedlich stark ausgeprägten Axonverlust ohne Demyelinisierung des N. opticus, der bis zur kompletten vaskulären Atrophie des Nerven führen kann. Die axonale Degeneration von Teilen des N. opticus verursacht bei den VEP vornehmlich eine Amplitudenverminderung bei nicht oder nur leicht verzögerten Latenzen (Abb. 4.16). Da die vaskuläre Optikusneuropathie besonders die fovealen Anteile des N. opticus betrifft, wird oft ein isolierter Ausfall der foveal generierten P100-Welle registriert.

Die von parafovealen Retinaanteilen stammende P135-Welle tritt dann im VEP besonders deutlich hervor und kann bei einer Fehlinterpretation des Befundes zur Annahme einer Latenzverzögerung führen, wie sie von demyelinisierenden Erkrankungen her bekannt ist. Eine sorgfältige Anamese und eine exakte Beschreibung des Augenhintergrundbefundes helfen jedoch, eine Fehlbeurteilung des VEP-Befundes zu vermeiden.

> █ VEP bei vaskulärer Optikusneuropathie:
> Amplitudenabnahme der P100-Welle bei Hervortreten einer parafoveal generierten P135-Welle.

4.12.5.2 Zentrale vaskuläre Erkrankungen

█ **Media- und Posteriorinsulte.** Bei ischämischen Hirnstamminsulten sind die VEP bedingt durch die Mitversorgung des Okzipitalpols aus dem Carotisstromgebiet meist normal. Sind jedoch Gesichtsfelddefekte durch eine psychophysiologische Gesichtsfelduntersuchung objektivierbar, werden in der Regel auch pathologische VEP registriert, deren Auffälligkeiten jedoch wenig einheitlich sind und variable Formveränderungen sowie Amplitudenabnahmen bei nur leicht verlängerten Latenzen bieten. Bei umschriebenen Insulten im Stromgebiet der A. cerebri posterior mit homonymen hemianopsischen Gesichtsfeldausfällen lassen sich Gesichtsfeldausfälle bei für eine psychophysiologische Gesichtsfeldbestimmung unzureichend kooperationsfähigen Patienten mit Hilfe der VEP nach Halbfeldstimulation objektivieren. Bei Mediainsulten sind die VEP-Befunde sehr uneinheitlich, häufig bleiben sie normal, wenn die Sehbahn durch den Insult nur wenig alteriert ist; bei größeren Sehbahnaffektionen stehen variable Formveränderungen und einseitige Amplitudenverminderungen im Vordergrund. Bei diffusen

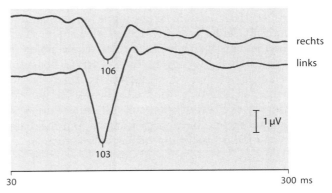

Abb. 4.16. Partielle Optikusischämie rechts: VEP (Schachbrettmuster 50 min) rechts signifikant amplitudengemindert bei beidseits im Normbereich liegenden Latenzen

vaskulären Erkrankungen des ZNS, die keine Störung des Visus verursachen, bleiben die VEP in aller Regel normal oder sind nur leicht verändert.

4.12.6 Kortikale Blindheit

Obwohl bei Einführung von VEP-Untersuchungen recht optimistisch über typische VEP-Befunde bei kortikaler Blindheit berichtet wurde, ist inzwischen sicher, dass unterschiedlichste VEP-Resultate auftreten. Es werden dabei sowohl normale als auch pathologische VEP gesehen; dies gilt für die schachbrettmusterevozierten VEP genauso wie für die blitzevozierten VEP. Der von Hess et al. 1982 beschriebene Verlust der Schachbrett-VEP bei Erhalt der Blitz-VEP kann zwar noch auf die Diagnose einer kortikalen Blindheit hinweisen, für sich allein aussagekräftig ist dieser Befund jedoch nicht. Nach unserem Ermessen unterstützen pathologische VEP die Verdachtsdiagnose einer kortikalen Blindheit, die dann allerdings mit neuroradiologischen Methoden weiter abgeklärt werden muss; erhaltene VEP dagegen schließen eine kortikale Blindheit nicht aus, so dass regelrechte VEP nicht zwischen einer psychogenen Sehstörung und einer kortikalen Blindheit differenzieren.

4.12.7 VEP bei Hormonstörungen und Stoffwechselerkrankungen

4.12.7.1 VEP bei Urämie

Bei terminaler Niereninsuffizienz sind in Abhängigkeit von der Krankheitsdauer und der Ausprägung der renalen Funktionsstörung Latenzverzögerungen und Amplitudenverminderungen der VEP fakultativ zu registrieren. In einer Untersuchung von 18 dialysepflichtigen Patienten lag die mittlere P100-Latenz bei 134,2±7,9 ms. Die mäßige Latenzverzögerung nahm nach Gabe von Erythropoetin und nachfolgender Korrektur der Anämie auf 116,5 ms ab. Die Anämie kann somit als wesentlicher Teilfaktor der urämischen VEP-Veränderungen diskutiert werden. Letztlich beruhen VEP-Alterationen jedoch auf reversiblen oder irreversiblen urämisch-toxischen enzephalopathischen Störungen. Eine gewisse Bedeutung haben die VEP in der Verlaufsbeurteilung zentralnervöser Komplikationen bei chronischem Nierenversagen dadurch, dass bei etwa 40% der Patienten ohne klinische Hinweise auf eine urämische ZNS-Alteration die VEP bereits Latenzverzögerungen aufweisen, bevor sich klinisch Hinweise auf eine urämische zentralnervöse Funktionsstörung beobachten lassen.

4.12.7.2 VEP bei hepatischer Enzephalopathie

Die bisher vorliegenden VEP-Befunde bei hepatischen Erkrankungen sind uneinheitlich. Weitgehend Einigkeit herrscht darüber, dass die VEP bei Leberzirrhose normal sind, so lange keine neurologischen oder psychiatrischen Ausfälle aufgrund einer hepatischen Enzephalopathie bestehen. In einer Untersuchung von 42 Patienten mit einer Leberzirrhose, von denen 17 klinisch das Bild einer hepatischen Enzephalopathie boten, waren die P100- und N140-Welle bei den Zirrhosepatienten signifikant länger als bei Normalpersonen. Bestand klinisch zusätzlich das Bild einer hepatischen Enzephalopathie, so waren die N75- und die P100-Welle stärker verzögert als bei einer Leberzirrhose ohne Zeichen einer hepatischen Enzephalopathie. Dieser Befund ist jedoch dadurch eingeschränkt, dass weniger als 50% der Patienten mit einer hepatischen Enzephalopathie eine Verlängerung der VEP-Latenzen über die zweifache Standardabweichung des normalen Mittelwertes bieten. Werden Patienten mit hepatischer Enzephalopathie mit verzweigtkettigen Aminosäuren behandelt, so nimmt mit einer guten Korrelation zur klinischen Besserung die P100-Latenz ab und die P100-Amplitude zu, wobei sich die VEP bereits vor dem Eintritt der klinischen Besserung normalisieren.

4.12.7.3 VEP bei Diabetes mellitus

Neben der diabetischen Retinopathie, deren Auswirkungen sich neurophysiologisch am sinnvollsten mittels Elektroretinographie untersuchen lassen, beeinträchtigt die diabetische Stoffwechselstörung auch die Markscheidenfunktion des N. opticus. Bei stärkerer Markscheidenfunktionsstörung des N. opticus ist die P100-Welle dann mäßiggradig verzögert; es werden aber auch Verlängerungen der Interpeaklatenz N75-N140 beobachtet. Die VEP-Veränderungen nehmen mit zunehmender Krankheitsdauer häufiger zu.

4.12.7.4 VEP bei endokriner Orbitopathie

Bei endokriner Orbitopathie wird der N. opticus in der Orbita direkt mechanisch komprimiert. Die Kompression des Sehnerven kann bei ausreichender Krankheitsdauer zum irreversiblen Visusverlust führen. Da die VEP nicht nur im Verhältnis zur klinisch bestimmbaren Visusminderung, sondern auch ohne objektiv bestimmbare Visusabnahme eine Latenzverzögerung bei der endokrinen Orbitopathie zeigen, eignen sie sich zur Entscheidungshilfe für das weitere differentialtherapeutische Vorgehen (Glukokortikoide, Radiatio, Operation). Da sich die VEP nach Kortikoid- oder Bestrahlungstherapie in enger Korrelation zum Visus erholen, eignen sie sich auch zur späteren Verlaufskontrolle des Therapieerfolges.

> **VEP bei endokriner Orbitopathie:**
> Nachweis subklinischer Affektion des N. opticus durch VEP-Latenzverzögerung.

4.12.7.5 Vitamin-B$_{12}$-Mangel

Ein Mangel an Vitamin B$_{12}$ führt erst nach jahrelangem Bestehen zu Störungen, die im ZNS klinisch das Bild der funikulären Myelose (identische Symptomatik durch Folsäuremangel) hervorruft und die biochemisch durch eine hypovitaminäre Markscheidendysfunktion verursacht wird. Bei dieser Erkrankung werden auch immer wieder Sehstörungen beschrieben. Für die VEP sind mittelgradige Latenzverzögerungen der P100-Welle bekannt, die auf eine Markscheidenfunktionsstörung des N. opticus zurückzuführen sind. Durch eine therapeutische parenterale Vitamin-B$_{12}$-Zufuhr verkürzen bzw. normalisieren sich die P100-Latenzen wieder.

4.12.8 VEP bei unterschiedlichen Krankheitsbildern

4.12.8.1 Epilepsie

Bei photosensibler Epilepsie sind die Amplituden des VEP gegenüber Normalpersonen signifikant erhöht. Die Amplitudenzunahme der VEP entspricht den überhöhten Amplituden anderer evozierter Potentiale bei Epilepsiepatienten. In einer Untersuchung an 18 Patienten, die im EEG auf Blitzreizstimulation photoparoxysmale Antworten boten, war die P100-Welle bei den photosensitiven Patienten signifikant kürzer als bei Normalpersonen. Im Verlauf einer Längsschnittbeobachtung an Patienten während einer Valproinsäuretherapie nahmen die VEP-Amplituden ab und die P100-Latenz zu. Eine Latenzverkürzung der VEP bei Epilepsien, wie sie bei den photosensiblen Epilepsien beobachtet wird, ist aber nicht obligat. Nicht photosensitive generalisierte Epilepsien führen nämlich eher zur Verlängerung der P100- und N140-Welle. Die VEP stellen also keine diagnostische Hilfe bei der Differentialdiagnose der Epilepsie dar. Der Befund der überhöhten Amplituden bei photosensitiver Epilepsie kann jedoch differentialdiagnostisch nützlich sein und auf das Krankheitsbild hinweisen, wenn bei einem Patienten mit Epilepsie ausgeprägt hohe VEP-Amplituden auftreten.

4.12.8.2 VEP bei Pseudotumor cerebri

Leitsymptome des pathogenetisch nicht vollständig aufgeklärten Krankheitsbildes sind Kopfschmerzen mit fluktuierenden Sehstörungen und beidseitigen Stauungspapillen, die besonders bei jungen adipösen Frauen auftreten. Die Visusstörungen können mit transienten Obskurationen und Gesichtsfelddefekten beginnen und bei fehlender Therapie in 10–20% bis zum irreversiblen Visusverlust durch Optikusatrophie führen. Die Erhöhung des intrakraniellen Drucks scheint bei diesen Patienten zu einer druckbedingten Fehlfunktion der Optikusmarkscheiden zu führen, zumal bei dauerhafter Druckerhöhung eine Optikusscheidenfensterung den drohenden Visusverlust aufhalten kann. Entsprechend der Optikusdysfunktion weisen die

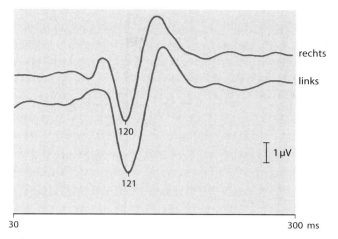

Abb. 4.17. Pseudotumor cerebri: VEP (50 min Schachbrettmuster) mit beidseitiger leichter Latenzverlängerung aber gut erhaltenem und synchronisiertem Potential mit regelrechten Amplituden

VEP verlängerte P100-Latenzen auf, die sich bei therapeutischer Senkung des intrakraniellen Druckes parallel zur Visusverbesserung wieder normalisieren (Abb. 4.17).

4.12.8.3 Morbus Alzheimer

Während in früheren Untersuchungen bei der Alzheimer-Erkrankung immer auf die Befunddiskrepanz zwischen normalen schachbrettmusterevozierten VEP und pathologischen blitzevozierten VEP (verzögerte P2-Welle im Blitz-VEP bei normaler P100-Welle im Schachbrett-VEP) hingewiesen wurde und dieser Befund als spezifisch für die Demenz vom Alzheimer-Typ gegenüber der Multiinfarktdemenz angesehen wurde, mehren sich zwischenzeitlich Mitteilungen, dass den VEP bei der Differentialdiagnostik der Demenzen wenig Bedeutung zukommt. Da eine ausreichende Ableitungsqualität der schachbrettmusterevozierten VEP bei den meist nur eingeschränkt kooperationsfähigen Demenzpatienten oft nicht erreicht werden kann, sind die differentialdiagnostischen Hinweise der VEP im Lichte der zur Verfügung stehenden sensiveren Untersuchungsmethoden wie MRT, SPECT, PET, usw. entbehrlich.

4.12.8.4 Psychogene Visusminderung oder Blindheit

Ist sich der Untersucher über eine optimale Kooperation der Patienten sicher, schließt ein normales schachbrettmusterevoziertes VEP eine höhergradige Visusminderung (Visus <0,3) oder einen größeren zentralen Gesichtsfelddefekt aus. Kleinere Skotome oder leichtere Visusminderungen lassen sich jedoch mit einem regelrechten VEP vereinbaren. Obwohl sich die schachbrettmusterevozierten VEP bei kortikaler Blindheit in der Regel nicht mehr registrieren lassen, wurde immer wieder über Fälle berichtet, bei denen nicht nur die in der Area 17 generierten Blitz-VEP sondern auch die Schachbrett-VEP normal waren.

Es gilt deshalb bei Verdacht auf psychogene Visusminderung, dass pathologische VEP eine Psychogenie ausschließen, normale VEP aber einer somatischen Genese der Visusstörung nicht widersprechen.

> **!** VEP beim Verdacht auf eine psychogene Visusstörung:
> Pathologische VEP sprechen gegen eine psychogene Sehstörung;
> Normale VEP schließen eine somatische Sehstörung nicht aus.

4.12.8.5 VEP bei Schilddrüsenerkrankungen

Insbesondere bei Schilddrüsenunterfunktionen können verlängerte P100-Latenzen gefunden werden, die nur in der Regel ein mildes Ausmaß erreichen. Nach grundlegender Substitutionstherapie normalisieren sich die P100- Latenzen wieder.

4.12.9 VEP bei intraoperativer Überwachung und intensivmedizinischem Einsatz

Die VEP hielten bislang nur in eingeschränktem Maß Einzug in den Operationssaal zur intraoperativen Überwachung, da es bei neurochirurgischen Operationen nur wenig Erfahrungen zwischen intraoperativen Blitz-VEP-Befunden und postoperativen Visusbefunden gibt. Eine brauchbare prognostische Aussage ergibt sich bei Operationen im Bereich der Sella dann, wenn intraoperativ keine wesentlichen VEP-Alterationen auftreten, was mit einem postoperativ zufriedenstellenden Visus einhergeht.

Bei der Untersuchung von komatösen Patienten wurden sowohl Latenzverlängerungen, Formveränderungen der VEP (Veränderung der polyphasischen Kurvengestalt zugunsten eines monophasischen VEP) und Amplitudenabnahmen einzelner oder aller VEP-Gipfel beschrieben. Bei 33 komatösen Patienten nach einem Schädel-Hirn-Trauma, bei denen die VEP okzipital, zentral und frontal registriert wurden, nahm die VEP-Amplitude über dem Vertex ab und über der okzipitalen Rinde im Vergleich zu gesunden Kontrollen zu. Bei 16 dieser Patienten veränderte sich die VEP-Kurve von einer polyphasischen zu einer monophasischen Kurvenform. Ist im Koma das VEP bilateral normal oder nur gering verändert, so ist postkomatös mit einer guten Restitution der zerebralen Funktionen zu rechnen. Ein bilateraler Verlust der VEP im Koma hingegen geht mit einer sehr schlechten Prognose einher. Werden im Koma VEP-Resultate erhoben, die zwischen diesen beiden Extremen liegen (normales VEP vs. bilateralen Verlust des

VEP), lässt sich nur eine ungenaue prognostische Aussage machen. In einer Untersuchung von 130 Patienten mit posttraumatischen Komata wurden die VEP zunächst 72 h und dann 6 Monate nach Komaeintritt untersucht und mit dem klinischen Verlauf verglichen. War das Koma auf einen diffusen zerebralen Schaden zurückzuführen, korrelierten die anfänglich erhobenen VEP-Befunde nur mäßig mit dem postkomatösen Outcome. Beruhte das Koma jedoch auf einer fokalen Läsion, korrelierten die VEP-Ergebnisse nicht mit dem Outcome.

In der Hirntoddiagnostik erlangen die VEP dann eine Bedeutung, wenn sich bei Ausfall der Hirnstammfunktionen noch Blitz-VEP registrieren lassen. In diesem Fall belegen die VEP eindeutig, dass die Hirnfunktion nicht auf allen Ebenen irreversibel erloschen ist. Die Diagnose Hirntod darf dann nicht gestellt werden.

Aufgrund dieser Befunde gibt es für die VEP im intensivmedizinischen Einsatz nur ein eingeschränktes Indikationsfeld und dann bevorzugt bei Prozessen, die die Sehbahn direkt oder in der Umgebung affizieren. Bei allen anderen Fragestellungen sind Registrierung von AEP, SEP und MEP vorzuziehen.

4.12.10 VEP bei Augenkrankheiten

Bereits in Abschnitt 4.10.4 wurde dargestellt, dass Refraktionsstörungen über eine Defokussierung des optischen Reizes zu einer Amplitudenabnahme und einer milden Latenzzunahme der VEP führen. Über eine Abnahme der Retinabeleuchtung und einer damit einhergehenden Kontrastreduktion führt eine Trübung der brechenden Medien oder eine pharmakogene Miosis ebenfalls zu einer Amplitudenabnahme und zu einer leichten bis mäßigen Latenzzunahme der VEP. Refraktionsstörungen und Linsentrübungen gehören zu den häufigsten Augenkrankheiten überhaupt und sind deshalb Gegenstand einer ophthalmologischen Untersuchung. Bei der Auswertung der VEP-Kurven muss der ophthalmologische Befund berücksichtigt werden. Da sich Linsentrübungen ebenso wie eine pharmakogene Miosis (auch einseitig) auf den VEP-Befund auswirken, muss mit großer Sorgfalt vorgegangen werden, da sich sonst einseitige Fehlinterpretationen der VEP ergeben. Refraktionsstörungen sind während der Ableitung durch eine optimal angepasste Brille auszugleichen.

4.12.10.1 VEP bei Erkrankungen der Netzhaut

Bei allen Retinaerkrankungen ist die Elektroretinographie die Untersuchungsmethode der Wahl, während das VEP nur wenig zur differentialdiagnostischen Klärung des Krankheitsprozesses beiträgt. Besteht der Verdacht auf eine Netzhautkrankheit, sollten die VEP immer nach Schachbrettreizung mit kleinen (vorwiegend foveale Reizung) und großen Mustern (vorwiegend Reizung der Retinaperipherie) und nach Blitzstimulation

(Stimulation der Netzhautperipherie) abgeleitet werden. Die bevorzugte Reizung der zentralen oder peripheren Netzhautareale mit den verschiedenen Stimulationstechniken leistet in manchen Fällen zumindest einen gewissen differentialdiagnostischen Beitrag. So sind die Blitz-VEP und die Muster-VEP mit großen Mustern bei Erkrankungen der peripheren Netzhaut in der Regel früher verändert als die Muster-VEP mit kleinen Mustern. Umgekehrt ist die Situation bei vorwiegend makulären Erkrankungen, bei denen die VEP mit kleinen Mustern früher verändert sind als die Blitz-VEP und die VEP nach Reizung mit einem großen Schachbrettmuster.

Weitgehend unabhängig von dem zugrundeliegenden pathophysiologischen Prozess führen Netzhauterkrankungen in erster Linie zu Amplitudenverminderungen und Formanomalien der VEP, während die Latenzen nicht oder nur wenig verlängert sind. Eine Ausnahme stellen primäre Makulaerkrankungen dar, bei denen bei Schachbrettmusterreizung eher mäßige Latenzverzögerungen mit nur geringen Amplitudenverringerungen der VEP auftreten, wenn eine Erkrankung mit makulärer Retinadegeneration (degenerative Makulapathie) vorliegt. Bestehen jedoch makuläre Flüssigkeitsansammlungen (zentrale seröse Retinopathie oder traumatisches Makulaödem), dann werden in erster Linie Amplitudenverminderungen der VEP bei weitgehend unbeeinträchtigten Latenzen gesehen.

4.12.10.2 Stauungspapille

Wird die Stauungspapille durch einen erhöhten intrakraniellen Druck hervorgerufen, bleiben die VEP lange Zeit selbst bei Stauungspapillen bis zu drei Dioptrien normal. Erst nach langanhaltender intrakranieller Drucksteigerung und einer daraus resultierenden Schädigung des N. opticus sieht man Latenzverzögerungen und geringe Amplitudenverminderungen.

Entsteht eine Stauungspapille auf entzündlicher Grundlage (Papillitis), dann sind die VEP durch die Markscheidenschädigung des N. opticus latenzverzögert und amplitudenvermindert. Die Befunde entsprechen denen der Retrobulbärneuritis. Das unterschiedliche Verhalten der VEP bei der druckbedingten und der entzündungsbedingten Stauungspapille macht die VEP zu einem wichtigen differentialdiagnostischen Instrumentarium.

4.12.10.3 Glaukom

Solange die Glaukomkrankheit keine Gesichtsfelddefekte bei Patienten hervorruft, bleiben die VEP unbeeinflusst. Erst nach längerer Zeit und dem Auftreten von deutlicheren Gesichtsfelddefekten lassen sich im Ganzfeld-VEP bei einem kleineren Prozentsatz der Patienten Verlängerungen der P100-Latenz nach Reizung mit großen oder mit kleinen Mustern und Amplitudenverminderungen der VEP nachweisen. Erwähnenswert ist in diesem Zusammenhang eine Untersuchung von Bray et al. 1991, die bei 49 Patienten mit okulärer Hypertension ein Schachbrett-VEP registrierten. 24 Patienten hatten pathologische VEP-Befunde und entwickelten im späteren

Verlauf glaukomatöse Gesichtsfelddefekte. Bei keinem einzigen Patienten mit initial normalen VEP konnten im späteren Verlauf Gesichtsfelddefekte registriert werden. Die VEP-Ableitung hat bei der Glaukomkrankheit deshalb eine prognostische Bedeutung, da sich bereits vor dem Einsetzen von Gesichtsfelddefekten Schäden am vorderen optischen System nachweisen lassen.

4.12.10.4 Drusenpapille

Durch eine Retinadegeneration bei lange bestehender Drusenpapille mit Sehstörungen kommt es im Laufe der Erkrankung zu Amplitudenverminderungen und einer mäßigen Latenzverzögerung der VEP. Ob die VEP jedoch bei Verlaufsbeurteilung einer exakten ophthalmologischen Untersuchung überlegen sind, bedarf noch weiterer Klärung.

4.12.10.5 Amblyopie

Da bei der Amblyopie vorwiegend eine Störung der fovealen Netzhautanteile vorliegt, sollte das VEP immer nach Stimulation sowohl mit kleinen als auch großen Schachbrettmustern registriert werden, um selektiv die fovealen und die peripheren Retinaareale zu stimulieren. Typischerweise sind die VEP nach Reizung des amblyopen Auges mit kleinen Kästchen amplitudengemindert bis ausgefallen und die Latenzen leicht verlängert, während die VEP nach Reizung mit großen Kastenmustern einen Normalbefund ergeben. Eine Ableitung der Muster-VEP ist natürlich nur dann indiziert, wenn der Patient dazu in der Lage ist, zu fixieren.

4.13 | Literatur zu Kapitel 4

Adler G, Bransi A, Prange HW (1991) Neuromonitoring mit visuell evozierten Potentialen bei komatösen neurologischen Intensivpatienten. EEG-EMG 22:254–258

Adrian ED, Matthews BHC (1934) The Berger rhythm: Potential changes from the occipital lobes in man. Brain 57:356

Arendt G, Hefter H, Stremmel W, Strohmeyer G (1994) The diagnostic value of multimodality evoked potentials in Wilsons disease. Electromyogr Clin Neurophysiol. 34:137–148

Altenmüller E, Ruther K, Dichgans J (1996) Visuell evozierte Potentiale (VEP) und Elektroretinogramm (ERG). In: Stöhr M, Dichgans J, Buettner UW, Hess ChW, Altenmüller E (eds) Evozierte Potentiale: SEP-VEP-AEP-EKP-MEP. 3. Auflage. Springer, Berlin, Heidelberg, New York, Barcelona, Budapest, Hong Kong, London, Mailand, Paris, Santa Clara, Singapur, Tokio

Ambrosini A, Schoenen J (2003) The electrophysiology of migraine. Curr Opin Neurol 16(3):327–331

Armstrong RA, Slaven A, Harding GF (1991) The influence of age on the pattern and flash visual evoked magnetic response. Ophthalmic Physiol Opt 11:71–75

Bach M, Kellner U (2000) Elektrophysiologische Diagnostik in der Ophthalmologie. Ophthalmologe 97(12):898–920

Bartl G, Lith van GHM, Marle van GW (1978) Cortical potentials evoked by a TV pattern reversal stimulus with varying check size and stimulus field. Br J Ophthalmol 62:216–219

Blumhardt LD, Barrett G, Halliday AM (1982) The pattern visual evoked potentials in the clinical assessment of undiagnosed spinal cord disease. In: Courjon J, Maugière F, Frevol M (eds) Clinical Applications of Evoked Potentials in Neurology. Raven, New York

Bobak P, Bodis-Wollner I, Guillory S (1987) The effect of blur and contrast on VEP latency: comparison between check and sinusoidal grating patterns. Electroenceph Clin Neurophysiol 68:247–255

Bodis-Wollner I, Hendley CD, Mylin L (1986) The importance of stimulus selection in VEP-practice: the clinical relevance of visual physiology. In: Cracco RQ, Bodis-Wollner I (eds) Evoked potentials. Alan R Liss, New York, pp 15–27

Bray LC, Mitchell KW, Howe JW (1991) Prognostic significance of the pattern visual evoked potential in ocular hypertension. Br J Ophthalmol 75:79–83

Brecelj J, Denislic M, Skrbec M (1989) Visual evoked potential abnormalities in chiasmal lesions. Doc Ophthalmol 73:139–148

Brigell MG, Celesia GG (1999) Visual evoked potentials: advances in clinical and basic sciences. Electroencephalogr Clin Neurophysiol 49(Suppl):95–102

Carroll WM, Kriss A, Baraitser M, Barrett G, Halliday AM (1980) The incidence and nature of visual pathway involvement in Friedreichs ataxia. Brain 103:413–434

Celesia GG, Brigell MG (1999) Recommended standards for pattern electroretinograms and visual evoked potentials. The International Federation of Clinical Neurophysiology. Electroencephalogr Clin Neurophysiol 52(Suppl)

Celesia GG, Daly RF (1977) Effects of aging on visual evoked responses. Arch Neurol 34:403–407

Celesia GG (1988) Anatomy and physiology of visual evoked potentials and electroretinograms. Neurol Clin 6:657–679

Ciganek L (1961) The EEG response (evoked potential) to light stimulus in man. Electroenceph Clin Neurophysiol 13:165–172

Chan YW (2002) Optic neuritis in multiple sclerosis. Ocul Immunol Inflamm 10(3):161–186

Chan YW, McLeod JG, Tuck RR, Walsh JC, Feary PA (1986) Visual evoked potentials in chronic alcoholics. J Neurol Neurosurg Psychiatry 49:945–950

Chiappa KH (1997) Pattern-shift visual evoked potentials: methodology. In: Chiappa KH: Evoked potentials in clinical medicine, 3rd ed. Lippincott-Raven, New York

Chiappa KH, Gill EM, Lentz KE (1985) Effect of check size on P100 latency. Electroenceph Clin Neurophysiol 61:29–30

Chiappa KH, Hill RA (1997) Pattern-shift visual evoked potentials: interpretation. In: Chiappa KH: Evoked potentials in clinical medicine, 3rd ed. Lippincott-Raven, New York

Collins DWK, Carroll WM, Black JL, Walsh M (1979) Effect of refractive error on the visual response. Brit Med J 1:231–232

Creutzfeld OD, Kuhnt U (1973) Electrophysiology and topographical distribution of visual evoked potentials in animals. In: Jung R (ed) Central processing of visual information. Springer, Berlin Heidelberg New York (Handbook of sensory physiology, Vol VII/3, 595–637)

Dette TM, Spitznas M, Gobbels M, Koch F, Leinhos C (1991) Visually evoked cortical potentials for early detection of optic neuritis in ethambutol therapy. Fortschr Ophthalmol 88:546–548

Diener HC (1980) Methodik und klinische Anwendung visuell evozierter Potentiale in der Neurologie. Nervenarzt 51:159–167

Dodt E (1984) Topodiagnostik der visuellen Sensorik durch musterevozierte Potentiale. Buch Augenarzt 98:1356–1407

Emser W, Knierim A, Rüttinger H (1987) Beeinflussen Corticoide die VEP bei multipler Sklerose und Myasthenia gravis? Jahrestagung der Deutschen EEG-Gesellschaft in Ludwigshafen

Eckert J, Häberle S, Emser W (1995) Latenzveränderungen der visuell evozierten Potentiale während des weiblichen Menstrualzyklus. Symposium „Evozierte Potentiale", Kloster Irsee

Ellenberger C, Petro DJ, Ziegler SB (1978) The visually evoked potential in Huntington disease. Neurology 28:95–97

Faught E, Lee SI (1984) Pattern reversal visual evoked potentials in photosensitive epilepsy. Electroenceph Clin Neurophysiol 59:125–133

Fine EJ, Soria E, Paroski MW, Petryk D, Thomasula L (1990) The neurophysiological profile of vitamine B12 deficiency. Muscle-Nerve 13:158–164

Flanagan JG, Harding GF (1988) Multi-channel visual evoked potentials in early compressive lesions of the chiasm. Doc Ophthalmol 69:271–281

Gerhard H, Jörg J (1982) Zur cerebralen Refraktärperiode des VEP bei Normalpersonen und Patienten mit multipler Sklerose. EEG-EMG 13:77–81

Ghezzi A, Montagnini R (1985) Comparative study of visual evoked potentials in spinocerebellar ataxias and multiple sclerosis. Acta Neurol Scand 71:252–256

Ghilardi MF, Sartucci F, Brannan JR, Onofrj MC, Bodis-Wollner I, Mylin L, Stroch R (1991) N 70 and P100 can be indepentently affected in multiple sclerosis. Electroenceph Clin Neurophysiol 80:1–7

Gilmore RL, Kasarskis EJ, Carr WA, Norvell E (1989) Comparative impact of paraclinical studies in establishing the diagnosis of multiple sclerosis. Electroenceph Clin Neurophysiol 73:433–452

Gjerstad L, Nyberg-Hansen R, Ganes T (1988) Visual evoked responses in hereditary motor and sensory neuropathies. Acta Neurol Scand 77:215–219

Gott PS, Karnaze DS, Keane JR (1983) Abnormal visual evoked potentials in myotonic dystrophy. Neurology 33:162–165

Guthkelch AN, Bursick D, Sclabassi RJ (1987) The relationsship of the latency of the visual P100 wave to gender and head size. Electroenceph Clin Neurophysiol 68: 219–222

Haan J, Lappe-Osthege B, Kordt G (1983) Visuell evozierte Potentiale bei Alkoholismus. Nervenarzt 54:491–493

Halliday AM, McDonald WI, Mushin J (1972) Delayed visual evoked responses in optic neuritis. Lancet I:972

Halliday AM (1981) Visual evoked potentials in demyelating disease: In: Waxman SG, Ritchie JM: Demyelating disease: Basic and Clinical Electrophysiology. Raven, New York

Halliday AM (1982) Evoked potentials in clinical testing. Churchill, London

Hawkes CH, Stow B (1981) Pupil size and the pattern evoked visual response. J Neurol Neurosurg Psychiatry 44:90–91

Hennerici M, Wenzel D, Freund HJ (1977) The comparison of small size rectangle and checkerboard stimulation for the evaluation of delayed visual evoked responses in patients suspected to multiple sclerosis. Brain 100:119–136

Hennerici M, Hömberg V, Lange HW (1985) Evoked potentials in patients with Huntingtons disease and their offspring. II. Visual evoked potentials. Electroenceph Clin Neurophysiol 62:167–176

Hess ChW, Meiernberg O, Ludin HP (1982) Visual evoked potentials in acute occipital blindness. Diagnostic and prognostic value. J Neurol 227:193–200

Heun R, Emser W, Schimrigk K (1989) Evozierte Potentiale unter intrathekaler und systemischer Kortikosteroid Therapie bei Multipler Sklerose. EEG-EMG 20:88–91

Hilton EJ, Hosking SL, Betts T (2004) The effect of antiepileptic drugs on visual performance. Seizure 13(2):113–128

Jabbari B, Coats M, Salazar A, Martin A, Scherokman B, Laws W (1993) Longitudinal study of EEG and evoked potentials in neurologically asymptomatic HIV infected subjects. Electroenceph Clin Neurophysiol 86:145–151

Jörg J, Hielscher H (eds) (1997) Evozierte Potentiale in Klinik und Praxis: Eine Einführung in VEP, SEP, AEP, MEP, P300 und PAP, 4. überarb. Aufl. Springer, Berlin, Heidelberg, New York, London, Paris, Tokyo, Hong Kong, Barcelona, Budapest

Johanson U, Andersson T, Persson A, Eriksson LS (1989) Visual evoked potential – a tool in diagnosis of hepatic encephalopathy? J Hepatol 9:227–233

Jones S (1993) Visual evoked potentials after optic neuritis. Effect of time interval, age and disease dissemination. J Neurol 240:489–494

Klee M, Rall W (1977) Computed potentials of cortically arranged populations of cortical neurons. J Neurophysiol 40:647–666

Knierim A, Emser W, Schimrigk K (1985) Latenzzunahme der visuell evozierten Potentiale bei binokularer und monokularer Schachbrettstimulation sowie Alters- und Geschlechtsabhängigkeit. EEG-EMG 16:212–214

Kooi KA, Marshall RE (1979) Visual evoked potentials in central disorders of the visual system. Harper and Row, Hagerstown

Kowalski JW, Raszewa M (1989) Effect of diazepam on visual evoked potentials by reversible checkerboard pattern. Neurol Neurochirurg Pol 23:311–316

Lorenz M, Renella RR (1989) Intraoperatives monitoring: Visuell evozierte Potentiale bei Eingriffen in der Sellaregion. Zentralbr Neurochir 50:12–15

Lowitzsch K(1976) Studien zur diagnostischen Absicherung der Multiplen Sklerose. Erfassung und Lokalisation von Demyelinisationsherden aufgrund des Vergleiches klinischer, ophthalmologischer und neurophysiologischer Untersuchungsbefunde bei 135 Patienten. Habilitationsschrift der Universität Mainz

Lowitzsch K, Westhoff M (1980) Optikusaffektionen bei Neroluesdiagnose durch das visuell evozierte Potential (VEP). EEG-EMG 11:77–80

Lowitzsch K, Trincker D, Müller E (1980) Flash and pattern reversal evoked visual responses in retrobulbarneuritis and controls: a comparison of conventional and TV stimulation techniques. In: Proceedings of the 2nd European Congress of EEG and Clinical Neurophysiology, Salzburg. Excerpta Medica, Amsterdam Oxford

Lowitzsch K (1982) Visuell evozierte Potentiale (VEP) bei der Multiplen Sklerose. Akt Neurol 9:170–174

Lowitzsch K (1985) Pathophysiologie des VEP bei der Multiplen Sklerose. Akt Neurol 12:62–65

Lowitzsch K, Welkoborsky HJ (1987) Musterumkehr-VEP und Computer-Perimetrie am Partnerauge bei Optikusneuritis. EEG-EMG 18:179–184

Lowitzsch K (1990) In: Maurer K, Lowitzsch K, Stöhr M: Evozierte Potentiale AEP-VEP-SEP, Atlas mit Einführungen. Enke, Stuttgart

Lowitzsch K (1991) Shape changes in contrast VEP in multiple sclerosis: relation to type of lesion. EEG-EMG 22:302–323

Malessa T, Heuser-Link M, Brockmeyer N, Goos M, Schwendemann G (1989) Evoked potentials in neurologically asymptomatic persons during early stages of HIV-infection. EEG-EMG 20:257–266

Mahapatra AK (1991) Visual evoked potentials in optic nerve injury. Does it merit mention? Acta Neurochir Wien 112:47–49

Manoj K, Sharma RG, Kumar SR (1991) Visual evoked response in macular disease. Indian J Ophthalmol 39:62–64

Marsh MS, Smith S (1994) Differences in the pattern of visual evoked potentials between pregnant and non-pregnant women. Electroenceph Clin Neurophysiol 92:102–106

Mc Alpines (1985) Multiple Sclerosis. Matthews WB, Acheson ED, Batchelor JR, Weller RO ed by Matthews WB. Churchill Livingstone, London

Mayr N, Baumgartner C, Zeitlhofer J, Deecke L (1991) The sensitivity of transcranial cortical magnetic stimulation in detecting pyramidal tract lesions in clinically definite multiple sclerosis. Neurology 41:566–569

Meinck HM, Rader K, Wieditz G, Adler L (1990) Afferent information processing in patients with chronic alcoholism. An evoked potential study. Alcohol 7:311–313

Parain D, Hannequin D, Samson-Dollfus D, Nehili F, Layet A, Verdure-Poussin A (1985) Flash-pattern visual evoked potentials and limited lesions of the occipital lobe. Rev Electroenceph Clin Neurophysiol 15:233–236

Paty DW, Blume WT, Brown WF, Jaatoul N, Kertesz A, McInnis W (1979) Chronic progressive myelopathy: investigation with CSF electrophoresis, evoked potentials and CT scan. Ann Neurol 6:419–424

Ponte F, Giuffre G (1989) The visual evoked potentials and the spatial vision in old people. Metab Pediatr Syst Ophthalmol 12:37–42

Pierelli F, Soldati G, Zambardi P, Garruba C, Spadaro M, Tilia G, Pauri F, Morocutti C (1993) Electrophysiological study (VEP, BAEP) in HIV-I seropositive patients with or without AIDS. Acta Neurol Belg 93:78–87

Regan D, Richards W (1973) Brightness contrast and evoked potentials. J Opt Soc Am 63:673–678

Ropper AM, Chiappa KH (1986) Evoked potentials in Guillain-Barré-syndrome. Neurology 36:587–590

Rossini PM, Marachiono L, Bambi D, Albartazzi A, Di Paolo B (1982) Transient and steady state visual evoked potentials by checkerboard reversal pattern in renal diseases. In: Courjon J, Maugiere F, Revol M: Clin Appl of Evoked Potentials. Raven, New York

Rudolph HD (1980) Die Latenz visuell evozierter Potentiale nach diffusen und Scanning-Blitzen. EEG-EMG 11:36–42

Ruessmann K, Beneicke U (1991) P2 latency of the flash visual evoked potential in dementia. Int J Neurosci 56:273–276

Satischandra P, Swamy HS (1989) Visual and brain stem auditory evoked responses in Wilsons disease. Acta Neurol Scand 79:108–113

Scharokhi F, Chiappa KH, Young RR (1978) Patternshift visual evoked responses: two hundred patients with optic neuritis and/or multiple sclerosis. Arch Neurol 35:65–71

Shih PY, Aminoff MJ, Goodin DS, Mantle MM (1988) Effect of reference point on visual evoked potentials: clinical relevance. Electroenceph Clin Neurophysiol 71:319–322

Sola P, Scarpa M, Faglioni P, Sorgato P, Merelli E (1989) Diagnostic investigations in MS: which is the most sensitive? Acta Neurol Scand 80:394–399

Sorensen PS, Trojaborg W, Gjerris F, Krogsaa B (1985) Visual evoked potentials in pseudotumor cerebri. Arch Neurol 42:150–153

Tackman W, Radü EW (1980) Pattern shift visual evoked potentials in Charcot-Marie-Tooth Disease. HMSN Type I. J Neurol 224:71–74

Thompson PD, Mastaglia FL, Caroll WM (1986) Anterior ischaemic optic neuropathy. A correlative clinical and visual evoked potential study of 18 patients. J Neurol Neurosurg Psychiatry 49:128–135

Tobimatsu S, Celesia GG, Haug BA, Onofrj M, Sartucci F, Porciatti V (2000) Recent advances in clinical neurophysiology of vision. Suppl Clin Neurophysiol 53:312–322

Toshniwal P (1987) Demyelinating optic neuropathy with Miller-Fisher syndrome. J Neurol 234:353–358

Vogel P (1981) Die Bedeutung evozierter Potentiale für die neurologische Diagnostik. Nervenarzt 52:565–573

Vieregge P, Rosengart A, Mehdorn E, Wessel K (1990) Drusenpapillen mit Sehstörung und pathologischen visuell evozierten Potentialen. Nervenarzt 61:364–368

Weinstock-Guttman B, Baier M, Stockton R, Weinstock A, Justinger T, Munschauer F, Brownscheidle C, Williams J, Fisher E, Miller D, Rudick R (2003) Pattern reversal visual evoked potentials as a measure of visual pathway pathology in multiple sclerosis. Mult Scler 9(5):529–534

Welkoborsky HJ, Lowitzsch K (1988) Abhängigkeit der Phaseninversion der VEP bei Halbfeldreizung von Reizort und Mustergröße. EEG-EMG 19:123–127

Wilson WB (1978) Visual evoked response differentiation of ischemic optic neuritis from the optic neuritis of multiple sclerosis. Am J Ophthalmol 86:530–535

Witt TN, Garner CG, Oechsner M (1988) Central motor conduction time in multiple sclerosis: an comparison of visual and somatosensory evoked potentials in relation to the type of disease course. EEG-EMG 19:247–254

Yaltkaya K, Balkan S, Baysal AI (1988) Visual evoked potentials in diabetes mellitus. Acta Neurol Scand 77:239–241

Yeo PT, Kamaldeen S, Walker D (1988) Abnormalities of visual evoked responses in hyperprolactinaemia. Clin Exp Neurol 25:85–89

Yiannikas C, Walsh JC, McLeod JG (1983) Visual evoked potentials in the detection of subclinical optic toxic effects secondary to ethambutol. Arch Neurol 40:645–648

Youl BD, Turano G, Muller DH, Towell AD, MacManus DG, Moore SG, Jones SJ (1991) The pathophysiology of acute optic neuritis. An association of gadolinium leakage with clinical and electrophysiological deficits. Brain 114:2347–2350

Zimmer R, Walther H, Kurz A, Haupt M, Lehmann-Horn F, Lauter H (1991) Visuell evozierte Potentiale bei der Alzheimerschen und Parkinsonschen Krankheit. EEG-EMG 22:239–245

Anhang: Normwerttabellen

SEP

Tabelle 1.5. Normwerte des Medianus-SEP (Mittelwerte ± einfache Standardabweichung) nach Handgelenkstimulation (ms)

	Erb-Potential	N13a (HWK 7)	N13b (HWK 2)	N20	P25	N33	P45	N55
Dal-Bianco (1985)	8,7±0,7	13,1±0,9	13,3±1,0	19,0±1,1	24,3±2,2	32,6±3,9	41,2±3,4	55,0±7,8
Stöhr (1996)	10,2±0,88	13,5±0,92	13,7±0,88	19,3±1,2	23,1±1,8	–	–	–
Tackmann (1993)	–	13,9±1,0	–	19,7±1,5	24,6±2,7	–	–	–

Tabelle 1.6. Obere Grenzwerte der Rechts-links-Seitendifferenzen (Mittelwerte + 2,5fache Standardabweichung) nach Medianusstimulation (ms)

	Erb-Potential	N13a (HWK 7)	N13b (HWK 2)	N20	P25	N33	P45	N55
Dal-Bianco (1985)	0,9	2,0	1,1	1,2	4,7	6,7	7,1	19,3
Stöhr (1996)	0,74	0,7	0,74	1,1	3,3	–	–	–
Tackmann (1993)	–	1,4	–	1,15	5,6	–	–	–

Tabelle 1.7. Interpeaklatenzen (Mittelwert ± einfache Standardabweichung) sowie maximale Seitendifferenz der Interpeaklatenzen (Mittelwert + 2,5fache Standardabweichung) nach Medianusstimulation. Alle Werte sind in Millisekunden angegeben

	Erb-Potential N13a	Erb-Potential N13a max. Seitendifferenz	N13a–N13b	N13a–N13b max. Seitendifferenz	N13a–N20	N13a–N20 max. Seitendifferenz
Dal-Bianco (1985)	4,4±0,4 (5,4[a])	0,89	–	–	5,9±0,6 (7,4[a])	1,29
Stöhr (1996)	3,4±0,6 (4,9[a])	0,61	0,2±0,2 (0,6[a])	0,58	5,8±0 6 (7,25[a])	1,02
Tackmann (1993)	4,8±0,4 (5,8[a])	1,4	–	–	5,7±0,7 (7,45[a])	1,75

[a] Obere Grenzwerte der Zwischengipfel.

Tabelle 1.8. Medianus-SEP-Amplituden (Mittelwert ± 1fache Standardabweichung) (V)

	Erb-Potential	N13a	N13b	N20
Stöhr (1996)	3,71±2,3	1,63±0,73	1,61±0,69	2,26±0,99
Jörg (1993)	3,90±2,4	2,6±1,3	2,8±1,4	2,0±1,1

Tabelle 1.9. Streubreite der Amplitudenquotienten nach Medianusstimulation

	Erb-Potential/N13a	N13b/N13a	N20/N13a
Stöhr (1990)	1,1–8,8	0,72–1,7	0,65–8,9

Tabelle 1.10. Latenz- und Amplitudennormwerte nach Stimulation des N. ulnaris (Mittelwerte ± einfache Standardabweichung) (ms bzw. V)

	Erb-Potential	N13a	N13b	N20
Latenz	11,2±1,3	14,4±1,5	14,6±1,5	20,6±1,9
Amplitude	2,2±1,3	1,6±0,8	1,6±0,8	1,5±0,9

Tabelle 1.11. Mittelwerte ± einfache Standardabweichung der kortikalen Medianus-SEP-Gipfel nach Handgelenkstimulation bei Kindern und Jugendlichen (ms) (Alter 6–17 Jahre)

	N20	P25	N33	P45	N55
Mattigk (1991)	18,0±1,1	23,4±1,9	30,6±2,6	38,0±3,3	52,0±4,6

Tabelle 1.12. Obere Grenzwerte der Rechts-links-Seitendifferenzen kortikaler Medianus-SEP-Gipfel nach Handgelenkstimulation bei Kindern und Jugendlichen (ms) (Alter 6–17 Jahre)

	N20	P25	N33	P45	N55
Mattigk (1991)	0,5	0,6	2,2	3,3	3,9

Tabelle 1.13. Peak-to-peak-Amplituden der kortikalen Medianus-SEP-Gipfel nach Handgelenkstimulation (Mittelwert ± einfache Standardabweichung) bei Kindern und Jugendlichen (V) (Alter 6–17 Jahre)

	N20/P25	P25/N33	N33/P45	P45/N55
Mattigk (1991)	6,2±2,8	3,5±3,0	3,2±2,2	5,4±3,3

Tabelle 1.14. Normwerte des Tibialis-SEP; Mittelwerte ± einfache Standardabweichung des Tibialis-SEP nach Sprunggelenkstimulation (ms)

	N22 (spinal)	N33	P40	N50	P60	N75
Chu (1986a)	21,8±1,5	–	39,9±1,8	49,1±2,4	61,8±2,9	77,9±4,9
Jörg (1983)	24,1±1,9	34,8±2,5	41,4±2,8	49,5±3,2	58,9±2,6	–
Eckert (1993)	–	34,4±2,2	41,4±2,5	49,7±2,6	62,2±2,9	80,3±5,0
Ebensperger (1992)	–	33,1±2,1	39,6±2,3	48,6±3,2	58,4±3,5	77,8±5,8

Tabelle 1.15. Obere Grenzwerte der Rechts-links-Seitendifferenzen nach Tibialisstimulation (ms)

	N22 (spinal)	N33	P40	N50	P60	N75
Chu (1986b)	–	–	2,4	4,3	4,2	6,9
Riffel et al. (1984)	1,2	–	2,1	–	–	–
Eckert (1993)	–	2,7	4,0	2,3	3,5	5,3
Jörg (1992)	1,5	3,9	5,1	–	–	–

Tabelle 1.16. Interpeaklatenz N22–P40 (Mittelwert + einfache Standardabweichung) sowie maximale Seitendifferenz der Interpeaklatenz (Mittelwert + 2,5fache Standardabweichung) nach Tibialisstimulation (ms)

	N22–P40	N22–P40 max. Seitendifferenz
Riffel et al. (1984)	17,0±1,7	3,5
Jörg (1993)	16,9±1,7	3,4
Eisen et al. (1980)	17,2±1,7	2,0

Tabelle 1.17. Amplituden des Tibialis-SEP nach Sprunggelenkstimulation (Mittelwert ± einfache Standardabweichung) (V)

	N22 (spinal)[a]	N33/P40	P40/N50
Riffel et al. (1984)	0,6±0,3	1,8±1,3[a]	–
Chu (1986 a)	0,65±0,73	1,5±1,0	1,8±1,0
Jörg (1993)	2,0±0,7	3,1±1,0	–

[a] gemessen base-to-peak; die übrigen Gipfel sind peak-to-peak vermessen.

Tabelle 1.18. Latenznormwerte verschiedener Beinnerven-SEP (Mittelwerte ± einfache Standardabweichung); in Klammern sind die oberen Grenzwerte der Seitendifferenzen aufgelistet (Mittelwert + 2,5fache Standardabweichung)

	Spinales Potential	N1 (kortikal)	P1 (kortikal)	N2 (kortikal)	P2 (kortikal)	
N. suralis[a]	24,3±1,3 (2,4)	–	46,5±2,5 (5,3)	–	–	Tackmann (1993)
N. saphenus[b]	–	36,8±2,8 (3,9)	43,4±2,2 (3,1)	54,0±2,3 (4,4)	66,7±3,3 (5,3)	Eisen (1980 b)
N. peronaeus superficialis[c]	–	33,1±2,2 (3,9)	39,9±1,8 (3,1)	51,0±1,9 (4,4)	65,0±3,3 (5,3)	Eisen (1980 b)
N. peronaeus profundus[d]	–	35,8±2,7 (3,1)	43,5±2,9 (3,6)	54,1±3,9 (5,8)	67,6±4,6 (5,6)	Eckert (1993)

[a] Stimulation oberhalb des Malleolus lateralis;
[b] Stimulation oberhalb des Malleolus medialis;
[c] Stimulation ca. 5 cm oberhalb des Malleolus lateralis;
[d] Stimulation am Retinaculum extensorum.

Tabelle 1.19. Mittelwerte ± einfache Standardabweichung der kortikalen Tibialis-SEP-Gipfellatenzen nach Sprunggelenkstimulation (ms) bei Kindern und Jugendlichen (Alter 6–17 Jahre)

	N33	P40	N50	P60	N75
Mattigk (1992)	30,1±3,5	38,2±2,4	47,5±2,8	56,1±3,4	69,8±6,6

Tabelle 1.20. Obere Grenzwerte der Rechts-links-Seitendifferenzen der kortikalen Tibialis-SEP-Gipfellatenzen nach Sprunggelenkstimulation bei Kindern und Jugendlichen (ms) (Alter 6–17 Jahre)

	N33	P40	N50	P60	N75
Mattigk (1992)	1,1	1,1	2,5	2,9	3,2

Tabelle 1.21. Peak-to-peak-Amplituden der kortikalen Tibialis-SEP-Gipfel nach Sprunggelenkstimulation (Mittelwert ± einfache Standardabweichung) (V) bei Kindern und Jugendlichen (Alter 6–17 Jahre; 17 Jungen und 18 Mädchen)

	N33/P40	P40/N50	N50/P60	P60/N75
Mattigk (1992)	3,9±1,8	3,5±1,9	3,8±2,6	3,8±2,9

FAEP

Tabelle 2.6. Mittelwerte (MW) und Standardabweichung (SD) der Latenzen (**a**), Amplituden (**b**) und Zwischenwellenzeiten (**c**) der Wellen I–V, ermittelt an 50 normalhörenden Gesunden bei Lautstärken zwischen 10 und 90 dB

a	Latenzen					
Welle	**I**	**II**	**III**	**IV**	**V**	**IV/V**
10			5,80		7,70	
			0,48		0,45	
20			5,20	6,65	7,25	
			0,40	0,47	0,40	
30	2,60	3,60	4,65	5,90	6,70	
	0,30	0,35	0,37	0,30	0,28	
40	2,15	3,20	4,30	5,45	6,30	6,00
	0,25	0,30	0,28	0,35	0,30	0,34
50	1,80	3,00	4,04	5,24	6,00	5,85
	0,17	0,20	0,25	0,23	0,30	0,32
60	1,70	2,90	3,93	5,15	5,80	5,60
	0,13	0,15	0,21	0,25	0,23	0,30
70	1,60	2,73	3,83	5,03	5,70	5,30
	0,12	0,19	0,20	0,21	0,22	0,25
80	1,50	2,65	3,73	4,97	5,60	5,20
	0,13	0,18	0,19	0,17	0,19	0,20
90	1,40	2,57	3,63	4,90	5,50	5,12
	0,10	0,14	0,16	0,15	0,18	0,18

Tabelle 2.6 (Fortsetzung)

b	Amplituden								
dB	**90**	**80**	**70**	**60**	**50**	**40**	**30**	**20**	**10**
I	290 70	270 80	220 50						
II	210 80	190 100	180 70						
III	290 90	280 100	250 70						
IV	350 100	340 90	280 80						
V	390 80	370 90	300 90	270 70	260 80	235 70	220 85	200 90	150 80
IV/V	450 70	430 90	430 80						

c	Zwischenwellenzeiten					
Lautstärke	**Welle**	**MW**	**SD**	**Welle**	**MW**	**SD**
60 dB	I–II	1,22	0,15	I–IV	3,58	0,14
	I–III	2,25	0,13	I–V	4,10	0,16
	I–IV	3,47	0,16	I–IV/V	3,80	0,15
	I–V	4,10	0,12			
	I–IV/V	3,92	0,14			
70 dB	I–II	1,17	0,16			
	I–III	2,27	0,15			
	I–V	3,47	0,17			
	I–V	4,10	0,15			
	I–IV/V	3,74	0,16			
80 dB	I–II	1,21	0,14			
	I–III	2,29	0,17			
	I-IV	3,53	0,15			
	I–V	4,10	0,16			
	I–IV/V	3,76	0,18			
90 dB	I–II	1,25	0,12			
	I–III	2,31	0,13			

MAEP

Tabelle 2.9. Normwerte der Wellen V–VII der FAEP und der Wellen No, Po, Na, Pa und Nb der MAEP, ermittelt bei einer Klick-Lautstärke von 70 dB (aus Buettner Trost (1985) Z EEG-EMG 16:145)

V	VI	VII	No	Po	Na	Pa	Nb
5,4	7,0	8,6	9,6	12,5	18,1	29,4	38,5
(0,6)	(1,0)	(0,9)	(4,3)	(3,6)	(7,3)	(8,7)	(9,6)

AEP

Tabelle 2.10. Latenzen der Wellen P2 und P3 (Mittelwert und Standardabweichungen) für die Bedingungen „Augen offen" und „Augen geschlossen" sowie geordnet nach höherem und niedrigerem Lebensalter (aus Hegerl et al. (1985) Z EEG-EMG 16:172)

	N	Latenz (ms)			Amplitude (µV)		
		Häufiger Ton	**Seltener Ton**		**Häufiger Ton**	**Seltener Ton**	
		P2	P2	P3	P2	P2	P3
Augen offen							
Alt $\bar{x}=71,1$ Jahre	27	168,2±24,7	163,1±17,8	328,4±42,1	9,2±4,0	11,2±3,9	9,4±4,0
Jung $\bar{x}=31,6$ Jahre	22	170,7±21,9	163,9±15,5	289,0±29,6	9,8±5,4	12,0±4,6	14,9±4,4
Augen geschlossen							
Alt $\bar{x}=71,1$ Jahre	27	166,0±21,8	162,2±81,1	326,0±42,1	9,7±3,8	11,4±3,8	9,9±4,7
Jung $\bar{x}=31,6$ Jahre	22	173,3±23,9	161,5±15,2	292,3±30,1	10,0±5,1	12,0±4,9	15,1±5,1

FAEP-Neugeborene

Tabelle 2.12. Latenzen, Zwischenwellen und Amplituden der Wellen I–V der FAEP, ermittelt an 12 Neugeborenen (MW: Mittelwert, SD: Standardabweichung)

Absolutlatenzen			
Welle	MW	SD	
I	1,85	0,26	
II	2,95	0,22	
III	4,65	0,28	
IV	5,85	0,38	
V	7,00	0,26	
Zwischenwellenzeiten (ms)			
Welle	MW	SD (ms)	
I–II	1,10	0,25	pLZ = periphere Leitzeit
I–III	2,80	0,26	
I–IV	4,00	0,28	
I–V	5,15	0,21	
II–V	4,05	0,22	zLZ = zentrale Leitzeit
Amplituden (nV)			
Welle	MW	SD	
I	120	50	
II	64	45	
III	235	45	
IV	75	30	
V	160	55	

MEP

Tabelle 3.2. Mittelwert±1 Standardabweichung der CmL, PmL und CMCT (ms) zu verschiedenen Armmuskeln

Muskel	Alter (Jahre) (MW)	Größe (m) (MW+1 SD)	CmL (ms) (MW+1SD)	PmL (ms)	CMCT (ms)	Absolute Amplitude (mV)	Relative Amplitude (mV)	Zahl der Nulllinien-durchgänge	Bestimmung der PmL	
M. interosseus dorsalis I	≤29	1,54–1,96	20,6+1,8	14,0+1,3	5,8+1,0	7,0+3,7	42,2+17,9	1,6+0,6	Spinale Wurzelreizung	Kloten et al. (1992)[a]
	30–59		20,7+1,4	14,6+1,3	6,0+1,0	5,8+2,8	42,4+13,4	1,1+0,4		
	≥60		21,2+1,6	14,9+1,4	6,5+1,1	5,8 +2,6	45,0+17,0	1,2+0,6		
M. abductor pollicis brevis		1,68–1,95	20,4+1,5		6,7+1,2	6,0+2,6	46,1+23,5		F-Wellen-Stimulation	Eisen et al. (1990)[a]
M. abductor pollicis brevis	21–65		21,4+2,0	14,8+1,2	6,6+1,4	2,2+1,2			Spinale Wurzelreizung	Ludolph et al. (1989)[b]
M. abductor digiti quinti	17–35	1,65–0,49	19,3+1,2	12,3+1,2	7,0+1,0				Spinale Wurzelreizung	Chu (1989)[b]
M. abductor digiti quinti	19–59	1,56–1,91		14,0+1,5	6,0+0,9				Spinale Wurzelreizung	Claus (1993)
M. abductor quinti					5,8+0,8				F-Wellen-Reizung	Claus (1993)
M. biceps brachii	21–65	1, 68–1,95	11,4+1,0	5,5+0,4	5,9+1,0				Spinale Wurzelreizung	Ludolph et al. (1989)
M. biceps chii	≤29	1,54–1,96	10,8+1,3	6,3+0,9	4,5+1,0	2,5+1,4		1,3+0,7	Spinale Wurzelreizung	Kloten et al. (1992)[a]
	30–59		10,8+1,0	6,4+1,1	4,6+0,9	2,3+1,6		1,3+0,6		
	≥60		11,4+0,9	6,8+0,9	4,6+0,9	2,2+1,4		1,2+0,6		
M. extensor carpi radialis	≤29	1,54–1,96	14,4+0,9	8,5+0,9	5,5+0,8	3,2+1,7	49,5+18,5	2,5+1,0	Spinale Wurzelreizung	Kloten et al. (1992)[b]
	30–59		15,2+0,9	9,5+0,8	5,6+0,9	3,1+1,4	54,3+18,5	2,6+1,0		
	≥60		15,4+1,1	9,1+1,1	6,3+0,9	3,1+1,3	50,8+14,7	2,4+0,8		
M. extensor digitorum communis			15,2+1,5		6,4+1,2	5,8+3,3	37,2+22,1		F-Wellen Bestimmung	Eisen et al. (1990)[a]

[a] Amplitudenmessung „peak to peak",
[b] Amplitudenmessung „base to peak".

Tabelle 3.3. Rechts-links-Differenzen der CmL, PmL und CMCT (MW + 1SD) verschiedener Armmuskeln (ms)

Muskel	Alter (Jahre)	CmL	PmL	CMCT	Autor
▌M. interosseus dorsalis I	30–69	0,6+0,4	0,3+0,3	0,5+0,4	Kloten et al. (1992)
▌M. abductor pollicis brevis	21–65	1,0+0,5	0,2+0,4	0,9+0,6	Ludolph et al. (1992)
▌M. biceps brachii	30–69	0,4+0,3	0,4+0,3	0,5+0,4	Kloten et al. (1992)
▌M. extensor carpi radialis	30–69	0,6+0,4	0,3+0,2	0,5+0,4	Kloten et al. (1992)

Tabelle 3.4. Mittelwert ±1 Standardabweichung der CmL, PmL und CMCT in verschiedenen Beinmuskeln (ms)

Muskel	Alter (Jahre) (MW)	Größe (m) (MW+1 SD)	CmL (ms) (MW+1 SD)	PmL (ms)	CMCT (ms)	Absolute Amplitude (mV)	Relative Amplitude (mV)	Zahl der Nullliniendurchgänge	Bestimmung der PmL	Autor
M. tibialis anterior	21–65	1,68–1,95	28,8+2,0	16,4+1,4	12,4+1,9				Spinale Wurzelreizung	Ludolph et al. (1989)
M. tibialis anterior	≤29 30–59 ≥60	1,54–1,96	28,3+2,5 29,6+3,0 31,1+2,5	14,7+1,3 14,7+2,1 15,5+2,0	13,4+1,9 14,3+1,7 16,1+1,9	3,8+1,8 3,6+2,5 3,2+2,5	45,1+18,6 40,3+21,5 43,2+20,1	2,0+1,0 1,9+0,9 2,0+1,0	Spinale Wurzelreizung	Kloten et al. (1992)[a]
M. extensor digitorum brevis	21–65	1,68–1,95	38,4+2,4	25,7+2,0	12,8+1,9				Spinale Wurzelreizung	Ludolph et al. (1989)
M. extensor digitorum brevis	≤29 30–59 ≥60	1,54–1,96	38,6+3,2 39,3+3,5 41,0+3,1	24,8+1,8 23,3+2,6 23,9+2,8	15,7+2,4 15,9+2,0 18,2+3,9	1,9+1,2 1,7+0,9 1,6+1,1	34,4+13,6 35,4+16,1 36,5+22,0	2,7+1,0 2,9+1,0 2,7+0,6	Spinale Wurzelreizung	Kloten et al. (1992)[a]
M. vastus medialis	≤29 30–59 ≥60	1,54–1,96	20,4+2,1 21,1+1,8 21,6+2,2	9,3+1,3 10,0+1,3 11,2+1,9	11,2+2,5 11,0+2,5 11,8+2,5	2,5+1,5 2,1+1,2 1,8+1,0		1,9+0,8 1,5+0,5 2,0+0,8	Spinale Wurzelstimulation	Kloten et al. (1992)[a]

[a] Amplitudenmessung „peak-to-peak".

Tabelle 3.5. Rechts-links-Differenzen der CmL, PmL und CMCT (MW + 1 SD) zu verschiedenen Beinmuskeln (ms)

Muskel	Alter (Jahre)	CmL (MW+1 SD) (ms)	PmL	CMCT	Autor
M. tibialis anterior	30–59	0,6–0,5	0,4+0,5	0,7+0,6	Kloten et al. (1992)
M. extensor digitorum brevis	30–59	0,8+0,6	0,8+0,6	0,9+0,6	Kloten et al. (1992)
M. vastus medialis	30–59	0,7+0,5	0,6+0,5	0,9+0,4	Kloten et al. (1992)

Tabelle 3.6. Mittelwert ± 1 Standardabweichung der Latenzen der wichtigsten hirnnervenversorgten Muskeln. Angegeben sind die Latenz der kontralateralen Antwort nach Kortexreiz und der ipsilateralen Antwort nach peripherem magnetoelektrischem Reiz

Muskel	Zentraler Reiz (ms)	Peripherer Reiz (ms)	Autor
M. mentalis	12,0+1,3	4,4+0,4	Benecke et al. (1988)
M. orbicularis oris	12,0+1,3	4,9+0,4	Benecke et al. (1988)
M. nasalis	10,0+1,0		Rösler et al. (1989)
M. masseter	10,8+1,8	3,8+0,3	Benecke et al. (1988)
M. sternocleidomastoideus	11,8+1,8	4,3+0,4	Benecke et al. (1988)
M. genioglossus	10,9+1,3	–	

VEP

Tabelle 4.1. VEP-Normwerte nach Schachbrettmusterumkehrganzfeldreizung

Autor	Muster-größe (Bogen-minuten)	P100 (ms) (Mittel-wert + 1 SD)	Seitendiffe-renz der P100 (Mittelwert + 1 SD)	Amplitude von N75–P100 (µV, Mittel-wert + 1 SD)	System
Lowitzsch (1990))	15	103,7+6,6	Keine Angabe	19,0+3,8	Drehspiegelsystem
Lowitzsch (1990)	50	95,5+4,8	1,8+1,54	16,7+4,9	Drehspiegelsystem
Chiappa (1985)	17	106,8+6,4	2,7+2,3	8,3+3,7	Fernsehmonitor
Chiappa (1985)	35	102,9+7,4	2,5+2,9	7,1+3,7	Fernsehmonitor
Chiappa (1985)	70	103,8+6,9	2,2+2,6	7,9+3,6	Fernsehmonitor

Tabelle 4.2. Mittelwerte der Latenznormwerte für die P100-Welle der Halbfeld-VEP (ms) (nach Chiappa 1997)[a]

	P100-Latenz	Interokuläre Latenzdifferenz
▓ Linkes Halbfeld	96,7±5,34	3,7±2,69
▓ Rechtes Halbfeld	95,2±4,61	2,3±1,67

[a] Die Normalwerte wurden nach Halbfeldreizung von Elektroden ausgemessen, die jeweils 5 cm lateral der Mittellinie fixiert waren (Reizung mit Fernsehmonitor).

Tabelle 4.3. Normwerte der P100-Welle nach Stroboskop-Blitz-Reizung (ms) (Mittelwert ± SD)

	P-100-Welle
Lowitzsch et al. (1980)	114,1±8,2
Lowitzsch et al. (1976)	106,3±14,7

Sachverzeichnis

Druck: Strauss GmbH, Mörlenbach
Verarbeitung: Schäffer, Grünstadt